Advanced Acupunture
of Korea

광명침 비법

한글판

저자 박선식

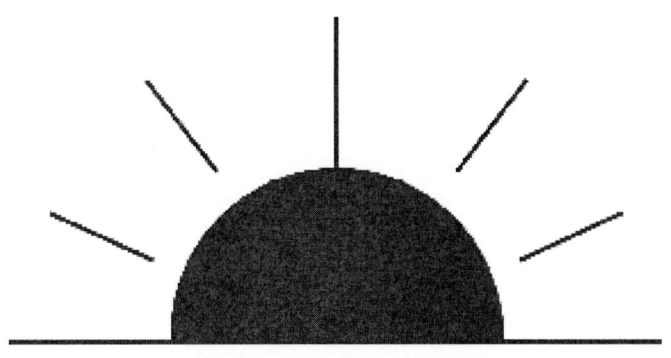

빛과세상 광명사

서 문

 사람에게 광명이 주어지는 것은 너나 할것없이 우리 모두가 바라는 바이다.
우리는 각자 나름대로 어려움에 처해있게 되고, 이러한 어려움을 극복하며 살아가는 것이 인생(人生)의 행로(行路) 일 것이다. 인생은 하나의 어려움이 사라지면 또 다른 문제가 생겨나게 되고, 또 다시 그 어려움에 도전(挑戰)하여 자신의 삶을 꾸려가야만 하는가 보다.

어느날 밤에 창자가 잘라지는 듯한 복통(腹痛)으로 잠을 설치면서 어서 빨리 날이 새기를 기다리며 길고도 긴밤을 지새본 사람이나, 어린 자식이 경기(驚氣)를 일으키며 열이 나서 이불 위에서 파드득거리는 것을 머리맡에서 지켜보는 부모가 병고에 시달리는 자식의 가엾은 모습을 지켜보는 마음은 연민(憐憫)에 쌓이게 된다.
참으로 병고(病苦)는 우리 주변에서 가장 흔히볼 수 있는 암흑이며 어두운 일면이다.

밤새 고통에 시달리다가 먼동이 트면서 고통이 사라져 핼쑥히 잠들어 있는 평화로운 얼굴에서,또 경기하는 자식의 손가락을 따주어 경기가 물러갈 때에, 우리는 한숨을 쉬면서 평화로운 〈광명〉을 느끼게 된다.

 한방서원을 경영한 자가 어느날 갑자기 〈**광명침 비법**〉이라는 책자를 펴내게 되자, 일부에서는 다소 의아하게 생각하리라 짐작된다.
본인의 건강에 대한 연구는 부친으로부터 대를 이은 것이며, 특히 85년도 부터 남대문에서 한방서원을 처음 개설한 이래, 곧 이어 자연 건강 연구회인 〈광명회〉를 열어 여러가지 자연 건강의 원리와 실기에 대하여 월1회 학술발표회를 개최 하면서 구체화 되었다.
본 모임에서 발표하는 내용은 식이요법(食餌療法),니시가쓰죠오(西勝造)의 자연건강법,침술및 척추교정법 등이 주로 발표 되었는데, 그 중 본인이 작성하여 발표한 주제가 35건에 달하였다.

또 본인이 학술 발표회때 사용했던 원고를 〈월간 한국의 침구(月刊 韓國의 鍼灸)〉잡지사에 기고하여, 침술(鍼術)의 원리,점자출혈(點刺出血)의 원리,자석(磁石)과 인체(人體),자석치료법(磁石治療法), 침(鍼)의 굵기와 사용구분, 부항(附缸) 발포요법(發泡療法) 등 수편(數扁)이 월간지에 실린 바 있으며,같은 출판사의 책자에도 일부가 실리게 되어 저술에 대한 자신감을 갖게 되었다. 뿐만아니라 본인이 탐구한 지식을 발표하여야 학문을 하는 사람의 도리를 다하는 것이라 생각 되어 겸허한 마음 가짐으로 또 의연한 자세로 펜을 들게 되었다.

 본 책자에서 언급하고 있는 주요내용은 다음과 같다.
1.침이나 뜸,지압,호흡법 등이 민간요법(民間療法)으로 많이 사용하는 우수한 치료법 임에도 불구하고, 이들의 원리를 설명하는 책자들이 대개 너무 형이상학적(形而上學的)인 개념론(槪念論)에 치우치거나,혹은 너무 전문적(專門的)인 입장으로 설명되어져 있어서 서양식 교육을 받고 자란 대다수의 현대인이나, 양방의술(洋方醫術)을 익힌 자들이 쉽게 이해하지 못하여 응용하는데

어려움이 많음을 감안하여, 가능하면 우리 생활주변에서 그 예를 찾아 침이나 뜸,지압,호흡법들의 원리와 응용법에 대하여 알기쉽게 설명을 하여 놓았다.

2.또 전문 침구인이나,가정에서 일반인이 자주 사용하는 각종 치료기구들에 대해서도 제1장에서 그 원리와 응용을 소상히 밝혀 보다 폭넓은 응용이 가능하도록 배려하였다.

3.또 요즈음 한창 붐을 일으키고 있는 귀나 손,그리고 발을 이용한 원격치료법(遠隔治療法)들에 대하여 그 원칙을 제시하고자 노력하였으며, 본인 자신이 새로운 각도에서 접근하는 원격치료의 방법을 〈광명침법〉이라는 이름으로 새롭게 창안하여 제시 하였다.

4.끝으로 우리 동양사회의 좋은 미풍양속(美風良俗)과 기준(基準)이 와해되어 마치 서양사회의 그것이 우리의 기준이 되어 우리 사회의 발전진도(發展進度)를 표시하려는 오류(誤謬)가 난무하는 이때에 동양인이 동양의 주체성을 잃어가고 있음은 자못 아쉬운 일이라 생각된다.
그래서 저자는 한국식 〈광명호흡법〉과 〈광명 손지압법〉,그리고 〈광명 바른자세요법〉을 삼천리(三千里) 금수강산(錦繡江山)에 전파할 사명으로 본 책자를 펴내게 되었다.

본 책자에서 각 장(章)과 각 절(節)마다 독창성(獨創性)과 참신성(斬新性)을 살리는 것이 본 서책의 생명(生命)으로 여기고 심혈을 다하여 노력하였으나,본인이 본래 저술가(著述家)가 아니어서 논지(論旨)를 펼침에 있어서 미숙한 점이 많으리라 사료(思料)되어, 불비(不備)한 점이나 그릇된 점이 발견되면 잊지 마시고 지도편달(指導鞭撻) 해주실 것을 부탁드린다.

본 책자가 우리 지역사회(地域社會), 나아가서 지구촌(地球村)의 여러 민족들에게 전파되어 이 작은 이론과 실기가 기폭제(起爆劑)가 되어, 각 나라 마다의 민간의학(民間醫學)이 활발히 연구되어,몸과 마음이 병든 이웃을 사랑하는 실천적(實踐的)인 방편(方便)이 되어, 보다 아름다운 사회가 되는데 보탬이 될수 있다면 더큰 보람이 없겠으며,우주만상(宇宙萬象)을 지으시고 섭리(攝理)하신 신(神)의 눈에 어엿쁘게 비춰지기를 소원하는 바 이다.

       1992.12.24일 〈광명자연건강회〉 연구실에서

               저자 박 선 식 씀

차 례

제1장. 치료(治療)에 이용되는 기구(器具)와 이론(理論)

제1절. 광명침에서 사용(使用)하는 침(鍼) -------- 15
1. 유침(留鍼)용 침과 단자(短刺)용 침의 구분(區分) -------- 15
2. 점자출혈(點刺出血)의 원리와 사혈침(瀉血鍼) -------- 16
   가. 손과 발끝의 중요성(重要性) -------- 16
   나. 점자출혈(點刺出血)의 일반적(一般的)인 작용(作用)과 금기증(禁忌症) -------- 17

제2절. 자석치료(磁石治療)의 원리와 자석치료 기구(器具) -------- 22
1. 자기치료(磁氣治療)의 원리 -------- 22
2. 자석(磁石)의 이용방법 -------- 24
3. 광명침요법의 자기요법(磁氣療法)응용 -------- 29
4. 자기(磁氣) 치료시 유의사항(有意事項) -------- 31

제3절. T침. 피내침(皮內鍼)의 이론(理論)과 치료(治療) -------- 34
1. 피부(皮膚)의 중요성(重要性)과 역할(役割) -------- 34
2. 피내침법(皮內鍼法)의 적용원리(適用原理) -------- 35
3. 피내침(皮內鍼) 치료의 실기(實技)및 주의사항(注意事項) -------- 36
4. 피내침(皮內鍼)의 이용실제(利用實際) -------- 38

제4절. 쑥뜸의 이론(理論)과 실제(實際) -------- 42
1. 쑥뜸의 기원(起源) -------- 42
2. 쑥뜸의 효능(效能)및 작용(作用) -------- 42
   가. 혈액순환(血液循環)을 촉진(促進)시키는 쑥뜸 -------- 42
   나. 백혈구(白血球)를 증가(增加)시키는 쑥뜸 -------- 43
   다. 화농(化膿)에 의한 쑥뜸의 치료작용(治療作用) -------- 43
   라. 원적외선(原赤外線)의 효과를 지닌 간접뜸(間接灸) -------- 44
3. 뜸의 종류(種類) 소개 -------- 44
4. 광명 뜸요법 기본방(基本方) 소개 -------- 46
5. 광명뜸의 금기증(禁忌症)과 부작용(副作用) -------- 48

제5절. 부항요법(附缸療法)과 발포(發泡) 부항요법의 이론과 실제 -------- 51
1. 부항(附缸)의 종류(種類) -------- 51
2. 부항요법(附缸療法)의 치료원리(治療原理)와 적용(適用) -------- 52

가.표리(表裏) 상통(相通)의 효과 -53
나.음압충격(陰壓衝擊)의 원리 - 53
다.강제순환(强制循環)의 효과 - 54
라.어혈(瘀血)의 양성화(陽性化)의 효과 - - - - - - - - - - - - - - - - - - -55
마.노폐가스(老廢 gas)의 배출효과 - 55
3.사혈부항(瀉血附缸)의 원리 - 56
4.부항 발포요법(附缸 發泡療法)의 소개 - - - - - - - - - - - - - - - - - - - 59
가.발포부항요법(發泡附缸療法)의 효과와 원리 - - - - - - - - - - - - - - - - 59
나.발포부항(發泡附缸)의 방법 - 61
다.발포부항(發泡附缸)의 경험(經驗) 소개 - - - - - - - - - - - - - - - - - -62

제2장.광명침 상응요법(相應療法)

제1절.5지(五指)의 가동(可動) Test와 5지(五指)의 상응(相應) - - - - - - - - - - - - -67
1. 5지(五指)의 가동(可動) Test -67
2. 5지(五指)의 상응(相應) -70
  가.엄지손가락은 머리와 목으로 상응(相應)된다. - - - - - - - - - - - - - - 70
  나.검지손가락은 팔로 상응(相應)된다. - - - - - - - - - - - - - - - - - - 73
  다.소지손가락은 다리로 상응(相應)된다. - - - - - - - - - - - - - - - - - -74
  라.중지(中指)는 제2의 손이다. - 75
  마.약지(藥指)는 제2의 발이다. -76
  바.팔과 다리의 상하(上下) 상대성침법(相對性鍼法)의 응용(應用) - - - - - - - 77
3.중초적(中焦的) 의미(意味)의 뇌(腦)인 제3지(三指)와 제4지(四指) - - - - - - -79
  가.중초적 의미의 뇌로 상응되는 중지(中指) - - - - - - - - - - - - - - - - 79
  나.중지와 더불어 중초적 의미의 뇌(腦)가 되는 약지(藥指) - - - - - - - - - - 79
  다.중초적 의미의 뇌로 치료되는 예 - 81

제2절.중수골(中手骨)의 상응(相應) - 83
1.제1중수골(中手骨)은 경추(頸椎)의 일부와 흉추(胸椎)의 일부를 상응(相應)한다.- - -83
2.제2중수골(中手骨)은 흉추(胸椎) 4번부터 흉추(胸椎) 12번까지를 상응(相應)한다.- - 84
3.제3중수골(中手骨)은 요추(腰椎) 전체를 함축(含蓄)할 수 있다. - - - - - - - - -86
4.제4중수골(中手骨)은 선추(仙椎)를 표상(表象)한다. - - - - - - - - - - - - - 86
5.제5중수골(中手骨)은 미추(尾椎)를 표상(表象)한다. - - - - - - - - - - - - - 87

제3절.손의 중수골(中手骨)과 신체의 장부(臟腑) 상응(相應)의 원칙 - - - - - - - - - 88
제4절.손바닥의 삼초(三焦) 상응점(相應點) - - - - - - - - - - - - - - - - - - -90

1.삼초(三焦)의 발생학(發生學)적인 고찰(考察)- - - - - - - - - - - - - - - - - - - 90
  2.삼초(三焦)의 역할(役割)과 위치(位置)- 91
  3.광명침 삼초구(三焦區)와 사지(四肢)와의 관계- - - - - - - - - - - - - - - - -93

제 5절.광명침 상응요법(相應療法)의 압통 즉 요법(壓痛 卽 療法)- - - - - - - - - - 93
  1.좌우(左右)구분이 명확한 장기(臟器)의 압통 즉 요법(壓痛 卽 療法)- - - - - -93
  2.좌우(左右) 장기(臟器)의 질병진단(疾病診斷)과 치료법(治療法)- - - - - - - -94
  3.좌우(左右) 편차(偏差)로 병을 알아내기 곤란한 경우- - - - - - - - - - - - -94
  4.압통 즉요법(壓痛 卽 療法)의 현상이 뚜렷한 신체부위(身體部位)- - - - - - - 95

제3장.광명침의 경맥요법(經脈療法)과 오행처방(五行處方)

제1절.광명침의 경맥요법(經脈療法)- 99
  1.광명침의 경맥(經脈)과 전통침(傳統鍼)의 경맥(經脈)- - - - - - - - - - - - -99
  2.인체(人體) 경맥구성(經脈構成)의 원리- - - - - - - - - - - - - - - - - - -100
  가.인체(人體) 12경맥(十二經脈)의 흐름- - - - - - - - - - - - - - - - - - -100
  나.경맥구성(經脈構成)의 원칙- 102
  3.광명침요법의 경맥구성(經脈構成)- 104
  4.광명침의 경맥(經脈)- 104
   (1)폐(肺)의 경맥(經脈)- 105
   (2)대장(大腸)의 경맥(經脈)- 105
   (3)위(胃)의 경맥(經脈)- 106
   (4)비(脾)의 경맥(經脈)- 106
   (5)심(心)의 경맥(經脈)- 107
   (6)소장(小腸)의 경맥(經脈)- 107
   (7)방광(膀胱)의 경맥(經脈)- 108
   (8)신(腎)의 경맥(經脈)- 108
   (9)심포(心包)의 경맥(經脈)- 109
   (10)삼초(三焦)의 경맥(經脈)- -109
   (11)담(膽)의 경맥(經脈)- -110
   (12)간(肝)의 경맥(經脈)- -110
  5.광명침 경맥요법(經脈療法)의 경혈(經穴) 선택(選擇)- - - - - - - - - - - - -121
  6.광명침 경맥요법(經脈療法)의 응용- -122
  가.장부(臟腑)의 실증(實證)과 허증(虛證)- - - - - - - - - - - - - - - - - -122
  나.경맥보사(經脈補瀉)의 방법- 123

제2절.광명침의 오행처방(五行處方) -126
　1.손발의 오유혈(五兪穴) - 126
　2.상생(相生)과 상극(相剋) - 128
　3.병(病)의 침습(侵襲)과 전병(轉病) -128
　4.광명침 오행침법(五行鍼法)의 보법(補法)과 사법(瀉法)의 처방구성 - - - - - - - -131
　5.오장육부(五臟六腑)의 오행(五行)을 이용한 허실보사(虛實補瀉) - - - - - - - - 132
　　가.간(肝)의 허실보사(虛實補瀉) - 132
　　가-1.담(膽)의 허실보사(虛實補瀉) - 133
　　나.심(心)의 허실보사(虛實補瀉) - 134
　　나-1.소장(小腸)의 허실보사(虛實補瀉) - 135
　　다.심포(心包)의 허실보사(虛實補瀉) - 136
　　다-1.삼초(三焦)의 허실보사(虛實補瀉) - 137
　　라.비(脾)의 허실보사(虛實補瀉) - 138
　　라-1.위(胃)의 허실보사(虛實補瀉) - 139
　　마.폐(肺)의 허실보사(虛實補瀉) - 140
　　마-1.대장(大腸)의 허실보사(虛實補瀉) - 141
　　바.신(腎)의 허실보사(虛實補瀉) - 142
　　바-1.방광(膀胱)의 허실보사(虛實補瀉) - 143
　6.광명침 음양관계(陰陽關係)의 세 구분(三 區分) - - - - - - - - - - - - - - - - - -144
　　가.광명침 음양관계(陰陽關係)의 세 등급(三 等級) - - - - - - - - - - - - - - - -144
　　나.태극도(太極圖)로 살펴본 음양관계(陰陽關係)의 세등급(三 等級) - - - - - - -145
　　다.장기(臟器)의 위치(位置)로 살펴본 음양관계(陰陽關係)의 세등급(三 等級) - - - 146
　　라.음양관계(陰陽關係)의 세 등급(三 等級)을 이용한 진단(診斷)및 치료(治療) - - -146
　7.처방(處方)을 결정(決定)하는 방법(方法) -148
　　가.좌병(左病) 좌수(左手), 우병(右病) 우수(右手)의 원칙 - - - - - - - - - - - - 148
　　나.여러 장기(臟器)의 병이 합병(合病)되어 있으면 합방(合方)하여 치료한다. - - - -148

제4장.광명 손지압법

제1절.광명 손지압의 특징(特徵) - 153
제2절.광명 손지압의 종류(種類)와 실기(實技) - - - - - - - - - - - - - - - - - - -153
　1.깍지손 지압법 - 153
　2.삼지(三指)의 지압법 - 154
　3.손바닥의 삼초(三焦) 지압법 -155
　4.광명 손 지압법 -156

제3절.상지(上肢)의 동맥(動脈)--------------------------159
제4절.손바닥과 손등의 신경분포(神經分布)---------------161
제5절.손의 골격구조(骨格構造)-----------------------162

제5장.광명 호흡법(呼吸法)

제1절.광명호흡법(呼吸法)의 특징(特徵)-----------------165
제2절.광명호흡법(呼吸法)과 장기(臟器)와의 관계---------166
제3절.광명호흡법(呼吸法)의 종류(種類)와 실제(實際)------167
  1.광명호흡법(呼吸法)의 종류(種類)---------------------167
  2.광명 경맥호흡법(呼吸法)의 실제(實際)-----------------167
    가.광명호흡법(呼吸法)의 기본(基本) 준비동작(準備動作)--167
    나.각 경맥(經脈)의 광명호흡법(呼吸法)----------------168
      (1)폐경(肺經)의 광명호흡법(呼吸法)-----------------168
      (2)심장경(心臟經)의 광명호흡법(呼吸法)-------------168
      (3)심포경(心包經)의 광명호흡법(呼吸法)-------------169
      (4)비경(脾經)의 광명호흡법(呼吸法)-----------------170
      (5)간경(肝經)의 광명호흡법(呼吸法)-----------------172
      (6)신경(腎經)의 광명호흡법(呼吸法)-----------------173
    다.응용(應用) 호흡법(呼吸法)-------------------------174
      (1)광명 손 호흡법(呼吸法)-------------------------174
      (2)깍지손 광명호흡법(呼吸法)-----------------------176
      (3)락맥호흡법(絡脈呼吸法)-------------------------178

제5-1장.광명 정체(正體)요법

제1절.광명정체(正體)요법의 기초이론(基礎理論)-----------181
  1.직립(直立)보행(步行)하는 인간과 동물의 골반구조(骨盤構造) 비교--181
  2.골반변형의 기전(機轉)-----------------------------182
    가.골반변형의 유형---------------------------------183
    나.고관절-골반변형의 짝힘 원칙-----------------------184
    다.측만(側彎) 홀수의 원칙---------------------------186
    라.선장관절(仙腸關節)의 변형-------------------------187
      (1)선장관절의 상하(上下)변형-----------------------188
      (2)장골(腸骨)의 전후방(前後方)변형------------------188
      (3)장골(腸骨)과 고관절(股關節)의 변형및 교정(矯正)원칙--189

3.고관절(股關節) 변위(變位)를 알아내는 방법--------------------------189
  가.고관절 변위의 굴곡검사법(屈曲檢査法)--------------------------190
  나.무릎의 고저(高低)차이 비교법(比較法)---------------------------190
  다.다리의 길이를 비교하여 진단하는 방법---------------------------190
  라.엉덩이 하단선(下端線)으로 진단하는 법---------------------------191
  바.<환도처>를 눌러서 진단하는 법----------------------------------191
4.올바른 자세의 기준(基準)---191
  가.인체의 이상적(理想的)인 전후만곡(前後彎曲)-----------------------191
  나.골반의 바른 위치(位置)---192
  다.선골각(仙骨角)---192

제2절.광명 정체요법(正體療法)의 실제----------------------------193
1.새우등 운동과 요침법(腰枕法)-------------------------------------193
  가.새우등 운동--194
  나.요침법(腰枕法)---195
2.두개골(頭蓋骨)-선골(仙骨)호흡법-----------------------------------196
3.각대요법(脚帶療法)---198
4.하지(下肢)의 굴신(屈伸)운동법-------------------------------------198
  가.굴신(屈伸)운동의 유형(類型)-------------------------------------199
  나.발모양의 유형 결정 요령---200
5.고관절 운동과 장골의 전후방(前後方) 교정 시술법--------------------201
  가.스스로 하는 고관절 운동법---------------------------------------201
  나.고관절 운동및 장골 조정법---------------------------------------201
6.척추(脊椎) 측만(側彎)의 교정법------------------------------------202
  가.측만(側彎)의 진단법(診斷法)-------------------------------------202
  나.척추 측만의 교정(矯正)운동법------------------------------------203

제3절.추골변위(椎骨變位) 측정장치(測定裝置)와 척추 지압운동기의 소개------204
1.S-W-T의 고안(考案)--204
2.S-W-T의 유형별 진단과 치료---------------------------------------206
  가.전후(前後)로 요동(搖動)하는 경우---------------------------------206
  나.좌우(左右)로 요동(搖動)하는 경우---------------------------------207
  다.전후(前後) 좌우(左右)로 요동하는 경우-----------------------------207
3.척추(脊椎) 지압(指壓) 운동기(運動器)의 소개------------------------208
  가.Back의 중요성--209
  나.Back-Master-Ⅲ의 구분---209

제6장. 광명침 치료이론(治療理論)

제1절. 단자(短刺)의 원리(原理) -213
　가. 대기(大氣)의 정체(停滯)된 전기 상황과 피뢰침(避雷針) - - - - - - - - - -214
　나. 인체의 방전(放電) - 216
　다. 단자(短刺) 원리의 응용 -216

제2절. 유침(留鍼)의 원리 - 베르누이 정리(整理)에 입각한 정혈효과(淨血效果) - - - - 217

제3절. 반응점(反應點)의 원리 - 체표(體表) 반사점(反射點)에 대한
　　　　발생학(發生學)적인 관점 - 218
　가. 인체의 발생(發生)과 발육(發育) - - - - - - - - - - - - - - - - - -219
　나. 압진 반응점(反應點) 소개 -221
　다. 헤드씨대(帶)의 소개 - 221

제4절. 원격치료(遠隔治療)의 원리 - - - - - - - - - - - - - - - - - - - 223
　가. 신체(身體) 유사성(類似性)의 원리 - - - - - - - - - - - - - - - - - 223
　나. 상징성(象徵性)의 원리 -225
　다. 전기(電氣)의 공진구조(共振構造)와 인체(人體)의 상응요법(相應療法) - - - - -227

제5절. 침(鍼)의 종류(種類)와 사용구분(使用區分) - - - - - - - - - - - - -229
　1. 단자(短刺)와 유침(留鍼)에 따른 침(鍼)의 종류(種類)와 선택(選擇) - - - - - -230
　2. 침의 굵기 선택(選擇) - 232
　3. 주의(注意)및 연구사항(研究事項) - - - - - - - - - - - - - - - - - -234

제6절. 침술에 대한 연구및 발전사항 - - - - - - - - - - - - - - - - - 235

제 1 장

치료에 이용되는 기구와 이론
(器具)　　(理論)

제1절. 광명침에서 사용하는 침

제2절. 자석치료(磁石治療)의 원리와 자석치료 기구

제3절. T침 피내침(皮內鍼)의 이론과 치료

제4절. 쑥뜸의 이론과 실제

제5절. 부항요법(附缸療法)과 발포(發泡)부항 요법의 이론과 실제

제1장. 치료에 이용되는 기구와 이론

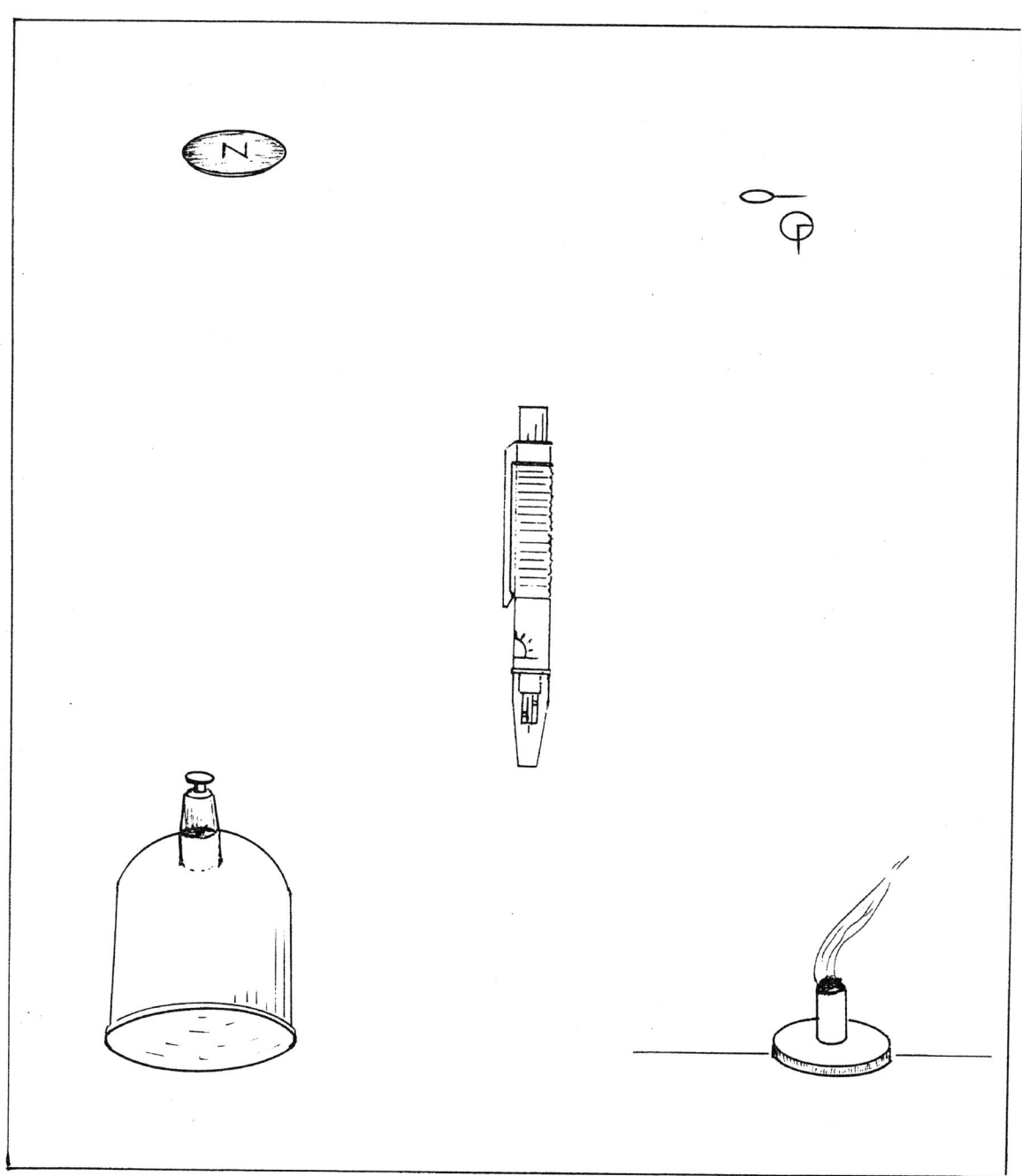

제 1 장
치료(治療)에 이용되는 기구(器具)와 이론(理論)

광명침요법에서는 여러가지 기구들을 이용하여 치료를 행한다.
작고 짧은 침 외에도 사혈을 효과적으로 시키면서도 통증이 거의 없는 광명무통사혈침을 비롯하여, 자석(磁石), 티(T)침이나 피내침(皮內針) 등을 광명침 상응부위나 혹은 신체의 국소에 직접 부착하거나 뜸을 떠 열작용을 가하기도 한다.

제 1절. 광명침에서 사용하는 침

광명침요법을 적용하다보면, 어떤 경우는 침을 일정 시간동안 유침(留針)해 두어야 하는 경우도 있고, 어떤 경우는 자침(刺針)후 바로 발침(拔針)해야 하는 경우도 있다.
또 어떤 부위에 대해서는 침을 얕게 자침하여 두어야 할때와, 어떤 부위는 좀더 깊숙이 자침하여야 할 경우가 있고, 또 어떤 경우는 지단(指端)에서 사혈(瀉血)을 해야할 경우가 있다.

1. 유침(留針)용 침과 단자(短刺)용 침의구분
광명침법에서는 이와 같은 여러 상황에 따라 적절한침을 선정함이 타당하다고 본다.

본 장에서 말하고자 하는 취지가 침술의 이론편에 상세히 언급 되었으므로 중복을 피하고 여기서는 상황에 따른 침의 선택에 대한 내용을 주로 소개하기로 한다.

(1) 유침(留針)용 침은 주로 가는 호침(毫針)을 사용한다.
광명침요법에서 경맥요법(經脈療法)이나 오행침(五行針)을 사용할 때는 주로 손가락 위에서 자침하게 되는데, 이때는 직경이 0.20mm 이하의 가늘고 침체(針體)의 길이가 7mm 정도의 짧은 침을 주로 사용한다.
그런데 손등의 중수골(中手骨) 사이의 장부의 상응점은 좀더 굵고, 약간 긴침을 사용하면 더욱 효과적인 치료가 된다. 왜냐하면 압통반응 부위가 좀 깊은 데서 나타나게 되고 근조직도 어느정도 크고 견고하기 때문이다. 이때 사용하는 침은 1치4호(침체의 길이30mm, 침체의 직경 0.30mm)호침이나, 한침 1치정도의 것도 가끔 쓰인다.

침병　침체　침끝

7mm 호침

한침(동침, 황두침, 백두침)

(2)단자(短刺)용 침은 주로 침체(針體)를 비스듬히 깎아 만든 침을 주로 이용한다.

병증이 급성병(急性病)이거나 신경전도(神經傳導)의 개선으로 쉽게 치료될 수 있는 경우의 병은 단자법의 원리에 준하여 단자법을 사용하게 되는데 이때는 겸용침(兼用針)이나 오행침(五行針) 사공침(四空針)등 침체를 점점 가늘게 깎아 만든 침을 사용한다.

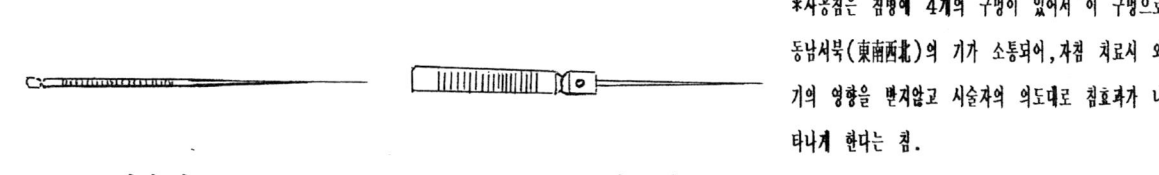

*사공침은 침병에 4개의 구멍이 있어서 이 구멍으로 동남서북(東南西北)의 기가 소통되어, 자침 치료시 외기의 영향을 받지않고 시술자의 의도대로 침효과가 나타나게 한다는 침.

겸용침   사공침

2. 점자(點刺) 출혈(出血)의 원리와 사혈침(瀉血針)

<점자출혈 요법>이란(?) 손 끝이나 발 끝의 한점을 꼭찔러 한두 방울의 혈액(血液)을 배출(排出)시킴으로써 기혈순환(氣血循環)을 촉진시켜 치료하는 방법이다.

우리 생활 주변에서 어린 아이가 경기(驚氣)를 하여 발작할 때에 손끝을 따주거나, 급체(急滯)했을 때 엄지 손가락 손톱위 중앙점<중상>을 따주거나, 풍(風)을 맞아 쓰러졌다고 하는 뇌졸중(腦卒中)에 열손가락 끝을 따주는 것 등이 점자출혈 요법에 해당 된다.

본 장에서는 점자출혈의 원리와 그에 따른 치료실제및 금기(禁忌)사항들을 살펴보기로 하겠다.
점자출혈 치료법은 대개가 손끝,발끝,코끝,귀끝 등에서 행해진다. 다시말해서 신체의 끝부분에서 주로 유효한 치료가 된다는 뜻인데 그 이유는 무엇일까?

가. 손과 발끝의 중요성

(1). 손(발)끝은 피뢰침(避雷針)처럼 예민하다.

어두운 방에서 머리를 빗을 때나 쉐터를 갈아입을 때 불꽃이 튀기는 것은 마찰에의한 정전기(靜電氣)의 발생과 방전(放電) 현상 때문인데 이와 같은 방전은 하전체(荷電體)의 끝 부분에서 가장 많이 작용한다.(이를 첨단유도 전류의 특성이라고 한다)
한 예로 지붕 위나 우뚝선 구조물 위에서 뾰쪽한 끝 부분을 하늘로 향하여 있는 피뢰침(避雷針)이 구름 속 각 입자들의 마찰에 의하여 발생된 전자(電子)의 방전을 유도(誘導)하여 낙뢰(落雷)의 피해를 막아주는 역할을 하는 것도 바로 이 첨단유도전류(尖端誘導電流)의 특성을 이용한 것이다.
그러므로 신체의 끝 부분이며, 예민한 손끝도 몸의 상태를 가장 잘 대표할 수 있는 몸의 피뢰침이라 하겠다.
또한 손 끝에서 여러가지 기(氣)의 현상인 <오로라>나 치유의 능력을 나타낼 수 있는 것도 이와 같은 관점에서 이해 될 수 있겠다.

(2). 손(발)끝은 정맥(靜脈)과 동맥(動脈)이 직접 연결된 문합구조(吻合構造)

신체 각부분의 혈액순환의 일반적인 구조는 심장-대동맥-각부의 동맥-세동맥-각조직의 모세혈관-세정맥 순으로 순환된다.

그런데 손끝을 비롯한 신체의 예민한 부위나 뇌와 같이 중요한 부위는 동맥과 정맥이 직접 연결되는 문합 구조를 이루고 있어서 혈액순환에 특별한 배려를 해주고 있다.

그러므로 손 끝에서 한방울의 혈액을 방출하게 되면 동맥과 정맥에서 동시에 한방울 만큼의 혈행(血行)이 이루어 진다는 이야기가 된다.

이와같은 혈액의 작은 움직임은 전체적인 혈액순환의 시동이 될 수 있다.
이를 동양 의학적인 관점에서 설명하면 다음과 같다.

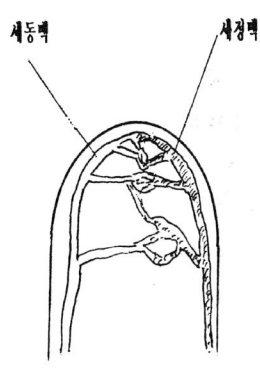

〈문합구조〉

즉 기(氣)는 혈을 循(돌게)하고, 혈(血)은 기를 養(길러 융성케)한다.
기가 충만해야 혈을 비롯한 모든 순환이 잘되고, 또한 음식을 잘 섭취하여 혈이 충분해야 기도 충실해 진다는 것이다.

졸도한 사람을 가르켜 흔히 기절(氣絶)했다고 한다. 다시 말해서 기가 끊겼다는 의미가 된다.
기절하면 어느 특정부위의 혈액순환이 나빠지고 심하면 정지 되기도 한다. 바로 이때 혈액순환을 정상화 하려면 기절(氣絶)을 기행(氣行) 기순(氣循)으로 바꿔주어야 하는데, 그 방법중 으뜸이 되는 것이 동맥과 정맥이 문합구조(吻合構造)로 바로 연결된 손 끝에서 한두 방울의 혈액이 방출 되도록 자침하여 기절을 기행(혈행)으로 바꾸어 주면 혈은 돌게되고 기는 깨어나게 된다.

다음은 점자출혈의 일반적인 작용및 효과와 점자 출혈의 금기증에 대하여 살펴보기로 하겠다.

나. 점자출혈의 일반적인 작용과 금기증(禁忌症)
점자 출혈 요법은 기혈순환의 불순을 조절하는 작용이 있고 또 급격한 혈행의 촉진은 몇가지의 금기증이 다음과 같이 있다.

(1). 점자출혈의 일반적인 작용
점자출혈은 손끝처럼 신체의 예민한 끝 부위나 경락급소에 한점을 정해 콕찔러 자침하여 한두방울의 혈액을 배출함으로써 전체적인 혈액 순환을 유도하는데 그 효과는 다음과 같다.

(가) 혈압(血壓)및 혈액배분(血液配分)의 불균형(不均衡)을 개선시켜 준다.

우리몸의 순환계의 구조를 단지 펌프에 연결된 호스와 그 안에 있는 유체(流體)로만 보아서는 본 뜻을 이해하는데 부족한 점이 많다.

이를테면 소화(消火)호스처럼 압력이 높은 호스의 한쪽에서나 연결쇠 부분에서 작은 유체의 누수(漏水)가 있다하더라도 수압(水壓)에는 결정적인 영향을 주지는 않는다. 그러나 우리 몸에서는 긴장과 스트레스 등에 의하여 후두부(後頭部)에 혈압이 집중되어 위험할 때에 신체의 어느 작은 부위의 방혈(放血)이나 점자출혈 요법으로써 혈압(血壓)을 충분히 낮추어 생명을 구하게 된다.

이와 같은 현상은 우리 몸의 혈관(血管)이 무감각(無感覺)한 혈액의 호스가 아니며, 생체(生體)의 일부로서 혈관에도 신경(神經)이 분포되어 있고 혈관의 주행, 특히 동맥의 줄기와 거의 나란히 큰 신경섬유가 분포 되어 있다.

그러므로 비록 아주 작은 자극일지라도 생명에 관계되는 정보는 즉각적으로 접수하여 이를 적절하게 처리해 주는 긴밀한 구조로 되어 있어서 점자출혈요법(點刺出血療法)의 효과는 혈압(血壓)및 혈액배분(血液配分)에 대하여 그 효과가 즉각적이며, 대단히 크다고 말할 수 있다.

(나) 심장의 부담을 줄여 준다.

사람이 급작스런 상황에 졸지에 봉착하게 되면 손발에 맥이 풀리고 놀라서 오금이 저리게 된다. 이와같은 현상은 긴장된 신체적 정신적 작용이 사지(四肢)에 혈액을 공급하기 보다는 뇌(腦)에 혈액을 집중시켜 상황을 벗어나려는 자기 방어(防禦)적인 기능에서 부터 시작된다.

그러나 이와같은 상황이 계속된다면 심장의 부담이 증대되고 급기야는 심장마비(心臟痲痺)나 뇌(腦)의 손상을 입게 되기도 한다.

이때, 손끝에서 점자출혈을 시켜주면 수족(手足)이 따스해지며, 심장이 안정을 찾게됨을 알 수 있다.

또 긴장이 계속된 상황이 길거나 그 자극이 강력하여 후유증(後遺症)을 남겼을 때에도 점자출혈 요법을 지속적으로 사용하여 심장의 기능을 회복시킬 수 있다.

(다) 체온(體溫) 조절의 실조상태(失調狀態)를 개선하는 효과가 있다.

당황한 모습을 가르키는 표현중에 얼굴이 뻘겋게 됐다고 하기도 하고 얼굴이 붉으락 푸르락 한다고도 말한다.

이와 같은 말의 기능해부학적(機能解剖學的)인 의미는 두부(頭部)에 혈액이 상충(相衝)되었을시 얼굴이 붉어지고 심장의 기능이 쇠약하여지면 얼굴이 창백하여지기 때문에, 안면에 혈액이 상충되었다가 흐름이 좋지않아 붉다가 푸르게 변화된 상태를 나타내게 된다.

특히 어린이들이 경기(驚氣)에 침습되었을 때 얼굴색이 변화하면서 손발의 체온(體溫)도 자주 변하게 된다.

손발이 따스해지면 안색이 좋아지고, 곧이어 손발이 싸늘해 지면서는 안색이 창백해지고 이때 위험성이 따르게 된다. 이때도 점자출혈을 손끝에서 실시해주면 상태가 점차 호전된다.

또 어떤 사람은 여름인데도 발이 시렵다고 하면서 이불을 푹 덮고서 자는 사람이 있는데 이런 경우도 발의 끝단에 점자출혈을 실시해주면 대개 일주일이 지나기전에 체온조절(體溫調節)의 효과를 보게 된다.

(2) 점자출혈(點刺出血)의 금기증(禁忌症)

점자출혈요법은 매우 강력한 치료효과를 나타내는 반면 전신의 혈행이 급격히 촉진되기 때문에 심장 판막증(心臟瓣膜症) 환자나 빈혈(貧血)자, 허로(虛勞)자, 임산부(妊産婦)에게는 다음과 같은 특별한 주의가 요구된다.

(가) 심장 질환과 점자출혈요법

심장 판막증과 같이 기질(氣質)적인 병변이 있는 환자에게 손끝 점자출혈을 시도한다는 것은 마치 밸브가 고장난 펌프에 가압(加壓)을 하는 결과가 된다.
즉 어떤 상황을 개선하기 위하여 점자 출혈요법을 실시하면 즉각적으로 급격히 혈액순환의 상태가 변화하기 때문에 오히려 심장에 부담을 주게 된다.
심장이 평소 좋지않은 환자인 경우는 심장자체의 순환리듬이 혼란을 일으켜 심부전(心不全)이 속발되고, 심지어는 심장마비(心臟麻痺)까지 우려된다.
점자출혈 실시에서 가장 우려되는 부류가 바로 심장 판막증이나 협심증(狹心症)이 있는 환자임을 유념해야 한다.

(나) 빈혈(貧血)과 점자출혈요법

빈혈은 저혈압이나 적혈구의 부족등 기질적(氣質的)인 요인에 의한 전체성 빈혈과 단지 기혈순환(氣血循環)이 일시적으로 저해되는 국소적인 빈혈과 앉아 있다가 일어서면 느끼는 기립성빈혈(起立性貧血)등으로 구분할 수 있다.
점자출혈 치료요법에서 금기의 대상이 되는 부류는 전체성 기질성 빈혈인 저혈압(低血壓) 환자나 혈구성(血球性) 빈혈(貧血)환자라고 할 수 있다.
그러나 저혈압 환자나 혈구성 빈혈자의 경우도 장기적(長期的)인 계획으로 매일 소량씩 점자출혈을 시도 한다면 바람직한 치료 방법이 될 수 있다.

(다) 기타의 경우

몹시 피로(疲勞)할 때나 임산부(妊産婦)는 급격한 변화에 취약하기 때문에 가급적 점자출혈요법을 피하는 것이 좋겠다.
또 식사전후나 수영전후, 성교전후나 정서적으로 불안할 때에도 위급상황이 아니고서는 점자출혈요법을 시도하지 말아야 한다.

(3)엄지의 점자출혈요법 소개

실제로 점자출혈요법이 가장 많이 쓰이는 곳이 바로 엄지 손가락이다. 우리가 제일을 표시할 때에도 엄지손가락을 내밀어 보이거나 광명침 상응요법 편의 <5지의 테스트>에서도 엄지 손가락의 중요성에 대하여 언급하였다.

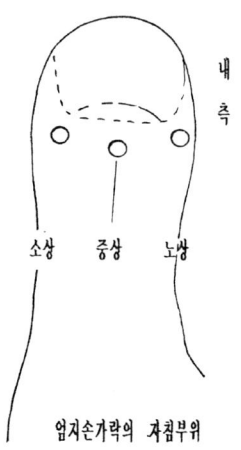

엄지손가락의 자침부위

바로 이 엄지를 잘 이용하면 중풍으로 쓰러진 자에게도 광명을, 괴란으로 딍구는 자에게도 광명을, 경기에 까무러친 아기에게도 광명을 줄 수 있을것 같은 생각에 본인이 연구한 침법을 <광명침법>이라고 칭하였고 이럴때 사용되는 무통사혈침(無痛瀉血針)도 <광명침>이라 명명하였다.

(가)엄지의 자침부위는 옆의 그림과 같다

소상: 폐경(肺經)의 정혈(井穴)이며 위급시 선(先)사혈하는 혈이다.
중상: 엄지=머리이며, 바로 이 점을 후두부 <연수점>이라고 명명하였다.(상응요법편 참조)
노상: 소상 중상과 함께 뇌(腦)로 대응됨

(나)엄지 후두부의 점자출혈요법의 효과와 적응증

적응증 適應症	주용혈 主用穴	기타배용혈 配用穴	이론적 관련근거
풍발작 風發作	중상	은백, 십선십단(손발의 끝부분) 隱白 十宣十端	중상=연수점, 연수는 호흡뿐만 아니라 음식물의 연하운동도 관장함
급체 急滯	중상	은백 隱白	상동
심계항진 心悸亢進	소상	은백, 소충·소택(새끼손가락 내·외측 조근체) 隱白 小衝 小澤	은백은 비경의정혈/소충.소택은 심장.소장의 정혈
감기(편도선염) 感氣	소상	중상, 노상	소상은 폐경의 정혈로서 폐경상의 고유작용이 있다.

(4)점자 출혈요법의 효과적인 방법과 광명 무통사혈침(無痛瀉血針)의 소개

점자출혈요법의 효과를 증대시키기 위해서 다음과 같이 실시해 준다.

(가)광명침의 중수골 진단법이나, 신체의 모혈(募穴)의 복진(腹診), 배부(背部) 유혈(兪穴)의 압진(壓診)등을 이용하여 기혈이 정체(停滯)된 장기(臟器)를 알아내고 그 장부의 정혈(井穴)을 일차적으로 사혈하여 기혈의 순환을 촉진시킨다.

(나) 타박(打撲)으로 어혈(瘀血)진 부위나 염좌(捻挫:삠)등으로 부어오른 부위나 혈액 순환이 좋지않아 시고 아픈 부위는 직접 그 국소에 자상(刺傷)하여 방혈(放血)을 시키거나 부항(附缸)등을 이용하여 어혈을 제거하면 효과가 더욱 좋다.

(다) 상기 (가)의 점자출혈시 출혈량(出血量)을 증대하기 위하여 자상부위(刺傷部位)를 주물러 짜서 자극량(刺戟量)을 증대 시키게 되는데 바로 이 동작의 지속시간(持續時間)과 출혈량(出血量)이 환자의 치료에 적당한 자극이 될 수 있도록 조절(調節)할 수 있어야 한다.

점자 출혈요법에서 주로 사용되는 침은 일반 삼릉침(三陵針)과 스프링 삼릉침이 많이 쓰였으나 최근에는 광명 무통사혈침(광명침이라 약칭함)을 많이 보급하여 사용하고 있다.

<광명 무통사혈침(無痛瀉血針)의 특징>

- 대단히 빠른 속도로 자침되도록 고안되었다. 즉 감각신경이 미처 느끼기 전에 자상이 완료되어, 거의 통증(痛症)을 느낄 수 없다.
- 소독(消毒)의 중요성은 아무리 강조를 해도 지나치지 않는다고 하겠는데, 본 광명침은 1회용 멸균침(滅菌鍼)을 사용하고 있어서 아주 위생적이다.
- 뚜껑을 이용하여 쉽게 자침심도(刺針深度)를 조절할 수 있어서 자침 부위별로 적절한 자침도를 용이하게 조절하여 사용할 수 있다.

점자 출혈에 사용되는 삼릉침과 스프링 삼릉침 그리고 광명침은 다음과 같다.

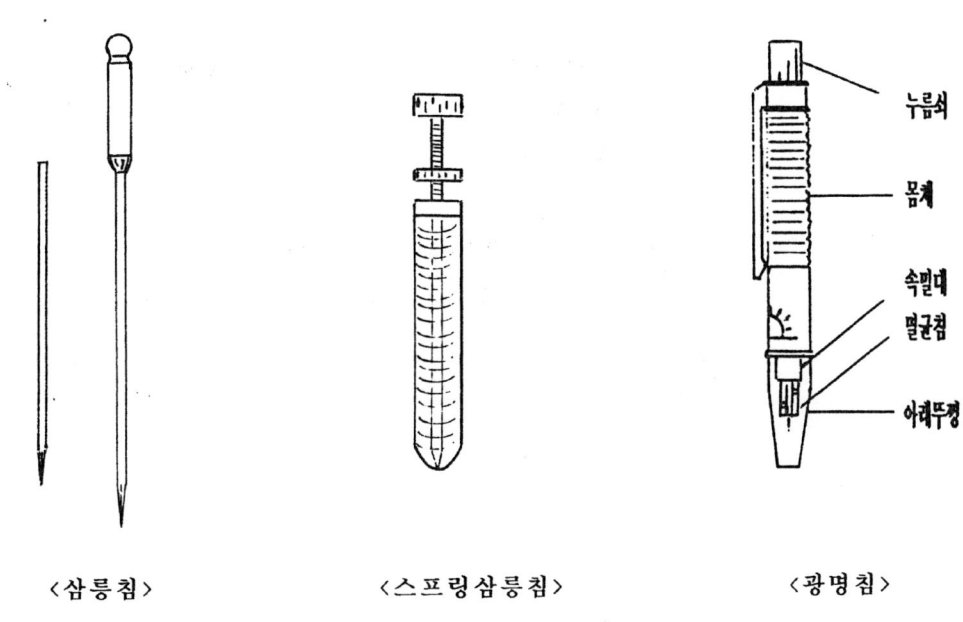

<삼릉침>   <스프링삼릉침>   <광명침>

제 2절. 자석치료의 원리와 자석치료기구

자기요법은 자석의 특징인 자력선(磁力線)의 힘을 이용하여 여러가지 치료기에 응용된다.
예컨대, 강력한 자석편(磁石片)이 전기모터(Moter)에 의하여 환부 위를 회전하면서 치료하는 회전자료기(回轉磁療機)가 있고, 전자석(電磁石)의 파형(派型)이나 극성(極性)의 변환(變換)을 유도하여 치료에 응용하는 맥동(脈動)자석치료기, 교번(交飜)자석치료기가 있고, 그리고 파형이 급격히 변화하고 불규칙적인 파루스 자석치료기 등이 있다.
또 우리 생활 주변에는 자석에 의하여 물이 자화(磁化) 되도록하는 자화수기(磁化水機)나, 각종 자석침구류(磁石寢具類)나 목걸이, 팔지, 손가락에 끼는 자석 반지 등이 있다.

치료할때 가장 많이 이용하는 자석파스나 자석침(은단 크기의 자석에 반창고를 붙여 놓은 제품)들이 본 광명침법을 응용하면서 많이 쓰이게 된다.
자석 치료의 원리편에서는 자석의 어떤 특성이 치료에 도움이 되며, 자석은 인체에 어떤 영향을 줄수 있는가를 밝혀보고 이를 효과적으로 이용하는 방법도 찾아 확인해 보도록 하겠다.

1. 자기 치료의 원리
예로부터 어떤 큰 산밑에서 누구 누구라는 큰 인물이 태어났다는 이야기가 있다.
이와같은 이야기를 첨단유도전류(尖端誘導電流)의 방전원리(放電原理)나 자기장(磁氣場)의 원리에 입각해서 생각해보면 그럴 수도 있겠다는 생각이 든다.
큰 산주위는 보다 많은 자장(磁場)이 형성되고 있으며 그 자장권 내에서 나서 자라고 성인이 되면 신체적으로 혹은 정신적으로 비범(非凡)한 인물이 될 수 있으리라 추측해 볼 수 있다.
왜냐하면 인체의 신경전도나 운동에너지는 전기(電氣)적인 에너지로 환언 될수 있기 때문이다.

전기적인 에너지는 양도체(良導體)와 직각(直角)으로 작용되는 자장(磁場)의 운동으로 인하여 발생되는 전자 흐름이라 할수 있기 때문에 자장이 강하게 작용하는 환경에 살고 있는 인간에게는 강한 자력과 강한 에너지의 작용이 있을 수 있다.

과연 자석이 우리 인체에 어떤 영향을 주며 우리는 이를 어떻게 이용할수 있는지 살펴보기로 하겠다.

(1). 자력선이 인체를 투과하면서 기전력(起電力)이 발생한다.
자력선은 인체를 잘 통과한다. 그러나 쇠붙이 등 강자성체(强磁性體)는 자력선이 이를 통과 하면서 많은 양의 자력선이 흡수 되어, 아주 적은 양만 통과 하게 된다.
피부 위에 붙여둔 자석은 인체를 통과하여 각 조직이나 혈관 등에서 전기적인 현상이 나타나게 되어 음이온이 증가하는등 다음과 같은 영향이 있다.

기전력(起電力)이란 전기를 발생시키는 힘을 의미하며 발전기(發電機)의 원리라고 할 수 있다.
발전기의 원리는 코일이나 자석을 같은 방향으로 서로 교차시켜서 자력선(자장)을 코일(전기를 잘 통하는 물질로 주로 銅線을 사용함)에 의하여 끊기도록 하면 코일 속에 전자(電子)의 흐름이 생겨 전류(電流)가 흐르게 된다.
즉 코일과 자력선의 운동에너지가 전기에너지로 바뀌진다고 생각할 수 있다.
이때 자력선의 방향(方向)이나 코일의 상대적인 운동방향에 따라 전류의 방향도 결정된다.
이러한 관계를 인체와 자석의 관계에서도 살펴볼 수 있다.
예컨대 인체에 자력선이 침투하고 있을때 이 자력선과 교차되는 흐름 즉 혈액 림프 호르몬 등의 흐름이 기전력(起電力)을 유발할 수 있는 것이다.
왜냐하면 인체의 각종 체액은 코일과도 유사한 양전도체(良傳導體)이며 미네랄이 함유되어 있고 혈관속에 이러한 미네랄의 흐름이 자력선을 끊어 전자의 흐름(혈액등의 흐름 즉 운동에너지의 일부가 전기적인 에너지로 환언됨)을 유발하기 때문이다.

이와같은 전자(電子)의 증가는 생체 내에서는 이온의 증가(운동에너지가 전기에너지로 변하면서 혈액중에 이온이 증가함)로 받아 들여진다.
인체 내에 이온의 증가는 전해질(電解質)의 해리(解離)가 잘 되어 자율신경계(自律神經系)에 안정적인 영향을 주고, 혈액 순환을 통제하는 자율신경은 혈액 순환이 잘 되는 여건을 만들어 주게 된다.

(2). 자기력의 물리량(物理量)에 의한 확산(擴散)과 집중(集中)의 효과.
자기력은 자성(磁性)을 띤 물체(철 니켈 코발트)에 대하여 밀거나 당기는 작용을 한다. 즉 무극성(無極性)의 자성체라면 당기고, 반대극성(反對極性)의 자성체라면 더욱 세게 당기고, 같은 극성의 자성체라면 밀어 내게 된다.

무극성의 자성체란(?) 우리 생활 주변에서 흔히 있는 쇠 토막처럼 N극이나 S극이나 어느 극성을 갖다 대어도 다 잘 붙는 물질인데 사실상 이때 N극에 의하여 붙게되는 경우는 무극성 자성체에 포함된 S극성에 의하여 붙게 되는 것이며, S극에 의하여 붙게되는 경우는 무극성 자성체에 포함된 N극성에 의하여 붙게 된 것이다.

자석의 자력선은 전기에너지나 자성체에 대하여 작용하는 물리량 즉 운동 에너지를 갖고 있다.
엄밀히 이야기 한다면 N극에서 S극으로의 흐름이 있다.
인체의 정체(停滯)된 부분이나 타박(打撲)에 의해서 응어리진 부분에 자석을 작용시켜보면 응어리가 잘 풀리고 혈액 순환도 좋아져서 치료가 잘 된다.
알기쉬운 예로 멍든 자리에 자석을 붙여 하루쯤 지난 다음에 자석을 떼어보면 자석을 붙여둔 주위의 멍이 없어짐을 확인해 볼 수 있다.

자기력의 물리량 즉 밀어내는 힘은 전류에 대해서도 그림처럼 자기력이 작용한다.

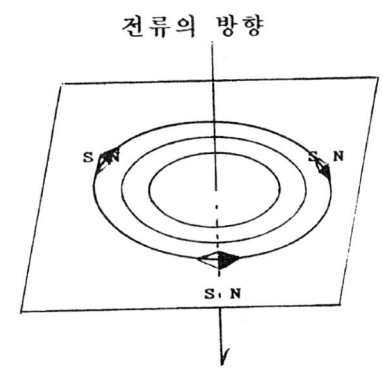

<전류에 의한 자력선의 작용>

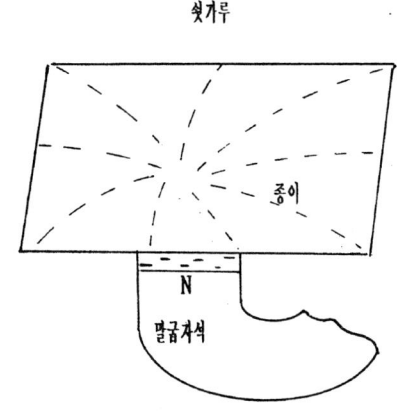

<자석 N극에 의하여 확산되는 쇳가루>

2. 자석의 이용방법

자석의 인체에 대한 영향은 위에 설명한(기전력의 발생과 음이온의 증가와 자기력의 물리량에 의한)효과 외에도 인간이 살고 있는 지구가 하나의 커다란 자석으로서 북쪽은 S극성을 남쪽은 N극성을 띠고 있다.

지구가 하나의 자석이라고 할때 지구 위에서 생명을 유지하고 살아가는 우리에게 지구표면의 자력의 세기가 평균 0.5가우스라는 것은 상당히 중요한 환경요인(環境要因)이 될 수 있다.
그런데 어떤 이유에서인지 지구는 점차 자력(磁力)이 약해 지고 있다고 한다. 최근 100년간에 지구자력의 5%가 감소하고 있다고 한다.
더욱 심각한 것은 문명의 발달로 인한 우리의 생활 환경이 자력선을 많이 차단하는 철근 콘크리트 구조에서 살아가게 되었으며, 자동차 엘리베이터 등 자력선이 결핍 되기 쉬운 환경에서 살아가고 있다는 것이다. 이와같은 자력의 결핍은 각종 병증상을 유발 시킨다.

자력(磁力)의 결핍증상(缺乏症狀)은 컨디션이 저조하거나 등허리가 뻐근하며 소화가 잘 안되고 불면증(不眠症)이 있거나 스트레스에 취약한 체질(體質)이 된다.
이러한 이유 때문에 시중에는 수많은 종류의 자석기구들이 시판되고 있다. 이들 자석기구를 무작정 사용한다면 부작용이 유발될 수도 있기 때문에 사용상 주의를 요한다.

자석에 대한 주의 사항은 뒷장에서 자세히 언급 하겠으며 여기서는 시판되는 자석기구들의 용도와 자석을 반창고 등을 이용하여 피부에 붙여서 사용할때 필요한 이론들을 검토해 본다.

(1). 혈액순환을 촉진 시키는 기구

(가) 자석 목걸이 : 800-1,800가우스의 스트론튬 훼라이트 자석을 주로 사용하는데 뇌(腦)로 올라가는 총경동맥(總頸動脈)과 추골동맥(椎骨動脈)에 자력선이 작용되어 뇌의 혈액순환을 좋게 한다. 고혈압이나 어깨 결림 등에도 효과가 있다.

(나) 자석 보호대(保護帶) : 자석 허리복대, 엘보 벨트, 무릎벨트, 손목벨트, 발목벨트 등이 있는데 흔히 사용되는 자석은 600가우스 내외의 바륨 훼라이트 자석이나 혹은 위에서 말한 스트론튬 자석을 사용한다. 주로 관절에 혈액순환의 촉진이나 인대및 근의 피로회복으로 관절을 보호할 목적으로 많이 쓰인다.

허리복대는 허리 자체도 보호하지만 제2요추(腰椎) 좌우에 신장(腎臟)을 이롭게 할 수있는 <신유, 지실>이라는 경혈이 있어서, 신(腎)을 보호해 주면 뼈에 대한 기능도 좋아지는 동양의학의 원리에 비추어 척추 디스크에도 효험을 기대할 수 있다. 또 복대를 자석이 상복부나 하복부에 오도록하여 소화 불량이나 변비(便秘)등에도 효과를 기대할 수 있다.

(다) 기타 자기 침구류(寢具類), 자석팔찌, 자석반지, 자석안경테, 자석배개, 자석깔창, 자석모자, 자석방석 등이 있다.

(2). 첨부용(添附用)자석의 이용법

첨부용자석은 자석침(磁石針)이라고 명명하여 침의 고유 작용에 준(準)한 하나의 치료수단으로 간주됨이 타당하다고 본다.

자석편(磁石片)을 신체의 특정부분에 부착하여 그곳의 혈행(血行)을 촉진하거나 그곳과 관련한 경락(經絡)과 경혈(經穴)의 독자적인 의미의 어떤 치료작용을 기대할 수 있을 뿐아니라, 자석의 N극과 S극의 특성을 이용하여 기(氣)를 조절하는 작용을 유도해 낼 수 있기 때문이다. 예컨대 우리 몸의 5장6부(五臟六腑)는 손과 발에 각각의 기의 흐름의 통로를 유지하고 있는데 자석을 그 흐름에 쫓아서 N극과 S극을 작용시키면 기능을 항진(亢進)시키는 보법(補法)이 되고, 반대로 흐름에 역류(逆流)하는 방향으로 N극 S극을 작용시키면 기능을 억제(抑制)하는 사법(瀉法)이 된다.

* <첨부용자석으로 많이 쓰이는 자석>

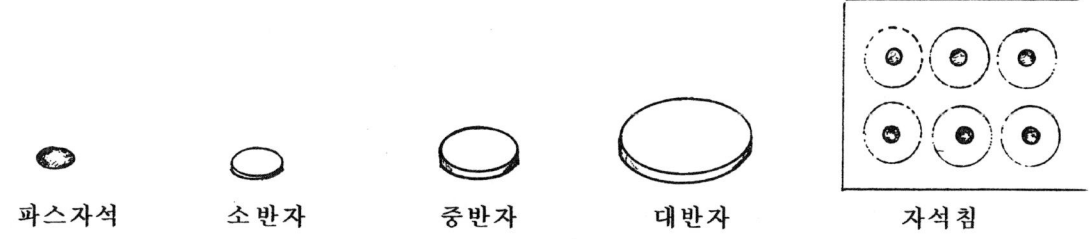

파스자석   소반자   중반자   대반자   자석침

실제로 사용되는 자석의 부착 방법은 N극 S극을 나란히 직렬로 부착하는 <직렬 부착법>, 같은 극을 나란히 붙이는 <병렬 부착법>, 자석 하나만을 부착하는 <단독부착>, 둥그렇게 배열하면서 붙이는 <환상 부착법>, 서로 마주 보도록하는 <맞 부착법>등이 있다

(가). N극만을 나란하게 병렬(竝列)로 부착하는 방법

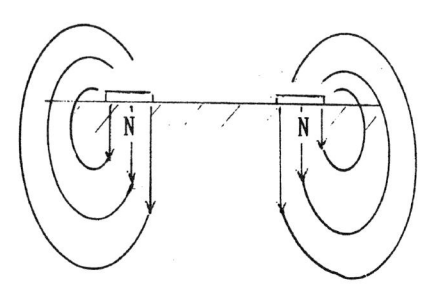

나란히 부착하는 자석의 간격은 자석의 세기에따라 센것은 좀더 간격을 주어야 하나 통상 둥그런 자석의 직경만큼 띄어서 병렬로 부착한다.

<병렬부착의 특성>:
자력선의 침투 심도를 증대시킬 수 있다.
일반적인 통증이 있는 부위나 특히 경락 줄기를 따라 통증이 길게 나타날 경우에 두개 혹은 여러개를 병렬로 부착할 수 있다.

(나). N극 S극을 나란하게 직렬(直列)로 부착 하는 방법

먼저 통증이 심하거나 자력선의 작용이 필요로 하는 곳에 N극을 부착시키고, 경락의 줄기를 따라 상하로 직경만큼 띄우거나 필요시 좀더 멀리 띄어서 S극을 부착하는 방법이다.

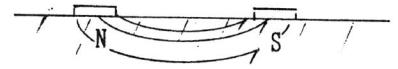

<직렬부착의 특성>:
자력선의 침투 심도는 대단히 낮아져 경락학설의 락맥에 자력선이 침투하여 체표의 낮은 부분에 대한 자력선의 작용과 N극에서 S극으로의 자력선의 흐름을 유발시켜 기의 흐름을 조장한다. 기의 흐름에 따른 영수 보사법(迎隨補瀉)을 이용할때 많이 쓰인다.

(다). N극만을 단독으로 부착하는 방법

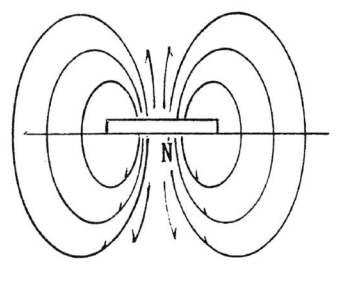

경혈처에 침을 놓는 방법으로 자석을 붙이고자 할때 사용하는 방법으로 통상 N극 만을 단독으로 부착한다.
<단독 부착의 특성>:
자력선의 흐름에 대한 간섭현상이 없으며, 자극량은 한개의 자석의 세기와 몸전체에 부착하는 자석의 갯수로 나타낼 수 있으며 너무나 많은 자석을 신체적인 조건을 무시하고 부착하면 부작용도 우려된다.
또 여러개의 자석을 단독부착을 하였을때 이중에 S극이 섞여 있게 되면 자기의 흐름이 혼조를 나타내고 자기의 흐름의 혼조는 기의 흐름에도 혼조를 일으켜 머리가 갑자기 어지럽거나 사지의 힘이 빠져 축 늘어지는 등 부작용이 발생한다.

＊N극을 주로 사용하는 이유:

자력선의 이동이 N극에서 S극으로 이동한다고 보고 있다.또한 자력선이 인체에 침투하여 어혈이나 통증을 확산시킨다고 할때 주로 N극을 많이 이용하게 된다.그러나 S극만을 사용하는 경우도 본인이 임상해본 결과 N극과 비슷한 효과를 나타 내었으나 자석요법에 대한 연구가 아직 완전하지 않고, 자력선의 침투(浸透)와 이에 의한 확산작용(擴散作用)을 기대 한다고 했을 때 N극만을 사용하기 바라고 기의 흐름을 유도하는 특별한 경우에만 S극도 함께 이용함이 좋을 것같다.

　　　　〈正常的인 磁石치료〉　　　　　　　　　〈副作用이 發生되는 경우〉

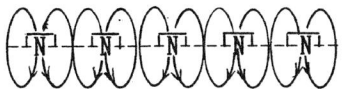　　　　　　　　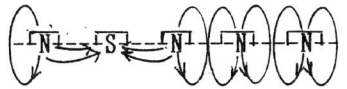

　　身體의 여러곳에 N극을 부착했을때 자력선의 침투도　　　S극이 잘못 섞여 혼조된 자력선

(라). 환상(環狀) 배열법

환상 배열법은 침뜸의 방법중 오복침(五福針)/오복뜸(五福灸)이라는 것이 있다.어떤 치료점에 집중적으로 치료하고자 할때 한 가운데에 먼저 자침(刺針)하고 그 둘레를 사방(동서남북)으로 자침해 주는 방법을 오복침법이라고 한다. 자석도 자석침(磁石針)이라고 명명한다고 했는데 바로 오복침과 같은 방법으로 자석을 배당하는 것이 오복환상(五福環狀) 배열법이다. 그런데 자석에서는 N극과 S극이 있으므로 통상 N극만으로 환상 배열법을 할 수도 있으나 자력선의 특징을 고려하여 가운데 한점을 N극으로 하고 그주위를 S극으로 하거나 또는 가운데 한점을 S극으로 하고 그 주위를 N극으로 하여 치료에 응용하게 된다.

중심이 N극이 될때는 확산(擴散)작용이 강하며, 중심이 S극일때는 집중(集中)작용이 있게 된다.

〈자석의 환상배열에서의 집중과 확산작용〉

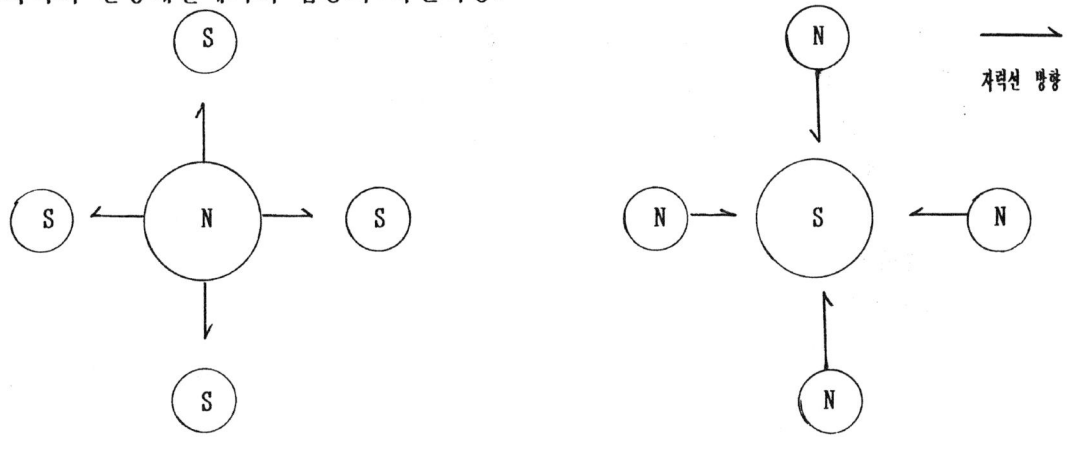

　　〈확산 작용〉　　　　　　　　　　　　〈집중 작용〉

확산작용(擴散作用)은 종기(腫氣)나 발진(發疹)등을 그냥 소염(消炎)시키고자 할때나 통증(痛症)을 그냥 삭이고자 할때 이용한다.
집중작용(集中作用)은 종기의 말기에 종기의 근(根)을 빨리 빠지게 하는데 이용할수 있다.

＊환상 배열시 가운데 있는 자석은 주위의 자석보다 약간 큰것을 사용함이 타당하다.왜냐하면 자력선의 나오는 량(量)과 들어가는 량(量)이 거의 비슷해야 외부로 빠져 나간 자력선이 적어 부작용(副作用)을 줄이고 치료효과를 부드럽고도 효과적으로 나타낼 수 있기 때문이다.

(마). 맞배열 방법

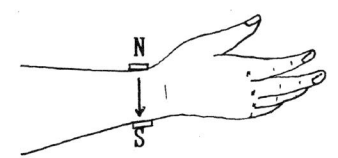

신체의 작은부분 즉 완관절(손목)의 염좌(삠)등에 많이 쓰이는데 아픈 곳에 N극을 부착하고 이와 마주보는 곳에 S극을 서로 마주보게 부착하는 방법이다.

〈맞배열의 특성〉:
N극과 S극을 함께 사용하는 경우에는 경락의 흐름에 영향을 줄 수 있어서 부작용이 다소 우려되는데 맞배열의 경우는 한쪽으로 들어온 자력선이 마주보는 다른 한쪽에서 그대로 빠져나가기 때문에 부작용이 거의 없다.
또 작은 부분에 대한 치료시 가장 효율적인 치료가 될 수 있다.

＊자력의 크기:자석이 세다,혹은 약하다고 하는 의미는 단위 Cm^2 당 자력선의 다발 즉 자속수(磁束數)를 말한다.자석이 크면 자력선도 좀더 커지는데 정비례하지는 않고(자력선이 자석의 모서리부분에 많이 몰리게됨으로 작은 자석이 많을수록 모서리가 많아 자력선의 수도 많게 된다)
또 자석이 두꺼우면 자력선도 많아 지는데 비례해서 많아지지는 않는다(자석 자체의 재질을 통과할때 생기는 減率이 있기 때문이다).
또 자석의 세기는 착자기(着磁機)에 의하여 한번 자력이 생기면 이를 유지하려는 힘 즉 보자력(保磁力)의 능력에 따라 결정되므로 이는 자석의 재질(材質)에따라 정해 진다고 하겠다.

흔히 구할수 있는 자석은 바륨 훼라이트($BaFe_{12}O_{19}$) 자석으로 값이싸고 쉽게 구할 수는 있으나 600-900가우스 정도의 세기이며,이보다 조금 비싸지만 좀더 강한 자석이 약 1000-1200가우스의 스트롱 훼라이트($SrFe_{12}O_{19}$) 자석이 있다.
또 이보다도 훨씬 강한 자석으로는 사마륨코발트($SM\ Co_5$)자석이 있는데 이들은 3200-4000가우스가 되는 것들도 있다.

3. 광명침요법의 자기요법 응용

가. 상응점(相應點)에 대한 자기(磁氣) 부착법(附着法)

상응점이란 머리와 사지(四肢) 그리고 체간부(體幹部)에 대한 광명침 요법의 상응점을 손에서 찾아서 바로 그 부위에 존재하는 압통점에 N극을 단독으로 붙여 주면 하루 정도 지난후에 만져 보면 압통점은 소실(消失)되고 만다.

압통점의 소실과 함께 해당부위에서는 치료효과가 나타나게 된다.

보통의 경우 치료하기 힘든 테니스 엘보 등도 상응점에 자석을 부착하여 치료가 잘 되고 있으며 요통(腰痛)이나 중증의 좌골신경통(座骨神經痛)도 효과를 보게되는 예가 종종있다.

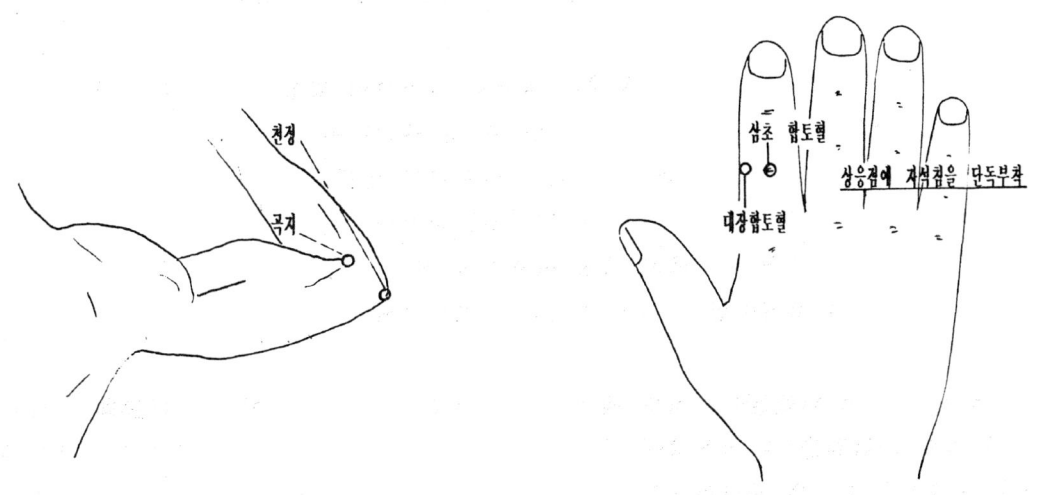

< 테니스 엘보의 상응점 자석치료 >

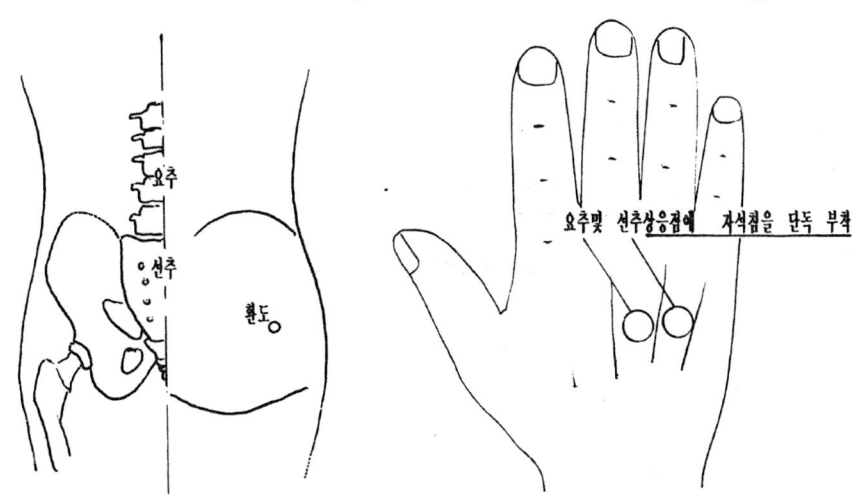

< 요통 좌골 신경통의 자석치료 >

나. 중수골(中手骨) 사이의 장부진단(臟腑診斷)및 치료점(治療點)에 맞배열법 응용

손의 중수골 다섯개는 척추배골(脊椎背骨)의 다섯 종류(경추 흉추 요추 선추 미추)를 상응 한다고 하였다. 또 중수골과 중수골 사이는 전통 경락이론(經絡理論)에서 척추 좌우에 존재하는 5장6부(五臟六腑)의 유혈(兪穴)이 배당되어 있다.

이때 왼쪽에 치우친 장기는 왼손 중수골 사이에서 오른쪽에 치우친 장기는 오른손 중수골 사이에서 장부의 진단및 치료점이 나타난다.

광명침에서는 손등의 중수골 사이의 유혈에 해당되는 〈장부 진단및 치료점〉의 압통점을 찾아서 바로 그곳에 N극을 부착하고 그와 반대되는 손 바닥에 S극을 맞배열 하여 치료 하기도 한다.

이와 같은 중수골 사이의 자석침 맞배열 방식으로 장부의 병이 치료가 잘 되는 대표적인 경우가 제 2-3 중수골 사이의 압통을 좌우 비교하여 진단하고 치료한 결과를 들수 있겠다.

우선 좌우측의 제 2-3중수골 사이를 똑같은 힘으로 눌러보아 압통을 비교해 본다.
우측(右側)이 전체적으로 보다더 아프면 간(肝)과 담(膽)의 이상으로 사지(四肢)가 땅기거나 담결리듯한 아픔이 있고, 좌측(左側)이 보다더 아프다면 심장(心臟)이나 비(脾)의 기능 이상으로 얼굴이나 사지가 붓고 정신(精神)이 불안(不安) 하거나 초조한 경우가 많다.
이때 아픈쪽의 손등 중수골 사이에서 가장 아픈곳을 찾아 자석침 N극을 붙이고 그와 반대측(反對側) 손바닥에 S극을 붙여두면 장부의 부조화가 개선되어 편안해짐을 알 수 있다.

다. 손가락의 광명침 경맥(經脈)에 직렬 배열방법을 적용하여 경맥의 영수보사(迎隨補瀉)를 한다

여러가지 진단법(診斷法)을 이용하여 장부의 허실(虛實)을 알았을때 그 장부의 경락선(經絡線)을 따라 광명침의 경맥에 자석침 N극과 S극을 대비하여서 직렬로 부착하면 영수보사법에 따른 장기의 기능을 조절할 수 있다.

예컨대 발열(發熱)이 있고 머리가 무거우며 숨쉬기가 곤란할때 대장 경맥(大腸經脈)에서 두점을 정하여 대장사법(大腸瀉法)을 적용하면 발열이 정상화 되고 증세가 가벼워 진다.

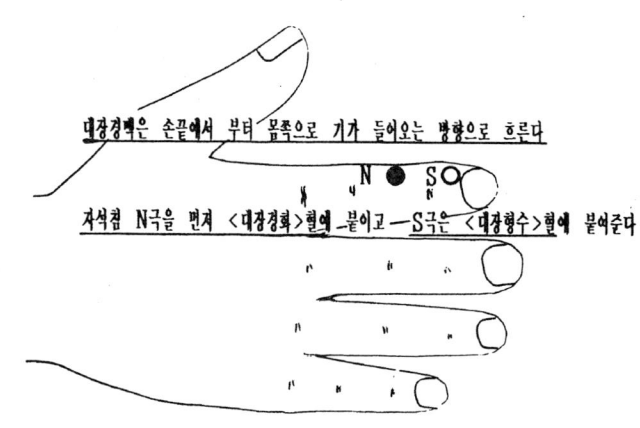

〈자석침 직렬 배열법으로 대장사법을 적용〉

4. 자기 치료시 유의사항(有意事項)

가. 자기치료의 방법을 국소요법(局所療法)으로 할것인가 전체요법(全體療法)으로 할것인가를 결정 한다. 두가지의 방법이 혼용되면 효험이 없게되거나 부작용이 발생하기도 한다.

어떤 아주머니가 허리를 금방 삐었다면서 찾아 왔었다.
자석을 이용한 전체치료의 방법으로 팔의 외측 〈외관〉혈에는 콩알만한 크기의 바륨 훼라이트 자석 N극과 다리의 〈임읍〉혈에는 S극을 부착시켜 주고, 허리의 가장 아픈 곳에 동전만한 크기의 바륨 훼이트 자석 N극을, 그 보다 조금 아래쪽에는 S극을 붙여준 뒤 좀 어떠냐고 물어보자 전혀 효험이 없다고 하여 이상스럽게 생각하며 그 분을 잘 살펴보니 목에 자석 목걸이를 걸고 있는 게 아닌가!
그래서 자석 목걸이를 제거한 후 이미 붙였던 자석을 한번씩만 눌러준 후 어떠냐고 물어 보자 〈허리가 하나도 아프지 않아서 참말로 이상합니다〉라고 하였다.

여기서 〈외관〉과 〈임읍〉을 사용하는 것은 기경팔맥(奇經八脈)을 이용한 전체 치료법을 사용하는 경우인데 목에 걸린 자석이 전체 치료를 방해하고 있었기 때문에 자석요법이 효험이 없었던 것으로 생각 된다.

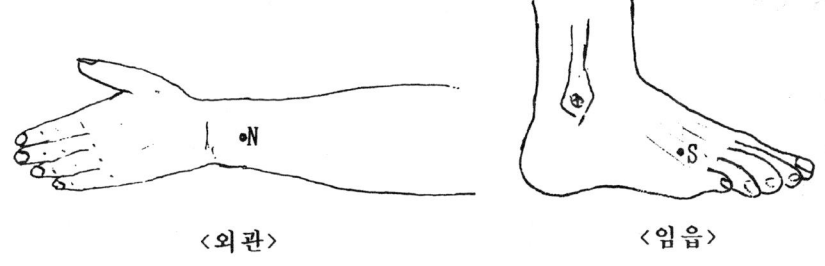

〈외관〉　　　　〈임읍〉

나. **자력선의 작용량을 피시술자의 상태나 환부에 적합하게** 조절해야 한다.
같은 사람이라 하더라도 너무 피곤하거나 불안할 때에는 자력을 적게 조절하는 것이 좋겠고, 신체 부위에 따라서도 심장부위(心臟部位)나 후두부(後頭部) 목주위에는 주의가 요망 된다.

본인도 언젠가 목이 불편하고 자유스럽지 않아 압통점을 혼자서 찾아보니 제 2경추 정도의 좌측에 토큰 크기만큼의 압통 응결점을 발견하고는 거기에 딱 알맞은 크기의 바륨훼라이트 자석 N극을 하나 붙여 두었다. 그런데 시간이 흐름에 따라 머리가 어지럽고 속이 거북하여 붙였던 자석을 다시 떼고 있어보니 점차로 어지러움이 없어지고 속이 편안해졌다.

또 어떤 아주머니가 심장이 두근거린다고 하기에 좌측 가슴 심장부근에서 압통점을 찾아 사마륨자석 (직경약 7mm 3000가우스)을 하나 붙여 보았더니 금방 숨쉬기가 편하고 심장이 안정되었다고 하였다. 그래서 좀더 좋아질 욕심으로 양 젖가슴 사이의 〈단중〉혈에 같은 자석을 하나 더 추가해 보았더니 상태가 다소 덜 좋아진 경험이 있었다

다. 임산부나 신생아는 자석을 이용한 전신 조절법은 삼가하는 것이 좋겠다.

만약 임산부(妊産婦)가 체중이 많아져 무릎이 아프다면 무릎에 한개나 혹은 몇개의 자석을 N극으로 무릎에 부착한다면 좋은 치료법이 되겠으나 앞의 〈가〉항 처럼 기경요법을 사용한다든지 경락을 이용한 영수보사법을 사용한다는 것은 환영할만한 일이 아니다.

또 자석이 태아(胎兒)에 미칠 영향이 아직 확실히 검토 되지않았고 또한 생명(生命)의 탄생(誕生)에 관한한 인간(人間)은 신(神)앞에 겸허한 자세로 두려워 해야 할 줄로 안다.

라. 자기의 작용은 인체의 좌우균형(左右均衡)을 고려해서 사용해야 한다.

수년전에 본인이 좌측 견갑극(어깨 날개쭉지뼈) 부위에 아픔이 있어서 그곳에 동전만한 바륨 훼라이트 자석 한개를 부착하였다. 그후 통증이 점점 사라지고 한 3일쯤 지났을때 이번에는 오른쪽 견갑극(肩胛棘) 부근이 까닭없이 아파지기 시작하였다.

이번에도 자석을 붙여 볼까 생각하다가 문득 생각나는 것이 3일 전에 좌측에 붙여 두었던 자석을 지금까지 떼어내지 않았다는 생각이 들었다. 그래서 곧 바로 웃옷을 올려 찾아보니 좌측에 며칠전에 붙여 두었던 자석이 그대로 반창고에 의하여 잘 고정되어 있었다.

그래서 좌측에 부착된 자석을 떼어내는것 외에 아무런 조치도 하지 않고 그대로 두었더니 반나절이 지나기도 전에 좌우 균형이 맞아 자연적으로 견갑골 주위의 통증이 치료 되었다.

마. 모든 자석치료기는 내성(耐性)을 고려하여 사용하여야 한다.

자석기구의 종류에 따라 다소간의 차이는 있을 수 있지만 자력의 작용도 내성을 유발하여 더 이상 자석에 의한 치료의 차도가 없거나 역작용(逆作用)도 나타나므로 자석치료기는 일정기간 사용한 후 쉬었다가 다시 사용함이 좋겠다.

예컨대 자석 목걸이나 허리복대는 주간(晝間)중이나 혹은 수면(睡眠)중으로 택일(擇一)하여 사용함이 좋겠다.

또 침구류(寢具類)는 3일간 사용하고 좀 쉬었다가 다시 3일간씩 사용하도록 권유 한다.

외국의 문헌을 보면 자기의 치료는 72시간 정도가 하나의 치료 싸이클이 완료된다는 보고가 있다.

〈 자기 치료기의 효과 발현 과정 〉

자기 사용시작 ------------제1일---------------제2일-------------제3일(72시간)

물리학적인 작용	생물학적인 작용	효과발생
(전기발생)	(혈액 이온화)	(자율신경의 안정)

바.단독 부착용 자석을 사용할 경우 **매일 매일 첨부했던 자석을 제거하여 다시금 압통변화(押痛 變化)**를 살펴 보면서 처음 붙였던 자리에서 자석의 직경거리(直徑距離) 이상을 띄워서 새로운 자석을 붙여준다.이때 피부가 짓무르는 일이 없도록 병원용 종이 테이프를 이용하면 좋겠고 또한 환부를 청결히 하고 부착해야 한다.

사.자석(磁石)의 보관(保管)상 주의사항(注意 事項)

(1)자석은 시계나 전자기구 그리고 각종 카드에 접촉되지 않도록 해야한다.

(2)자석을 보관 할때는 서늘한(섭씨 200도가 되면 자력을 거의 상실하게 됨) 곳에 보관하고 충격(衝擊)등에 의해서도 자성(磁性)이 변조되기 쉬우므로 안전한 곳에 잘보관 해야한다.

자력(磁力)을 계속 유지하기 위해서는 보다 센자석과 함께 보관함이 좋고 센자석을 구하기 힘들 때에는 같은 자석끼리 함께 붙여두도록 한다.

(3)자석을 철없는 아이들이 가지고 놀다가 몇개를 삼키게 되면 소장유착(小腸瘉着)을 일으킬 수 있다는 학계의 보고(報告)가 있다.

즉 먼저 삼킨 자석과 나중에 삼킨 자석이 서로 거리를 두고 장관(腸管)을 따라 내려가다가 여러 겹으로 구부려져 돌아가는 소장을 지나면서 서로 다른 소장벽을 사이에 두고 붙어있게 되어 장유착증(腸瘉着症)이 생기게 되고 장염(腸炎)이 속발되어 수술을 해야 하는 경우가 있었다.

제3절 T침 피내침의 이론과 치료

T침이나 피내침(皮內鍼)은 다같이 피부(皮膚)에만 자침되는 침으로서 살갖에만 자침을 하지만 그 효과는 지속적이면서도 대단한 효과를 나타낸다.

우리가 흔히 침이라고 하면 바늘과 같은 뾰쪽한 것을 몸에 깊숙이 찔러 넣고 한참 후에 빙빙돌리기도 하다가 더 깊숙이 넣기도 하는 침을 연상하게 되는데, 여기서 말하는 피내침은 전혀 다른 의미의 침법으로 단지 피부(皮膚)에만 자입되는 피부내(皮膚內)의 침을 줄여서 피내침(皮內鍼)이라 한 것이다.

이러한 피부자극(皮膚刺戟)의 방법 중에는 피부에 상처를 내기보다는 조그마한 입자(粒子)를 피부위에 얹어 놓고 그 위를 반창고로 고정하여 치료하는 방법도 있다. 예컨대 작은 씨앗들을 이용하거나 돌조각을 이용하여 아픈 당처(當處)나 아픈 질환과 관련되는 제 3의 국소(局所)에 붙여서 치료하는 방법들이 있는데 이들를 씨앗을 사용한 씨앗요법, 돌을 이용한 약돌요법이라고 한다.

또 최근에는 어떤 종교인이 감옥생활을 하게 되었는데 그곳에서 반창고만을 피부에 붙여서 많은 환자들을 치료 했다는 이야기가 있다.

결과적으로 피부라고 하는 것이 단순한 의미의 가죽이기 보다는 몸 전체에 영향을 미치는 어떤 중요한 역할이 있음을 부인할 수 없다.

1. 피부의 중요성과 역할

(1) 피부는 폐와 관계가 있어서 폐호흡(肺呼吸)을 보조하는 피부호흡(皮膚呼吸)이 있다.
  폐의 기능이 떨어지면 피부가 수척(瘦瘠)하고 각종 피부병을 치료할때 한방에서는 폐의 기능을 고려 하여 처방을 정한다. 그러므로 피부는 폐와 관련이 깊고 피부에서도 호흡을 하여 산소를 흡수 한다.

(2) 피부는 신장(腎臟)및 방광(膀胱)과 관련하여 땀을 배출하여 몸의 배설작용(排泄作用)을 돕고 있다. 또 피부는 체온을 조절하는 기능이 있어서 활동으로 땀을 많이 방출하거나 날씨가 더운 여름철에는 소변(小便)양이 적고, 땀을 적게 방출하는 겨울철에는 소변양이 많아진다.

(3) 추위에 우리 몸이 노출 되었을때 피부의 모공(毛孔)이 닫혀 닭살처럼 되어, 열(熱)과 수분(水分)의 방출을 제한해서 체온(體溫)을 보온(保溫)하는 기능을 담당한다.

(4) 피부의 넓은 면에는 감각신경(感覺神經)이 두루 분포되어 있어서 외부 자극으로부터 신체를 보호하고 즉각적으로 뇌(腦)에 알려주는 역할을 한다

이상과 같은 피부의 작용만 보더라도 피부는 단순한 겉껍질이 아니라 여러 장기(臟器)와도 밀접한 관계가 있으며, 이러한 관계는 장기(臟器)의 이상이 신체표면의 어떤 부분에 압통반응(押痛反應)으로 나타날 수 있으며, 이 점들을 치료점(治療點)으로 취하여 피부에만 어떤 자극을 주어도 치료가 되는 원리가 구체적으로 어떤 것들이 있는지 다음과 같이 살펴 보도록 하겠다.

2. 피내침법의 적용 원리

피부에만 자침하여 신체의 여러가지 병을 치료 하는 피내침법이 어떤 이유로 치료효과가 나타나는지 그 원리를 다음과 같이 설명할수 있겠다.

(1). 발생초기학적(發生初期學的)인 원리:

모든 생물(生物)의 발생(發生)을 하나의 세포(細胞)가 분화(分化)를 시작하여 세포무리가 된 다음, 이들이 더욱 분화 되면서 만입(彎入)되어 각 기관(機關)이 형성되었다고 본다.
그러므로 몸속 깊숙이 있는 장기와 발생초기에 같은 세포군(細胞群)에 소속된 부분들은 서로 다른 위치에 놓여 있더라도 어떤 관련이 있으며, 특히 인체(人體)의 심부(深部)는 표피(表皮)에 자신의 반응점(反應點)을 두어 외기(外氣)와의 접촉을 시도할 수도 있을 것이다.
그러므로 하나의 개체(個體)로 발육(發育)된 후에도 발생초기에 같은 세포였다는 기억이 잠재(潛在)되어 발생기(發生期)에 만입(彎入)과 확대(擴大)되어 형성된 관련된 부분은 서로 멀리 있게 되더라도 치료에 영향(影響)을 주는 유용한 치료점이 있을 수 있고, 어떤 부분의 이상(異常)이 관련되는 피부표면에 나타날 수 있다.

생활 가운데에서 예를 하나 들어 보면 우리가 사회 생활을 하다가 어느 누구가 자기의 학교 동문이라 한다면 선후배도 따져보면서 그때부터 훨씬 가까운 이웃관계로 접어드는 것과도 같은 이치라고 하겠다.(본 책자 침술의 원리편 중 반응점의 원리 편을 참고 하기 바란다.)

(2). See Saw의 원리:

시-소는 어린이들을 위한 공원 놀이터나 학교 유치원 등지에서 흔히 볼수 있는 놀이 기구이다.
시-소의 특징은 좌우대칭(左右對稱)이다.
한쪽이 무거우면 그 쪽은 내려가고 좌우대칭되는 다른 쪽은 올라간다.
우리 몸도 좌우 대칭으로 시-소처럼 한쪽에 무거운 것을 들고 가려면 무거운 것을 든 쪽의 어깨를 높이 추켜들고 반면에 반대측 어깨는 축 처진 형상을 하게 된다.

만약 오른쪽 어깨가 아프면 반대쪽인 왼쪽은 오른쪽에 비해 너무 안아프기 때문에(?) 문제가 된다. 너무 안아파도 아픈 것이다라고 하니 이해가 안갈지 모른다. 그렇다면 너무 안아픈 왼쪽을 아프도록 눌러주거나 꼬집어 조금 아프게 해본다면 왼쪽도 훨씬 상쾌하고 아팠던 오른쪽도 훨씬 좋아졌음을 알게 된다.

실제 치료에 있어서 한 부분이 아프면 그 아픈부분이 어디인지 정확히 찾아 표시 하고, 그와 대칭(對稱)이 되는 대측에서도 똑같은 점을 찾아 그곳에 강자극(强刺戟)을 주면 순식간에 좌우의 아픔에 큰 변화를 일으켜 치료의 목적을 달성할 수 있게 되는 원리 이다.
이때 자극을 아픈쪽의 대측 즉 아프지 않은 쪽에 먼저 강(强)한 자극을 주고 난후, 나중에 아픈쪽에 피내침(皮內針)을 자침하는 방법으로 한다 - 〈先 健側 瀉하고, 後 患側 補한다〉

<시소 원리와 견비통의 치료>

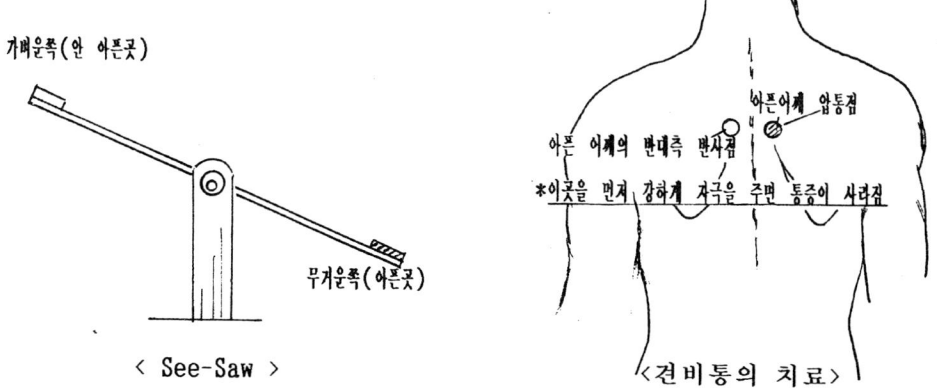

< See-Saw >   <견비통의 치료>

(3). 기(氣)의 원심성(遠心性)의 원리: 기가 표면으로 쏠리면서 흐르는 원리.

기(氣)는 주행(走行)하면서 원심성(遠心性)을 갖는 특성이 있다. 예컨대 직경(直徑)이 일정한 동(銅)파이프와 이와 똑같은 직경의 동봉(銅棒)으로 전류를 보내는 송전능력(送電能力)을 비교해 보면 서로 비슷하다고 한다. 왜냐하면 전기(電氣)가 흐르면서 원심력(遠心力)에 의하여 동관(銅管)이든 동봉이든 외측으로 쏠리면서 송전되기 때문이라고 한다.

인체도 세로로의 큰 흐름인 12경맥(十二經脈)과 임맥(任脈) 독맥(督脈)을 포함하여 기의 흐름을 통솔(統率)하고 기의 흐름을 빠르게 하며 흐트러진 기를 유지(維持) 시키는 기경팔맥(奇經八脈)과 그리고 신체의 횡(橫)으로 흘러 경맥(經脈)들을 이어주는 락맥(絡脈)의 흐름과 외부(外部)의 사기(邪氣)로 부터 신체를 보호하는 위기(衛氣)등의 기의 흐름들이 원심성(遠心性)에 의하여 인체의 표면 즉 피부(皮膚)에 가장 많은 기의 흐름을 가지고 있기 때문에 피부에서 치료하는 피내침(皮内針)의 치료의 의의는 피부의 반응점(反應點)이 장부(臟腑) 깊숙이는 물론 신체의 전혀 다른 부분에 대한 치료가 가능함을 알 수 있다.

3. 피내침 치료의 실기및 주의 사항
(1). 압통점(壓痛点)의 정확한 탐색:
치료의 최대의 관건이 바로 압통점을 정확히 찾는 것이다.
압통점이 빗나가면 치료의 효과(效果)도 기대하기 어렵다. 어떤 경우는 압통점을 찾는 동작(動作) 그 자체가 치료의 행위가 되어 압통점이 소실(消失)되어 아픈 곳이 벌써 치료되는 경우가 있다. 이때는 아무리 압통점을 잘 찾아보려 해도 압통점을 찾을 수가 없다.

압통점 중 제일 아픈점은 하나라는 신념으로 압통점을 찾아야 한다. 압통점은 세로선(縱線)에서 먼저 찾고 가로로(橫線)도 찾아 세로및 가로로 다시한번 점검하여 표시를 해두어야 한다. 이와같이 찾는 법을 종횡탐색법(縱橫探索法)이라 명명하고 영어로는 < Cross-Checking >이라 하겠다.

가). 세로로 찾는법

(1) — 종(縱)으로 아픈곳을 찾고자 할때 경맥을 따라 확인하는 것이며 가장 아픈곳을(2)에 놓고 그 보다 상하를 눌러서
      정말로 가운데가 아픈가를 확인한다.
(2) — 가장 아픈곳을 확인하여 + 표시를 해둔다.
    — 아픈 곳은 대개 경결(硬結)이 있거나 긴장감(緊張感)이 있다.
(3)

*압통점을 누르는 요령: 압통이 있을 만한 점을 셋으로 나란히 분할하여 가장 아프게 느끼 겠다고 생각되는 점을 가운데에 두고 엄지 손가락이나 둘째 손가락 끝을 이용하여 누르면서 < 하나 둘 셋---어디가 가장 아픕니까? 혹은 몇 번째가 가장 아픈가요?> 라고 물어본다.

나). 가로로 찾는법

　　　　　　　　　　　— 횡(橫)으로도 같은 방법으로 찾아 같은 표시를 한다.
(1)————(2)————(3)　— 종횡(縱橫)으로 찾아보아 압통이 일치하는 점에 O표를해여 압통점을 정한다.

*한번 정한 압통점이 다시 확인하여보면 틀리게 나타나는 경우가 있는데 이때는 반복해서 재시도 하여 상호 비교해 봄으로써 보다 더 아픈 곳을 압통점으로 정할 수 있다.

(2). 피내침 자침법:
가). 자침할 부위(部位)를 긴장(緊張)시켜서 자침(刺針)한다.
왜냐하면 피내침법이 피부에 자침하여 효과가 나타나는 이유 중에 표면을 따라 흐르는 기(氣)의 원심성과 관계가 있다고 앞에서 설명한 바 있다. 그러므로 늘어진 피부 보다는 팽팽히 긴장시킨 피부가 보다더 효과를 나타낼 수 있다.
무릎이나 손목 팔목 발목관절(關節)위에 자침할 때는 관절을 구부려 팽팽하게 한뒤 피내침을 자침해야 하며, 복부(腹部)나 가슴 등에 자침할 때에는 자침하는 방향으로 피부를 팽팽히 긴장시켜 피내침을 자침한다.

나). 자침 방향은 피부의 주름을 따라 자침함이 좋다.
왜냐하면 피부의 주름을 따라 피부가 접혀지기 때문에 주름방향으로 자침해야 자침이 자연스럽고 장시간(長時間) 유침(留針)을 할수가 있으며 기의 흐름에도 잘 적응할 수 있다. 특히 인체의 횡으로 이어지는 락맥(絡脈)은 주름방향을 따라서 움직인다고도 말 할수 있다.
*주름방향과 기의 흐름은 본 책자 경맥편을 참고 하기 바란다.

다). 대칭반사점(對稱反射點)에 자극을 가하면 한층 더 효과적이다.
대칭자극은 시소의 원리에서 처럼 보다 큰 효과를 나타낼 수 있다.
먼저 탐색된 압통점의 좌우 대칭점이 반사점(反射點)인데 이 반사점에 좀 굵은 침(황두침이나 백두침이 적합함)으로 자침한 뒤 압통점에 상기와 같은 방법으로 피내침을 자침한다.

라). 자침 깊이는 피부의 진피(眞皮)를 지나 근(筋)에까지 이르지 않도록 한다. 근(筋)에까지 침끝이 닿게되면 근섬유(筋纖維)에 의하여 침끝이 휘어지기도 하고 근 자체의 염증(炎症)을 유발하기도 한다.

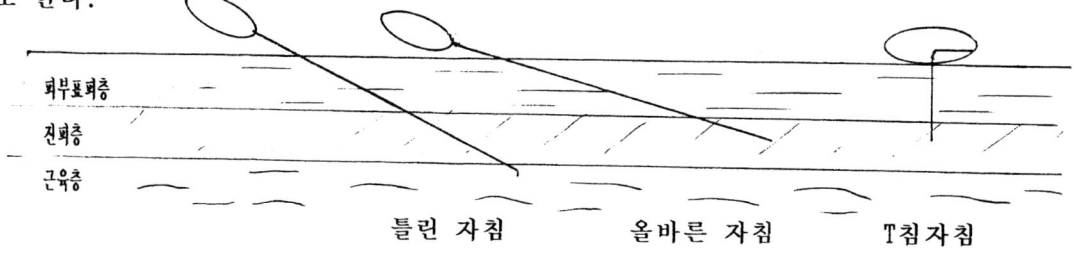

틀린 자침   올바른 자침   T침자침

마). 피내침을 고정(固定)시키는 법은 다음과 같다.

T침은 자침 후 그냥 반창고(위생용 종이 반창고가 좋음)를 덮어서 고정 한다.

고리형 피내침은 자침 후 고리모양의 용두(龍頭)밑에 반창고를 하나 깔고, 그 위에 용두와 침체(針體)와 그리고 피부면(皮膚面)을 여유있게 반창고를 덮어서 붙여 둔다.

〈피내침의 고정〉

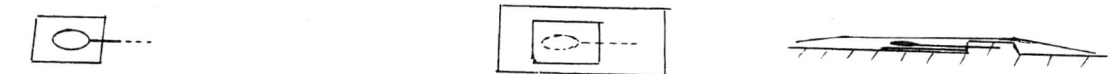

〈용두밑에 반창고를 대어준 모습〉 〈용두와 침체위를 덮은 반창고〉 〈피내침이 고정된 옆면도〉

바). 일반적인 주의 사항:

(1). 피내침의 자침의 개소(個所)가 너무 많으면 최대압통점(最大壓痛点)에 대한 치료 효과가 떨어지므로 한 부위에는 가능하면 한두곳으로 한정(限定)하여 피내침을 적용한다.

(2). 피내침의 유침시간(留針時間)은 피내침의 효과가 대략 3시간 정도 계속된다는 보고가 있으나 사람이나 병(病)의 종류에 따라 다르므로 통상 하루 정도 유침함이 좋겠다.

그러나 며칠간이나 혹은 1주일이 경과 하여도 자침부위가 오염(汚染)되지 않으면 큰 부작용(副作用)은 없는 것으로 알려지고 있다.

(3). 피내침을 발침(拔針)할 때는 피부가 상(傷)하지 않도록 조심스럽게 자침방향(刺針方向)을 고려(考慮)하여 발침한다.

4. 피내침의 이용실제

피내침은 장기간(長期間) 침을 유침(留針)시킬 수가 있고, 간편하게 테이프로 고정하여 다닐 수 있으므로 착용이 용이하여 차멀미나 견비통(肩臂痛) 요통(腰痛)등에 적합한 치료법이 된다.

가). 차멀미

차멀미의 경우 귓속의 평형감각(平衡感覺)이 혼동되어 머리가 어지럽고 호흡이 순조롭지 않아 구토(嘔吐) 현상을 유발시키는 것인데, 이때 머리에 해당되는 엄지손가락을 잘 비벼주고 위(胃)의 분문(噴門)에 해당되는 왼손 제 2-3중수골 사이의 분문점에 T침을 붙여주면 좋다.

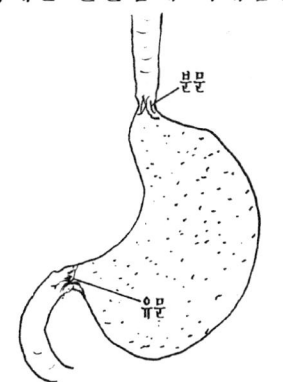
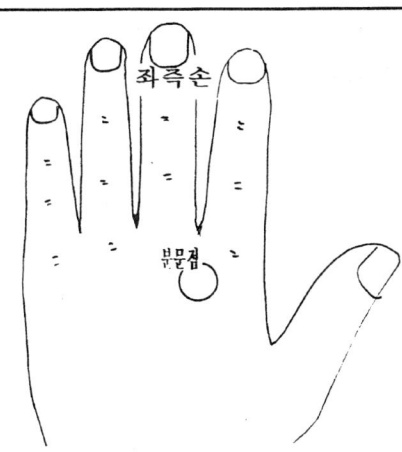

〈차멀미에는 분문점에 피내침을 자침한다〉

*위의 문:상하로 뚫려 있는 위에는 두개의 문이 있다.식도와 연결된 문이 분문이고, 십이지장과 연결된 부분이 유문이다. 분문은 한번 위에 들어온 음식이 다시 나가지 않게하고 유문은 위액과 잘 혼합된 후에 조금씩 소화관으로 내보내는 역할을 한다.

나). 견비통

동물에게는 아마 견비통이 없을 것이다.인간은 두발로 걸어다니고 두손을 이용하여 도구(道具)를 만들어 쓰기 때문에 두 팔에 해당되는 병도 많아지게 된 것이다.그래서 사람들이 40견(肩), 50견(肩)이라 이름하여 10년간에 어깨의 병이 한번씩 온다는 뜻으로도 받아들여 지고 있는데 여기에는 이깨의 구조적(構造的)인 취약점도 내포하고 있다.

모든 움직이는 뼈는 관절(關節)로 이루어져 있어서 관절면(關節面)에서 충격(衝擊)을 흡수하도록 되어 있다.그런데,견갑골(肩胛骨)은 어깨의 움직임에 따라 배부흉곽(背部胸廓)을 미끌리면서 흉곽을 덮고 있는 피부와 마찰이 생기게 된다.그래서 견비통이 없는 경우에도 제 3흉추 높이의 견갑골과 마찰되어지는 부분(경혈명으로는 〈고황〉혈)을 눌러보면 아프게 느껴진다.

광명침 상응요법에 따라 좌우측 어깨에 해당되는 둘째손가락 뿌리부분의 수3양경(手三陽經;手陽明 大腸經, 手少陽 三焦經, 手太陽 小腸經)의 제2의 합혈처(合穴處)와 광명침 상응도의 견갑골 옆의 〈고황〉점(엄지측 중수골의 중앙 외측)에 T침을 붙여 치료하면 좋은 결과를 보게된다.

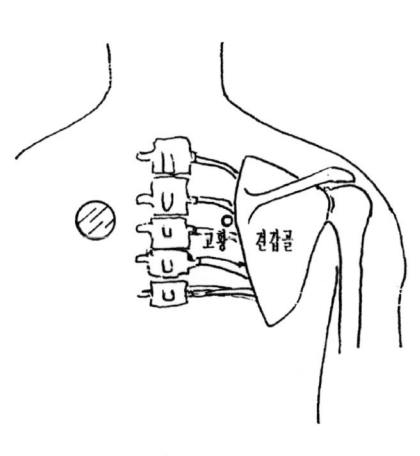

〈견비통〉

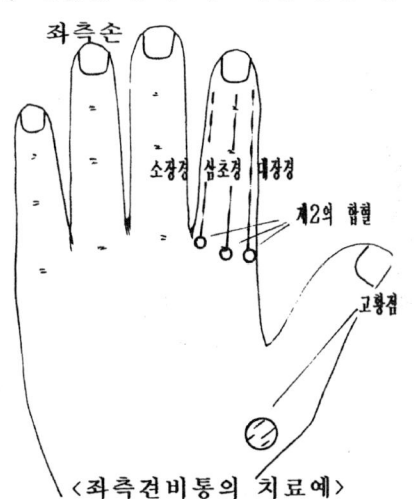

〈좌측견비통의 치료예〉

다).요통의 피내침 치료

요통을 호소하는 사람들을 분류 해보면 1)그냥 허리만 뻐근하게 아프다는 부류가있고 2)허리가 아프면서 외측 엉덩이와 대퇴부 외측이 불쾌하게 아프다는 사람들이 있고 3)아래허리가 끊어질듯이 아프고 뒷다리와 정갱이가 시다고 하는 세 부류로 대별할 수 있겠다.

1)그냥 허리만 뻐근하게 아픈 경우는 신허성(腎虛性) 요통이라 할수 있다.

이러한 경우는 요추(腰椎) 2번 좌우의 신장(腎臟)에 해당되는 부분이 신허(腎虛)로 인한 통증이 유발되는 경우이기 때문에 몸이 붓고 대소변(大小便)이 시원치 않으며 원기(元氣)가 떨어지게 된다.

이때는 제3-4중수골(中手骨) 사이를 눌러보아 좌우의 압통변화를 살펴 좌우측 어느 신장(腎臟)이 보다 더 양성(陽性)으로 반응하는가를 따져 보다 더 아픈 곳에 T침을 붙여 주거나 호침(毫針)을 자침해주고 〈광명 손호흡법〉을 몇번 반복하면 즉석에서 허리가 가벼워짐을 느낄수 있다.

*광명 손호흡법:손바닥을 쫙 펴면서 숨을 들이 마시고,완전히 펴진 상태에서 잠시 숨을 멈추고 숨을 내 쉬면서 손바닥을 이완 시키는 운기 호흡법(運氣呼吸法)-광명호흡법편 참조

〈신허성 요추의 치료〉

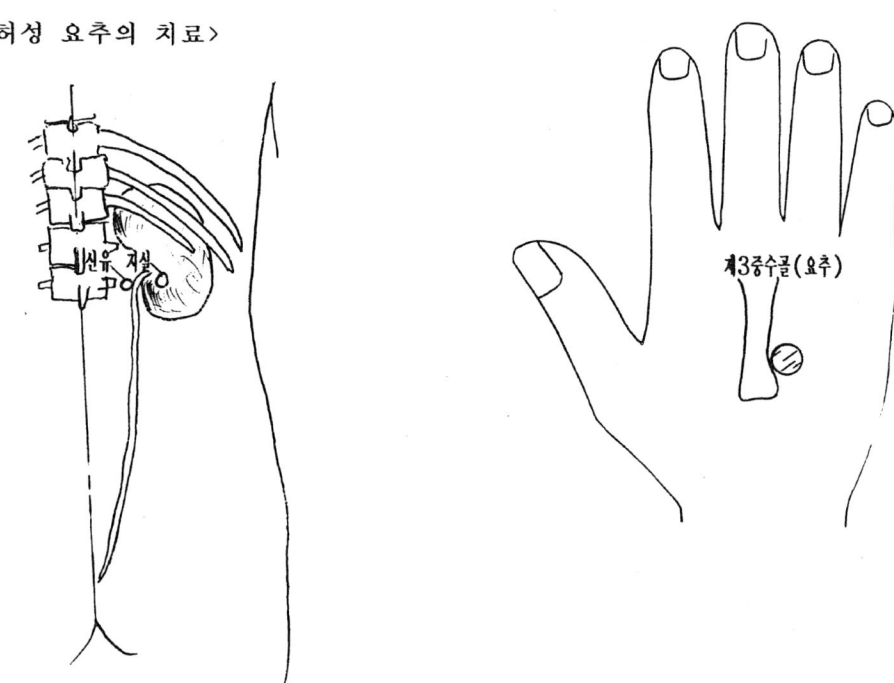

2)허리가 아프면서 외측(外側) 엉덩이와 대퇴부 외측이 불쾌하게 아픈경우는 요추 2-3번의 추간판(椎間板) 이상이라 볼수 있다.

요추 2-3번이 주로 외측 대퇴신경(外側大腿神經)의 영역에 해당된다.이런 경우 요추 2-3번에 대한 물리치료(物理治療)나 척추교정(脊椎矯正)을 시술하면 대단히 효과가 좋으나 본 광명침법을 함께 이용하여 진단(診斷)도 해보고 치료를 해보면 보다더 좋은 효과를 나타낸다.

<허리의 디스크치료>

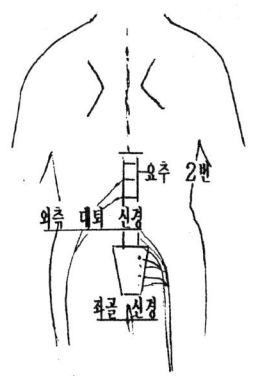

*다리를 묶어서 무릎을 구부린다음 엉덩이를 올려 허리에 요침을대고 다시 다리를 쭉 편다.
이와같은 자세로 1-2분동안 있으면서 제3-4중수골 사이를 잘 지압하여 준다.
지압을 마친 후 T침을 부착하여 준다.

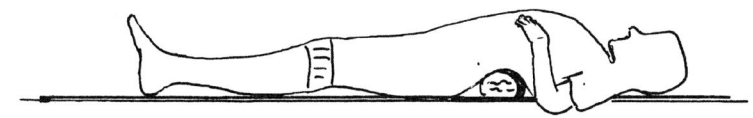

요침(腰枕)을 이용한 요추 신전법(腰椎伸展法)

3) 아래허리가 끊어질듯이 아프고 뒷다리와 정갱이가 시다고하는 경우는 (가)요추(腰椎)와 선골(仙骨)이 이어지는 부분 즉 요선관절(腰仙關節) 혹은 요추 5번(L-5)의 하단 부분의 디스크(椎間圓板)가 협착(狹窄)되었거나 (나)선골(仙骨)과 장골(腸骨)의 관절면 즉 선장관절(仙腸關節)의 변위(變位)로부터 좌골신경(坐骨神經)의 흐름을 압박(壓迫)하기 때문에 좌골 신경통이 나타난다.

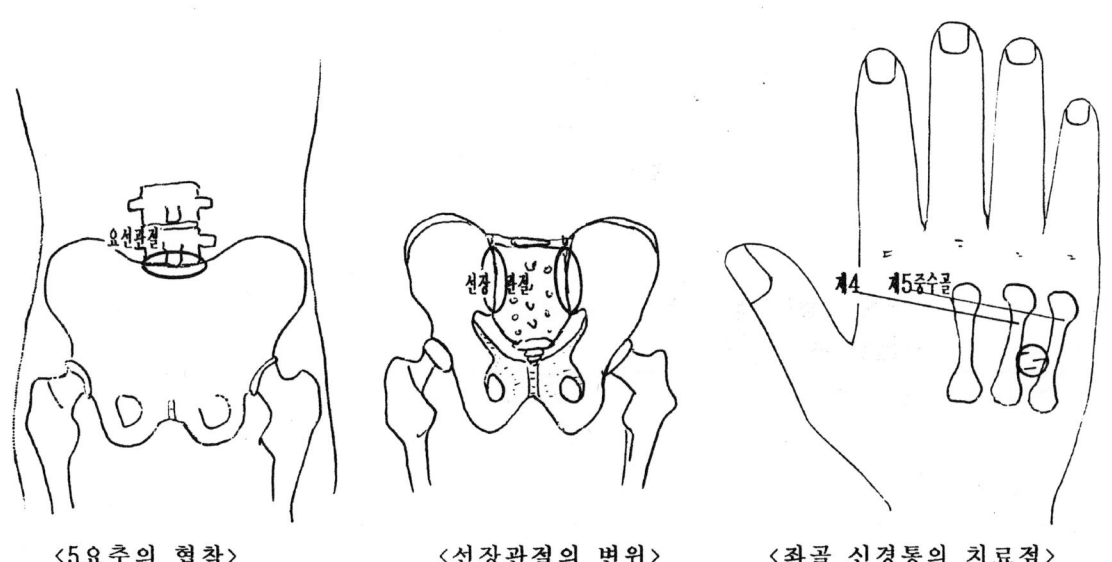

<5요추의 협착>   <선장관절의 변위>   <좌골 신경통의 치료점>

제 4절. 쑥뜸의 이론과 실제

쑥은 우리 생활 주변에서 가장 흔히 볼 수 있는 치료 방법이라 할 수 있다.
우리민족의 고전을 보면 단오절(端午節)에 여러가지 놀이를 한다음 들에 나가 쑥을 뜯어모아 뒷마루 밑에 밀어넣고, 뒷마루 깊숙히에서는 오래된 쑥을 꺼내어 절구로 찧고 다듬어 쑥뜸을 떴다는 기록이 있다.
이러한 쑥뜸이 어떤 원리에 의하여 치료작용이 있으며 광명침 요법에서는 어떤 방법으로 쑥뜸을 이용하고 있는가 알아보도록 하겠다.

1. 쑥뜸의 기원(起源)
쑥뜸의 기원은 불을 이용하기 시작한 원시시대(原始時代) 부터라고 볼 수 있다.
원시인들이 불을 이용하기 시작하면서 추위를 극복하기 위하여, 또는 젖은 몸을 말리기 위해서 모닥불 주위에 빙둘러 모여 있는 것을 생각해보자.
어디가 냉(冷)하고 아픔이 있는 사람은 자연히 그 아픈곳을 불 가까이에서 불에 쬐여보고, 그러다가 어떤 때는 불에 직접 데어 상처(傷處)가 나기도 했을 것이다.
그런데 상처난 부분이 아물면서 처음에 불편했던 병이 사라져 버린것을 경험하고는 다음에도 비슷한 아픔이 있거나 유사한 병으로 고생하는 사람을 불을 이용하여 치료 해 보았을 것이다.
그리고 이와같은 불을 이용한 방법을 보다 화력이 좋고 완만하게 연소(燃燒)되며 약성(藥性)도 지닌 쑥을 이용하여 치료에 응용하기 시작하여 오늘날과 같은 뜸요법이 발달된 것으로 본다.

2. 쑥뜸의 효능(效能)및 작용(作用)
쑥을 이용한 민간요법(民間療法)은 다양하다.
예컨대, 어린이들이 시골에서 뛰어 놀다가 넘어져 무릎에서 피가 나거나 코피가 날때 쑥을 뜯어 상처를 치료하여 지혈(止血)을 시키기도 하며(지혈작용.항균작용), 또 상처가 깊을 때에는 쑥을 상처에 동여매어 며칠동안 그대로 두어 새살이 돋아 나게 하는 경우도 있고(재생작용), 또 먹을 것이 없어서 굶주릴 때에는 쑥을 캐어 밀가루나 조금 풀어 쑥죽을 만들어 먹거나 각종 떡에 쑥을 넣어 쑥떡을 만들어 먹기도 하며(영양작용), 또 부인네들이 아이를 출산하고 나면 달여먹는 약에도 쑥을 듬뿍 넣어 피를 맑게하고(청혈작용), 피를 보(補)하고 몸을 덥히기 위하여 (보혈작용) 빠짐없이 쑥이 사용된다.

이와같이 쑥뜸의 작용은 지혈(止血)작용, 항균(抗菌)작용, 재생(再生)작용, 영양(營養)작용, 청혈(淸血)작용, 보혈(補血)작용이 있다.
또 쑥뜸은 다음과 같은 원리에 의하여 치료에 응용된다.

가. 혈액순환(血液循環)을 촉진(促進)시키는 쑥뜸
뜸을 뜨면 처음에는 혈관이 수축(收縮)하게 되고 곧 이어서 혈관은 확장(擴張)되게 된다.

혈관(血管)의 확장(擴張)은 혈관 자체가 무기력하게 축 쳐져서 확장된다기 보다는 쑥의 약리(藥理)작용과 온열자극(溫熱刺戟)에 의하여 혈관의 유연성(柔軟性)이 증대되고 혈액(血液)에 대한 수용성(受容性)이 증대 된다는 의미가 된다.

그러므로 손이나 발에 쑥뜸을 뜨면 사지 말초(末梢)의 혈액 순환이 좋아지고 반면에 뇌(腦)로 공급되는 혈액의 비정상적인 혈압(血壓)이 안정되어 뇌의 혈액 순환이 자연스러워 진다.
그러므로 광명뜸법을 적용하여 손에다 뜸을 떠주면 충압성 두통(充壓性頭痛)이나, 뇌충혈(腦充血) 등에 즉각적인 효과가 나타나는 경우에 대한 이해가 될 수 있다.
또 이와 같은 뜸법을 반복해서 떠주어서 만성두통(慢性頭痛)이나 고혈압(高血壓) 등도 상당히 효험을 본다.

나. 백혈구(白血球)를 증가시키는 쑥뜸
우리몸에 이상이 생겼을 때나 특히 염증이 있을 때에는 혈액중에 백혈구의 수가 증가하게 된다. 증가된 백혈구는 세균(細菌)과 싸워 균을 퇴치(退治)하는 작용을 한다.
그런데 벌레에 물려 성이나서 부풀어 오르거나 종기(腫氣)등이 생기려 할때 작은 뜸을 한장 떠주면 그냥 소염(消炎)되는 예를 보게 된다.
이와같은 경우가 쑥뜸에 의하여 백혈구 수가 증가하여 세균과 백혈구의 전쟁이 속전속결(速戰速決)로 끝나 백혈구가 승리한 것이라 하겠다.

일반적인 경우에 있어서 뜸을 뜨면 1-2분후에 백혈구가 증가하기 시작하고 1-2시간 후에는 국소에 있어서 백혈구가 평상시보다 약 2배까지 증가한다.
그런데 4-5시간 후에는 다시 다소 감소하였다가 8-12시간 후에는 다시 증가하여 평소보다 2배 반 정도에 이르고 이와같은 증가현상은 약 4-5일간 계속된다는 실험보고가 있다.
이와같은 백혈구의 증가작용이 일시적으로 감소하기도 하는 작용은 생체에 있어서 여러면에서 볼 수 있는데 이는 생체유기체(生體有機體)의 조절작용(調節作用)에 기인한 것이라 사료된다.
즉 교감신경과 부교감신경의 길항작용이나 동질정체의 항상성의 작용이라 할 수 있겠다.

다. 화농(化膿)에 의한 쑥뜸의 치료 작용
화농구(化膿灸)는 병의 원인인 사기(邪氣)를 구(灸)에 의하여 농(膿)과 함께 외부(體外)로 배출(排出)시키는 뜸법을 말하는데, 이때 사용하게 되는 뜸은 좀더 크고 강한 뜸을 뜨게 된다.
그런데 어떤 부위는 간접구(間接灸)로 약(弱)하게 뜸을 떴지만 수포(水疱)가 생기거나 화농되는 예가 있다. 이러한 경우는 특히 피부가 연약한 손등이나 얼굴 그리고 신체의 안쪽 부분에서 자주 나타난다. 그런데 연약한 피부가 아닌곳에서도 병소(病所)가 있는 환처에서는 종종 수포 현상이 잘 나타나고 있다. 병이 있는 부분은 피부자체의 혈액순환이 좋지않아 외부로부터 가해지는 열이 혈액순환과 함께 전도(傳導)되거나 대류(對流)되지 못하고 그곳에서만 열을 받게 되어 수포가 생기고 화농이 되는 것이라 하겠다.

그런데 환처(患處)에서 화농이 된 다음에는 처음에 목적하였던 치료효과가 의외로 아주 좋게 나타난다.

저자도 자신의 몸에 스스로 해보았고 다른 사람에게도 자주 해주는 축농증(蓄膿症) 뜸법이 있다. 뜸을 뜨기전에 미리 그 사람에게 < 상처가 생기고 그 상처는 약 한달이상 상흔(傷痕)이 있게 된다>고 양해를 구하고 떠주지만 그 효과에 대해서는 대부분 만족해 하였다.

저자도 가끔 코가 막히고 부비강(副鼻腔) 내의 비치(鼻痔)가 길어져 답답하게 느껴지곤 하였다. 그래서 어느날은 작심하여 코언저리 옆부분에 좌우 하나씩 두개의 침자리를 잡아 한침을 하나씩 자침해준 뒤 그 위에 간접뜸을 떠 주었다.

그런데 조금있자니 우측에서만 수포가 나타나기 시작하였다. 사실 우측이 많이 불편한 코임을 생각해볼 때 이와같은 현상은 기대해 볼 수 있는 상황이었다.

그후 약 한달가량 상흔이 남아 있기는 하였지만 코의 상태가 대단히 좋아지게 되었다.

라. 원적외선(遠赤外線)의 효과를 지닌 간접뜸(間接灸)

발열체(發熱體)에서 나오는 열(熱)선과 적외선(赤外線)은 파장(波長)에 따라 여러가지로 구분된다. 또 발열체(發熱體)의 온도(溫度)에 따라서도 열선(熱線)의 종류(種類)가 달라 지는데 바로 쑥이 타는 온도가 원적외선(遠赤外線)이 방출(放出)되는 범위(範圍)에 속한다.

원적외선(遠赤外線)의 파장은 5.6-1,000미크롬에 해당되고, 쑥이 타는 온도는 일반잡초가 타는 온도 보다 높은 500-600℃가 되는데 이러한 온도(溫度)에서 원적외선이 방출될 수 있다.

원적외선은 피부 깊숙이 침투하고 또 세포와 잘 공진(共振)되어 세포의 신진대사를 촉진시키는 특성이 있다.

그러므로 간접구로 피부위의 경혈(經穴)에 작용하여 주거나 세포나 신경조직(神經組織)이 억눌린 부분에 작용하면 원적외선의 작용에 의하여 정상적인 상태로 회복하는데 큰 도움을준다.

현재 많이 쓰이고 있는 간접(間接)뜸의 효과(效果)가 직접 피부에 상처(傷處)를 내면서 타는 직구(直灸)보다 덜하다는 등의 말이 있는데, 직구와 간접구를 효능이 많고 적음으로 비교하기 보다는 얻고자 하는 뜸의 효능에 따라 구분되어 사용하여야 한다.

즉 직구는 화농구(化膿灸)의 효력을 얻고자 하거나 강(强)한 열작용(熱作用)이 요구 될때 사용하고, 보통의 경우는 간접구로써 뜸의 효과를 얻는 방향으로 이해하여 주기 바란다.

3. 뜸의 종류소개

가. 뜸쑥 : 들이나 산에서 약쑥을 구하여 절구등에 찧어 다듬어, 고운 섬유질만을 골라 사용한다. 보통 쌀알만하게 비벼서 피부위에 바로 사용하거나 마늘 생강등을 얇게 썰어 그위에 놓고 사용하는 방법이 있다. 직접 만들어서 써도 좋으나 양질의 쑥은 묵은 것을 이용하여 만들어야 하므로 시중에서 정제된 것을 구해서 쓰면 좋다.

<뜸쑥을 말아놓은 모습>

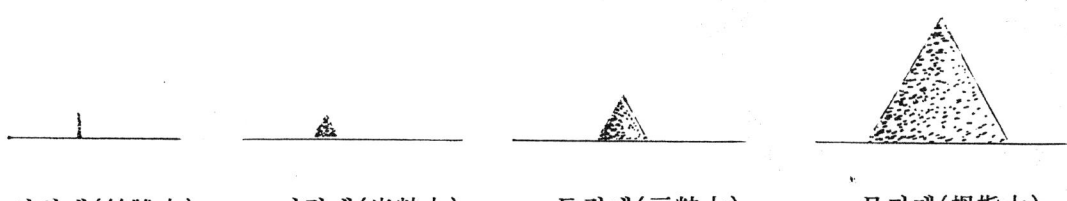

실오라기크기	쌀알크기	콩알크기	엄지손가락크기
사상대(絲狀大)	미립대(米粒大)	두립대(豆粒大)	무지대(拇指大)

* 원뿔 모양으로 쑥을 말아서, 뜸을 뜰 부위에 따라 적절한 크기로 만들어 사용한다.

나. 사상구(絲狀灸): 뜸쑥을 아주 가늘게 비벼주면 실처럼 가늘게 말아진 쑥을 얻을 수 있는데 이를 피부위에 바로 뜨더라도 상처가 나지 않으면서 따끔한 열작용을 얻을 수 있다.
최근에는 현대 미니뜸이라고 부르는 사상구가 시중에 나와 있다.

다. 격염구(隔鹽灸): 쑥과 소금의 효능을 합하면 아주 좋은 뜸법이 될 것이다.
우리 선조들도 배꼽위에 소금을 깔고 그위에 쑥을 얹어놓아 불을 붙여 쑥뜸을 하였다.
이와같은 뜸을 가정에서 손쉽게 하는 방법이 있다.
통조림 깡통의 밑면에 못으로 작은 구멍을 많이 뚫고 아랫부분을 얇은 천으로 감싸서 고정하면 좋은 격염구 기구가 된다.
사용하는 방법은 격염구통 아래에 굵은 소금을 얇게 깐다음 그 위에 고운 쑥을 놓고 불을 붙여 사용한다.
이와같은 기구는 다양하게 시판되고 있으며 전기를 이용한 것들도 많이 나와 있다.

라. 간접구(間接灸): 옛날에는 쑥뜸이라 하면 당연히 상처쯤은 감수 해야만 했었는데 요즈음은 거의 상처를 나지 않게하면서도 뜸의 효과는 잘 나타낼 수 있는 간접구들이 많이 나오고 있다.
쑥기둥을 별도로 성형시키고 그 아래 철제 받침대를 대어 사용할수 있도록 한 구관(灸管)과 구판(灸板)이 있고, 또 쑥기둥을 뜸판과 일체형으로 하여 위에 있는 쑥만 타고 아래에 있는 뜸판은 피부에 부착되도록한 여러 회사의 간접구들이 많이 나오고 있다.

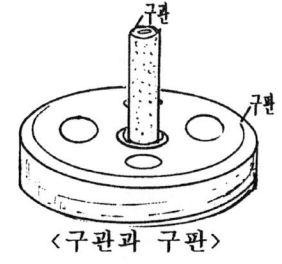

<구관과 구판>

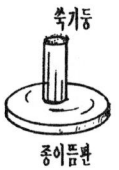

< 간 접 구 >

4. 광명뜸요법 기본방(基本方) 소개

광명침요법에서는 모든 상응점(相應點)에 침과같이 뜸을 주로 사용한다.
오장육부(五臟六腑)의 상응점은 주로 중수골(中手骨) 사이에서 취하지만 여기서는 손바닥의 삼초(三焦) 상응점을 중심으로한 광명뜸요법의 기본방(基本方)을 소개 한다.

가. 광명뜸 기본방의 뜸자리

손바닥은 손을 쥘 수 있기 때문에 의의가 있다. 손바닥은 있지만 손을 안으로 접을 수 없다면 손으로서는 가치가 없는 것이다.

물건을 잡거나 들거나 쥐거나 할때 기본이 되는 동작이 바로 포악운동(抱握運動)이다.

그런데 자연스럽게 손을 쥐어보아 손 끝이 손바닥과 닿는 부분은 다른 부분보다 예민(銳敏)하게 반응(反應)될 수 있고, 반복되는 접촉자극(接觸刺戟)에 대한 특별한 감각훈련이 되어있는 것으로 볼 수 있다.

그러므로 손을 가볍게 쥐었을때 손가락 끝과 손바닥이 만나는 점을 취하고, 엄지측 중수골(中手骨) 위에서는 서로 닿는 점이 없으므로 중수골 중간 부분에 또 하나의 점을 취하여 5개의 점을 광명뜸 기본방으로 정한다.

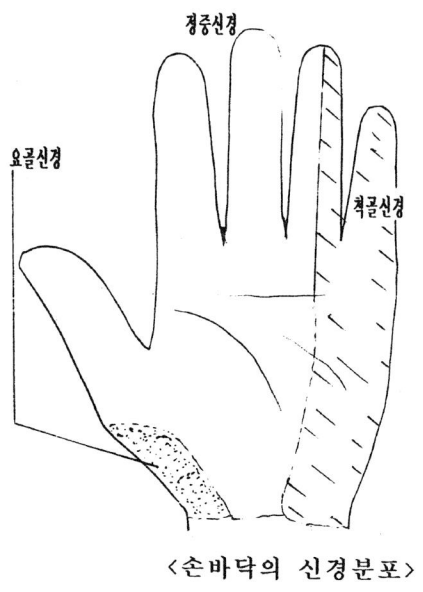

<손바닥의 신경분포>

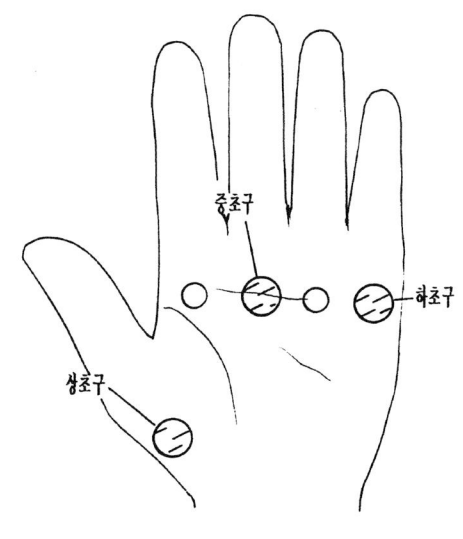

<광명뜸 기본방>

나. 광명뜸의 의의(意義)

쑥뜸의 작용은 혈관의 유연성(柔軟性)과 수용성(受容性)의 증대로 혈액순환(血液循環)을 촉진시키는 작용을 한다는 것을 앞에서 자세히 설명하였다.

그러므로 손바닥에 뜸을 뜨는 것은 말초(末梢)의 혈액순환을 촉진시켜 뇌(腦)로 올라가는 비정상적(非正常的)인 혈압을 낮추고, 온몸의 혈액순환을 촉진시키게 됨을 알 수 있다.

해부신경학적인 의의

손바닥의 중수골위에 떠주는 뜸은 손바닥에 분포된 척골 신경(尺骨神經)과 정중신경(正中神經) 요골신경(橈骨神經) 모두를 자극하여 주므로써 광범위한 치료효과를 기대 할 수 있다.

광명침 삼초구에 있어서 상초구는 엄지측 중수골 위에 있어서 요골 신경의 감각구역이 되며, 중초구는 중지측 중수골 위에 있어서 정중신경의 감각구역이 되며, 하초구는 소지측 중수골 위에 있으므로 척골신경의 감각구역이 된다.

그러므로 기본방 뜸은 상중하에 관계없이 위에서 말한 5점에 모두 뜸을 떠주는 것이 좋다.

광명침의 삼초구(三焦區)가 기본 뜸자리에 포함되므로 상초 중초 하초의 전체적인 뜸법이 가능한 포괄적인 뜸법이 된다.

만약 엄지 손가락 측에만 뜸을 뜬다면 상초에 대한 작용이나 요골신경적인 분지만을 자극하게 된다. 이때는 상초성 기능인 기화(氣化)작용을 강조 할때 사용한다.

같은 원리에 따라서 중초구에 주로 집중하여 뜸을 뜨면 음식물의 소화 흡수가 촉진되는 혈화(*血化)작용이 촉진된다.

하초구에 주로 집중하여 뜸을 뜨면 몸을 정화 시키는 정화(*淨化)작용이나, 자손을 생산케 하는 물질을 생성하는 정화(*精化)작용이 촉진된다.

*혈화작용(血化作用): 중초의 역할이 주로 혈(血)의 생성이라 하겠는데 섭생(攝生)에 의하여 흡수되는 음식물(飮食物)이 소장(小腸)에서 주로 흡수되어 혈로 화(化)하게 되는 작용을 말한다.
그래서 소장의 모혈(募穴)인 〈관원〉을 단전(丹田)즉 붉은 밭(피의 밭)이라 한다.
이와같은 용어의 출전은 없고 본 책자에서 새로 정하여 쓰기로 한다.

*정화작용(淨化作用): 하초의 기능 중에는 대소변(大小便)을 포함한 노폐물질의 배출기능이 있다. 대변은 크게 편해진다는 뜻이고 소변은 조금 편해진 뜻으로 이해하여도 그 뜻이 통하게 되는데 신체내의 노폐물질(老廢物質)이 배출되고 나면 몸은 보다 더 정화 되기 때문에 하초의 기능으로 정화작용(淨化作用)을 들기로 한다.

*정화작용(精化作用): 또 하초의 기능 중에는 정(精)을 생산하여 자손을 잇게 하는 작용이 있다.

다. 광명뜸의 자극량

광명뜸은 주로 간접뜸을 사용하는데 광명뜸 기본자리에 계속하여 3번혹은 5번을 뜨도록 권한다.
왜냐하면 단1회 뜸작용은 조회치료(照會治療)적인 반응만 나타나고마는 경우가 많다.
그 다음 2번째의 뜸은 치료효과를 좀더 구체화 시키지만 아직 치료효과를 확대 시키지는 못한다.
그러나 3번째의 뜸작용은 상당한 효과를 지속시키는 결과를 실험을 통하여 확인할 수 있었다.
특히 충압성 두통(充壓性頭痛)이나 고혈압(高血壓)자 그리고 방광(膀胱)의 수축력(收縮力) 저하자(低下者)에 있어서 3회이상의 뜸은 아주 좋은 결과를 빈번히 보게 된다.

본 내용과 같은 실험은 몇사람이 모인 곳에서는 어디에서나 재현(再現)해볼 수 있는 것이다.
단지 광명뜸 기본방으로 소변(小便)이 시원치 않던 자가 뜸을 뜨고난뒤 화장실에 다녀오면서 빙그레 웃는다든지 고혈압(高血壓)으로 찡그리던 자가 뜸을 뜨고나면 얼굴이 부드럽게 변하게 되는 예는 아주 많다.

그러나 어떤 경우는 치료효과가 바로 나타나기 보다는 1시간 후 혹은 4시간 정도 지난 다음에 나타나는 부류가 있어서 이런 경우는 뜸에 의한 직접적인 효과가 늦게나타난 경우라고 단정짓기 어려운 예도 있다.

그런데 광명뜸 기본방 뜸은 한자리에서 5회이상 계속 뜨더라도 더 좋은 진전은 없는 것으로 나타나므로 하루 한차례 뜨되 3회 혹은 5회 원칙으로 뜨도록 한다.
또 필요에 따라서 오전 오후 두차례 뜬다든지 혹은 저녁에 한차례를 추가 하는 것은 상태에 따라서 가감하여 적용하면 무방하다고 본다.(*한자리에서 3회혹은 5회를 뜨는 것을 한차례 뜬다고 말한다.)
또 뜸요법은 지속적인 노력이 요구 된다고 하겠는데 약 5일간 뜨고, 하루 이틀 쉬고, 다시 5일간 뜨고 상태를 살피는 것도 좋은 방법이 되리라 본다.

5. 광명뜸의 금기증(禁忌症)과 부작용(副作用)
침과 마찬가지로 뜸에 있어서도 부작용이 있을 수 있다.
열이 신체의 특정부분에 가해지면 그곳을 중심으로 혈행이 촉진되는데 이에 따라 다른부분은 상대적으로 혈액공급량이 줄어들 수 있다. 또 신체 여건에 따라서 혈액순환을 급격히 촉진해서는 해로운 부류가 있다.

가. 열작용은 신체적인 통제 범위 내에 수용될 수 있도록 한다.
몸에 열(熱)이 있거나 몹시 피곤(疲困)할 때에는 뜸작용이 오히려 해로울 수 있다.
일반적으로 뜸은 열작용으로서 신체에 보(補)해주는 역할을 한다고 볼 수 있다. 그래서 노인들은 뜸뜨기를 좋아하고 따뜻한 곳을 찾게 된다.

그런데 몸에 열이 있거나 심신(心身)이 몹시 피곤한 상태에서는 뜸을 뜨게 되면 오히려 열이 비정상(非正常)적으로 상승하여 신체의 자체적인 통제능력을 잃게 되어 부작용이 발생한다.
예컨대 심신이 몹시 피곤한 상태에서 휴식(休息)의 국면(局面)으로 접어들면 우리몸은 스스로 신진대사(新陳代謝)를 촉진하여 피로를 풀기 시작한다.
이 과정에서 열이 서서히 발생하게 되는데 이때 발생되는 열은 신체내의 피로 현상의 잔유물(殘遺物)인 젖산을 재분해(再分解)하기 위함인데 이때 몸에서는 우선순위(優先順位)를 정하여 피로를 풀게 된다.

그런데 신체 각부의 피로의 해소는 우리몸 자체에서 필요한 우선순위에 따라 피로가 풀려야 하는데 짧은 지식으로 손이나 신체의 어떤 부분에 마구 뜸을 뜨게 되면 몸의 생리적(生理的)인 조화(調和)가 깨어지게 되고 급기야는 쇼크 현상으로 이어지게 된다.

만약 추운 겨울철에 동사(凍死) 직전에 있는 사람을 발견 하였다고 하자.
그를 발견한 사람은 우선 따듯한 아랫목 이불 속에 그를 묻어두고 팔다리에 열을 가하면서 그를 소생(蘇生)시키려 하겠지만 그는 소생하기 보다는 더 빨리 생명을 잃게 된다.
왜냐하면 추운 상태에서 장시간(長時間) 노출되어 온몸이 동사직전에 있게되면 신체의 기능이 생명에 꼭 필요한 부분에만 신진대사를 유지 하고 있을 것인데 이를 무시하고 생명에 우선순위가 낮은 팔다리에 열을 가하므로써 상대적으로 생명에 꼭 필요한 뇌(腦)나 중요한 장기(臟器)에 산소(酸素)등의 물질이 급격히 감소 하게 되어 생명을 잃게 된다.

그러므로 이러한 경우에 봉착하게 되면 복부(腹部)부터 서서히 덥혀주어야 한다. 그리하면 중요장기와 뇌의 기능이 우선 정상화되고 따라서 사지(四肢)의 기능(機能)도 정상화 될 것이다.
그러므로 맥박(脈搏)이나 안색(顔色)등을 살펴서 어느정도 생명현상(生命現象)이 확실해 졌을때 비로소 전신에 대한 온열작용(溫熱作用)을 가해 주어야 신체내의 통제작용(統制作用)이 이를 수용하여 생체의 기능을 활성화 시키는데 이용 할 수 있다.

나. 일과성허혈(一過性虛血)자나 심계항진(心悸亢進)자의 뜸요법
광명뜸요법을 손바닥에 떠주게 되면 대부분의 경우는 피로가 풀리고 눈이 밝아지며 얼굴에 혈색이 돌게 된다.
그런데 어떤 사람은 광명뜸 기본방에 뜸을 떠 주었더니 어지럽고 머리가 아파오면서 누울 자리를 찾는 부류가 있다.
자세히 안색을 살펴보면 얼굴이 창백(蒼白)해지기 시작하며 입술이 파래진다. 이런 경우는 우선 뜸을 중단하고 편히 쉴 수 있도록 자리를 마련 해주고 허리띠를 느슨하게 하며 머리를 낮은 자세로 함이 좋다.
이와같은 현상은 일과성 빈혈(貧血)자나 저혈압(低血壓)자 심장(心臟) 판막증(瓣膜症) 환자나 협심증(狹心症)이 있는 부류에서 자주 나타나는 현상이다.

(1) 일과성 허혈자나 빈혈자의 뜸법
일과성 허혈자나 빈혈자는 말초부위에 뜸을 뜨면 부작용(副作用)이 나타나는 경우가 있는데 이는 평소 혈액순환이 순조롭지 않던 사람이 말초에 뜸작용이 가해지자 말초(末梢)에는 혈액순환이 촉진되지만 상대적으로 뇌(腦)에는 허혈현상(虛血現象)이 나타나기 때문이라고 판단된다.
이런 경우도 뜸의 작용량을 적게 시작하여 점차 늘려 나가면 뜸의 자극으로 조혈작용(造血作用)도 촉진되고 혈액 순환상태도 개선 되어 좋은 치료법이 될 수 있다.

(2) 심장병자의 뜸법

협심증(狹心症)등 심장병이 있는자나 심장 판막증(瓣膜症)이 있는 사람의 뜸법에 있어서도 말초에 뜸을 뜨게 되면 급격히 혈액순환을 촉진 시키기 위하여 심장은 박출량(搏出量)을 증대 하게 되는데 이때에도 발브가 고장난 펌프에 가압(加壓)하게 되어 더 상태가 나빠지는 경우가 있다.

상기 두 부류는 지속적인 식이요법(食餌療法)과 완만한 운동요법(運動療法) 또 명상(瞑想) 요가 등 정신요법(精神療法)을 병행하면서 뜸요법을 아주 적은 작용량부터 점차 늘려나가면 반드시 큰 효험을 보게 된다.

제5절 부항요법과 발포부항(發泡附缸)요법

침을 맞으러 간다고 하면 대개 발을 삐었거나 어깨나 무릎이 아프거나 허리를 삐어서 라고 생각하게 되고 〈아픈곳에서 피를 좀 빼내야 겠군〉 이라 생각하게 되는 경우가 많다.
이때 침으로 자상(刺傷)하여 부항을 붙여서 사혈(瀉血)을 시키는 것을 사혈부항(瀉血附缸)요법이라 하고, 그냥 부항을 붙여서 치료하는 것을 건부항(乾附缸)요법이라 한다.
실제로 부항요법으로 치료할 수 있는 병은 대단히 많아서 거의 모든 병에 대하여 직접 혹은 간접으로 도움을 줄 수 있다.

부항요법에 있어서도 겹질려져 아픈 곳에 간단히 피를 빼내는 부항법이나 건부항법 외에도 부항을 붙인 국소(局所)에서 수포(水泡)를 나오게 하는 발포부항(發泡附缸)은 각종 만성화(慢性化)된 성인병(成人病)이나 암(癌)에도 도전하는 훌륭한 치료법이라 할 수 있다.

여기서는 부항을 응용하여 치료하는 부항의 일반적인 원리와 사혈부항의 원리 그리고 특별한 목적을 달성하기 위하여 특별한 각오하에 시술할 수 있는 발포부항에 대하여 설명하기로 한다.

1. 부항의 종류
부항이라 하면 유리컵이나 도자기컵 혹은 대나무통이나 짐승의 뿔 등을 피부면(皮膚面)에 부착하고 그 안을 진공상태(眞空狀態)로 만들어 신체에 음압충격(陰壓衝擊)을 주는 기구를 말한다.
부항기(附缸器)는 진공상태를 만들어 주는 방법에 따라서 화관부항(火管附缸)과 펌프식부항으로 나눈다.

가. 화관부항(火管附缸)
부항단지 내에 불에 잘 타는 솜이나 알콜 등을 넣어 불을 붙여 화염(火焰)을 발생시키고, 화염이 있는 상태에서 재빨리 부항을 붙이고자하는 곳에 갖다대어 주면 부항 내의 불은 금방 꺼지고 대신에 음압이 생겨서 피부를 볼록하게 빨아 올린다.

피부에 갖다댄 부항단지 안에는 왜 불이 꺼지면서 음압이 생기는가(?)
부항단지 내에 불이 살아 있을 때에는 화염과 열에 의하여 기체의 분자운동(分子運動)이 활발 하였으나 불이 꺼지자 분자운동이 갑자기 줄어 들어서 공기의 부피도 거의 진공(眞空)에 가깝도록 되어 음압(陰壓)이 형성된다.
이때 진공이 잘 되게 하려면 화염이 단지 전체에 두루 잘 펴지도록 해주면 되는데 보통 유리컵 내부에 석고(石膏) 등으로 특수하게 처리한 단지를 이용하면 부항 압력(陰壓)을 보다 강하게 할 수 있다.
이와 같은 화관부항은 불에 의한 온열작용이 있어서 촉감이 부드럽다고 할 수 있겠다.

화관부항(火管附缸)으로 사용되는 부항단지

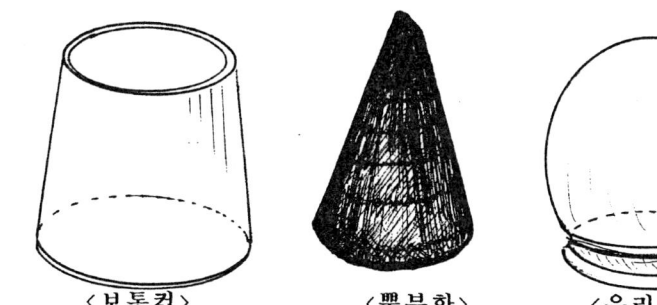
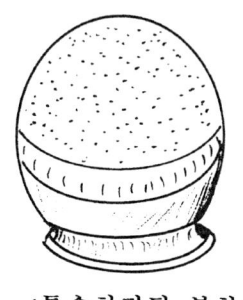

〈보통컵〉　〈뿔부항〉　〈유리부항〉　〈특수처리된 부항〉

나. 펌프식 부항

부항 단지의 윗부분에 공기(空氣)의 개폐장치(開閉裝置)를 만들어서 그곳을 통하여 부항펌프(음압펌프)를 연결하여 부항단지 내를 진공(眞空)으로 만들어주는 장치가 고안되어 널리 사용되고 있다.

진공의 정도는 펌프를 강(强)하게 혹은 약(弱)하게 조절하여 사용할 수 있고 환처(患處)에서 사혈(瀉血)을 시키고자 할때도 펌프식 부항을 사용하면 압력조절이 쉬워 편리하다.

다음은 화관부항과 펌프식 부항을 서로 비교해 보기로 하겠다.

**화관부항과 펌프식부항의 비교*

	화관부항	펌프식 부항
우수점	1. 온열이 동반되어 쾌적하다 2. 불을 이용하므로 신비스러운 감흥이 일어나 심리적효과를 기대할 수 있다.	1. 간편하게 사용할 수 있다. 2. 압력조절이 자유롭다.
제한점	1. 시술시 준비가 다소 복잡하다. 2. 화상을 입을 우려가 있다. 3. 압력조절이 어렵다.	1. 화관부항의 장점인 온열감이나 신비감을 얻을 수 없다.

2. 부항요법의 치료원리와 적용

부항의 음압충격(陰壓衝擊)이 피부 위에 가해지면 먼저 부항단지 내로 향하는 흡입력(吸入力)에 의하여 종횡(縱橫)으로 흐름이 유발된다.

즉 주위의 혈액이 한 곳으로 모이는 횡(橫)적인 흐름이 나타나고, 좀더 계속하여 음압이 작용되면 부항을 붙여둔 곳의 피하(皮下) 깊은 곳 예컨대 근(筋)이나 장기(臟器)등에 있는 혈액이 피부 가까이로 빨려 올라오는 등의 종(縱)적인 흐름이 유발 된다.

이와같은 작용에 따라 다음과 같은 효과가 발생한다.

가. 표리(表裏) 상통(相通)의 효과

우리 몸이 건강할 때에는 오장육부(五臟六腑)와 근골(筋骨)을 포함한 신체의 안쪽과 피부(皮膚) 즉 바깥쪽이 서로 긴밀하게 연결되어 외부(外部)의 자극(刺戟)을 서로 신속하게 전달하여 필요한 조치를 적절하게 취하게 된다.

그런데 병이 들게 되면 표리가 상통되지 못하여 서로 분리현상(分離現象)이 나타난다.

예컨대 소화불량(消化不良)이나 속이 몹시 거북할때 배를 만져보면 차갑게 느껴진다.

이런 경우 위장이 있는 배 위의 피부(보통 〈중완〉〈하완〉처)에 부항을 붙여 2-3분 정도 지난후 부항을 제거해 보면 배가 따듯해지고 트림이 나오면서 속이 시원해진다.

이것은 위장의 문제를 배 표면에서부터 자극을 가하여 위(胃)의 혈액순환을 촉진하도록 해줌으로써 문제가 해결된 것으로 본다.

또 하나의 예를 들어 보자, 무릎이 차고 시며 저릴때 무릎 위에 서너개의 부항을 붙여서 약 5분 가량 두었다가 떼어 보면 무릎의 상태가 상당히 좋아짐을 즉석에서 느낄 수 있다.

우리몸의 어디가 아파서 지그시 안압(安壓)을 해주거나 손을 얹어 주면 시원하게 느끼는 것도 표리를 적절히 밀착시키기 때문에 편안함을 느끼는 경우라 할 수 있겠다.

그러므로 사지의 아픈 곳이나 오장육부의 병든 부분에 부항을 붙여주면 병이 치료 되는 것은 표리가 상통되어 신체의 표(表)와 리(裏)가 서로 필요한 조치를 긴밀하게 하여주고 수직적(垂直的)인 유통속도(流通速度)를 증대시키기 때문에 치료효과가 발생한 경우라고 하겠다.

나. 음압충격(陰壓衝擊)의 원리

대기 중에는 대기압력(大氣壓力)이 비록 느낄 수는 없지만 항상 존재 하고 있어서 우리 몸은 어느 곳이나 1013 mb의 대기압(大氣壓)을 받고 있다.

그런데 부항단지 내의 진공상태는 이와같은 대기압으로 부터 특정부위가 해방되어 있게 되어 다른 부위 보다 부항을 붙인 곳의 세포조직의 활동성(活動性)이나 분비(分泌)작용이 증대되는 특별한 상황에 놓이게 된다.

음압충격(陰壓衝擊)이 우리몸에 가해지면 우리가 평소 경험하기 어려운 상황에 우리몸이 내맡겨지기 때문에 몸에서는 이를 하나의 충격으로 받아들여 항상성(恒常性)에 기인(起因)한 여러가지 반응을 하게 된다.

예컨대 백혈구(白血球)의 증가와 혈액순환(血液循環)의 촉진이 바로 나타나고 정신적(精神的)으로도 충격을 대항하는 기전(機轉)이 나타나게 된다.

또 음압의 상태에서는 각종 균(菌)들이 살 수 없는 상태가 되어 각종 종창(腫脹)에 부항을 붙이면 종기(腫氣)의 근(根)을 잘 빨아내는 효과 외에도 멸균(滅菌)의 효과가 있어서 빨리 낫게 하는데 도움을 준다.

다. 강제 순환의 효과

우리 몸에서 기혈(氣血)의 정체현상(停滯現象)은 여러 장기(臟器)의 기능저하(機能低下)나 신체 각부의 근 조직(筋 組織)에 결림이나 염증(炎症)을 나타나게 한다.

기혈의 정체현상을 기(氣)와 혈(血)의 관계에서 살펴보면 기혈이 정체되면 기가 끊겨 더욱 혈의 순환을 돕지 못하고 혈은 흐를 수 없어서 패혈(敗血)이 되고, 기는 침체하여 근골이 사기(邪氣)의 침습을 받게 되어도 무방비 상태에 놓이게 된다.

몸에서는 이러한 상태를 간지러움이나 이질감(異質感)을 느끼도록 하거나 쑤시거나 저리는 증상을 나타내어 그곳에 어떤 조치를 하도록 요청하게 된다.
이럴때 체표상에서 부항을 붙여 부항단지 안으로 음압에 의하여 그 주위의 기혈(氣血)이 빨려 들게 하면 강제적(强制的)이기는 하지만 기혈의 흐름이 발생되어 기(氣)가 깨어나 움직이게 되고 기가 깨어나므로 혈(血)도 자체적으로 돌 수 있는 초동성(初動性:처음 움직이게 하는 힘)이 주어져 패혈(敗血)이된 어혈(瘀血)들이 신진대사(新陳代謝)의 경로를 따라 다시 순환(循環)하여 새롭게 변화하기 시작한다.

이를 좀더 쉽게 이해하기 위하여 예를 하나 들어보자.
군대(軍隊)에서 병사들이 군기(軍紀)가 빠져 있으면 지휘자는 집합 해산 헤쳐모여 등등의 군기훈련(軍紀訓鍊)을 반복하여 병사들의 군기를 새롭게 한다. 우리 몸도 부항에 의하여 혈액을 한곳에 모이게 하고 다시 흩어지게 하는 부항시술을 반복하여 강제적으로 순환시키면 혈액의 신진 대사를 촉진시킬 수 있다는 뜻이 된다.

부항의 방법중에 부항 맛사지가 있다. 한 곳에 부항을 붙여, 붙여진 그대로 상하(上下) 혹은 좌우(左右)로 미끌리도록 하여 맛사지를 해주는 방법인데 근육통(筋肉痛)이나 넓은 부위에 대한 부항 효과를 얻고자 하는데 쓰인다.
또 부항맛사지는 한 방향에서 다른 방향으로 끌어 내리기 때문에 기(氣)의 흐름과 대비시켜 보사방법(補瀉方法:迎隨補瀉法)에 준한 치료에 응용할 수 있다.

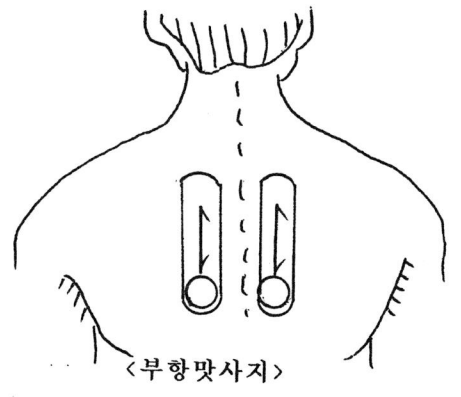
〈부항맛사지〉

주로 상하로 미끌리면서 맛사지를 해준다.

적용부위 : 등 허리 환도 사지 기타

라. 어혈(瘀血)의 양성화(陽性化) 효과

어혈(瘀血)은 노폐(老廢)된 혈액들이 비정상적으로 모여있는 것을 말하는데 각종 질환(疾患)은 이 어혈에 의해서도 발생 된다고 할 수 있다.

또한 어혈은 오래된 혈구(血球:적혈구 백혈구)들이 신진대사가 왕성하지 않을때 저류(底流)하여 생성되며, 근골(筋骨)에 머물어 담(痰)이 들게 되고, 장기(臟器)에 머물어 오장육부의 기능을 저하시키게 된다.

또 어혈은 고질병(痼疾病)이 든 장기 근처에서 발견되는 적취(積聚:딱딱한 덩어리)의 형성과도 관련이 된다고 본다.

이러한 어혈은 부항을 붙인 자리에서 청혈(淸血)과 달리 검붉게 나타나게 되어 색소반응(色素反應)을 나타내게 되는데, 등에 분포된 유혈(兪穴) 근처에 나타나는 색소반응으로 병의 상태를 진단(診斷)하기도 한다.

반복된 부항시술은 색소 반응이 점차 엷어지게 되는데 이는 어혈(瘀血)을 체표(體表) 가까이로 유도하며 체표에서는 강한 부항의 작용에 따라 노폐 가스가 배출(輩出)되어 순환이 촉진되고, 어혈의 순환은 신진대사의 경로를 따라 흡수되어 어혈이 뇨(尿)로 걸러져 배출되기도 하고 간(肝)에서 분해되어 담즙(膽汁)을 만드는데 사용 된다.

이 어혈은 산과 알카리로 따져보는 *산 염기(酸 鹽基)의 평행학설(平行學說)에 의하면 PH 8 정도로 강 알카리에 속한다.

이러한 강 알카리상태에서는 세균(細菌)이 번성(繁盛)하기 쉬운 상태가 되고, 다음에 설명하는 발포 부항(發泡 附缸)의 수포(水泡)도 이 어혈과 비슷한 강 알카리에 속한다.

*산염기(酸 鹽基)의 평행학설(平行學說):우리 몸은 안정된 상태를 유지하려는 성향이 있다.
 혈액에 있어서도 산 염기(酸 鹽基)의 안정비율이 있는데 이와같은 비율이 깨어지게 되면 병에 취약하게 된다.
 정상상태(正常狀態)의 혈액에 있어서의 수소(水素)이온 농도(濃度)는 보통 PH 7.3-7.5의 약알카리에 속한다.
 이 평행(平行)이 기울어져 산성(酸性)이 되거나 강(强) 알카리(鹽基性)에 속하게 되면 각종 순환기계의 질환에 걸리기 쉽게 된다. 특히 강알카리인 PH 7.5을 넘어 8.0이상이 되면 동맥경화(動脈硬化) 뇌일혈(腦溢血) 중풍(中風) 등이 나타나기 쉽다고 한다.

마. 노폐가스(老廢 gas)의 배출효과

부항의 흡입력(吸入力)은 피부(皮膚)로부터 노폐 가스를 배출하는 효과가 있다.
이를 알기쉽게 하기위하여 하나의 실험을 해볼 수 있다.
부항단지 내에 물을 약간 채우고 피부에 붙여 음압(陰壓)을 가해보면 얼마있지 않아서 피부면으로부터 작은 기포(氣泡)가 올라옴을 육안으로 볼 수 있다.

이와 같은 실험은 부항을 붙여두면 피부에서부터 가스가 배출됨을 말해 주는데 혈액을 비롯한 유체(혈액과 림프 호르몬 등)의 순환구조에서 가스가 배출되고나면 순환압력(循環壓力)이 충분히 유지되어 몸에서는 체액(體液)의 순환이 훨씬 좋아진다.

이와같은 원리를 우리 생활 주변에서 하나의 예를 들어 살펴보자.
온수(溫水) 보일러를 이용한 방이 아무리 열을 가해도 따뜻해지지 않으면 공기 배출 구멍에서 공기를 빼내 주라고 한다. 공기밸브를 열고서 온수관 내에서 공기를 빼내 주게되면 방은 금방 더워져 따뜻한 방이 된다.
다시말해서 유체(流體)가 흐르는 순환구조 내에 가스가 있게 되면 유체의 순환 압력을 가스가 흡수하기 때문에 유체는 순환압력이 형성되지 않아 순환 장애(循環 障碍)를 일으키게 된다.

우리몸에서도 체내에 가스가 많게 되면 아무리 심장(心臟)이 혈액을 온몸에 공급하려고 펌프질을 강하게 하여도 순환조직 내의 가스가 혈액의 순환을 저해하여 손발이 차고 사지(四肢)가 쑤시고 저리게 된다. 그리고 심장자체에도 과부하(過負荷) 현상이 나타나 심장에도 무리가 된다.
또한 사지로 원활하게 공급되지 못한 혈액이 머리로 쉽게 몰려 머리가 무겁고 어지러운 상충(相衝)현상이 나타나게 된다.

이럴때 척추를 따라서 한줄로 엉덩이까지 부항을 붙여 주거나 척추 옆에 두줄로 같은 방법으로 붙여주거나 또는 추가하여 대퇴부와 장단지 아래에까지 쭉 부항을 내리 붙여주는 전신부항(全身附缸) 방법을 적용하면 전신의 혈액순환이 상당히 개선되는 효과가 있다.

부항(附缸)에 의한 가스의 배출은 어혈들을 순환구조 내로 유도하여 신진대사를 원활히 하는데에도 유용하게 이용할 수 있다.
또 어혈을 제거할 목적으로 장시간 (90분이상)부항을 붙여두면 어혈이 있는 부분에서는 수포현상(水泡現象)이 나타난다. (수포가 발생되는 발포부항에 대해서는 곧 이어 설명되어 진다)

음압에 있어서의 배출작용(輩出作用)은 종기(腫氣)의 고름뿐만 아니라 노폐가스의 배출작용이 있다. 배출작용에 있어서 또 하나 용이한 것은 어린이들이 맨발로 놀다가 잘못하여 유리조각을 밟게 되어 육안으로 식별하기 힘든 크기의 작은 유리 조각이 발바닥에 박혀 있다면 유리조각을 제거하기가 아주 난감한 일이라 하겠는데 이때 가장 쉬운 방법중에 하나가 발바닥을 비누로 잘 씻고 비누기가 있는 상태에서 부항을 붙여 두면 살에 박혀있는 유리조각이 쉽게 빠져나오게 된다.

3. 사혈부항(瀉血附缸)의 원리
어떤 부위에 대하여 부항을 해 본 결과 그곳에 어혈현상(瘀血現象)인 병적(病的) 적혈구(赤血球)가 많이 모여 색소반응(色素反應)이 나타나게 되는데 반복된 부항요법으로도 어혈이 잘 제거되어 치료가 되지만 상당한 기간(期間)이 요구 된다. 그러므로 색소 반응이 심한 곳은 당처(當處)에다 직접 상처(傷處)를 내어 다시 부항을 붙여 어혈(瘀血)과 함께 혈액을 배출하는 사혈부항(瀉血附缸)을 실시하는 것이 효과적일 경우가 많다.

예컨대 발목을 삐었거나 허리를 다친 경우나 목이 불편할 때는 빨리 어혈을 제거 해주어야 정상적인 생활로 복귀될 수 있으므로 반복된 건부항(乾附缸:사혈을 하지않고 환처에 그냥 부항을 붙이는 부항법)을 실시하기 보다는 즉석에서 사혈(瀉血)을 시켜 어혈과 함께 배혈(排血)을 유도 하여 새로운 혈액이 조직내에 충만 되도록 조치해 주는것이 보다 바람직하다.

그러나 오장육부(五臟六腑)의 만성화(慢性化)된 질병은 신체의 적응능력(適應能力)도 떨어져 있으므로 치료효과(治療效果)도 서서히 나타나도록 유도하는 것이 몸에 충격을 덜 주는 것이 되므로 반복하는 건부항(乾附缸)요법을 권장한다.

가. 사혈부항(瀉血附缸)의 원리

사혈부항은 침으로 환부(患部)를 자상(刺傷)하여 부항을 붙여 혈액(血液)이나 어혈(瘀血)을 가리지 않고 바로 체외(體外)로 배출함으로써 환처에 새로운 혈액을 공급해주는 효과라 할 수 있다.
예컨대 논에서 물길을 내주거나 논을 갈아 줄때 삽으로 논바닥을 파서 흙과 함께 한삽 들어 올리면, 그 삽이 있었던 자리에 새로운 흐름이 일어난다. 이와같이 사혈부항도 당처에 대한 새로운 혈액의 보충과 주위의 어혈에 대한 순환 작용이 유도되어 치료되는 작용이라 설명할 수 있다.

그러나 사혈부항은 어혈과 함께 청혈(淸血)도 배출되므로 신체적인 손실도 따르게되어 빈혈자나 노약자의 치료에는 적합하지 않은 일면이 있다.

나. 부위별(部位別) 사혈부항(瀉血附缸)

사혈부항은 대개 당처에 어혈이 있을 때나 신체 각부의 관문(關門)에 해당되는 부분 즉 머리와 목의 관문인 견정부(肩井部) 혹은 허리의 관문인 요천부(腰薦部) 그리고 팔과 다리의 뒷 오금에서 사혈을 행하게 된다.

사혈방법은 사혈할 부위를 선정하여 먼저 약하게 부항을 붙여 주위 혈액을 한군데에 모이게 한 후 부항을 떼어내고 직경 약 5 Cm 정도를 둥그렇게 정하여 9-13군데를 3-5mm정도 깊이로 자상(刺傷)하여 다시 부항을 붙여 출혈 시킨다.

<9점을 자상하여 부위사혈을 하는 예>

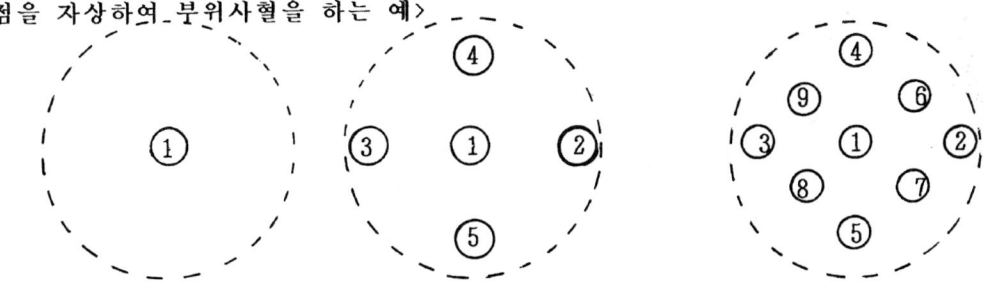

* 처음 한점은 정중앙에 자상하고 점차로 사방 팔방으로 자상한다.

(1) 주와부: 팔의 오금부위

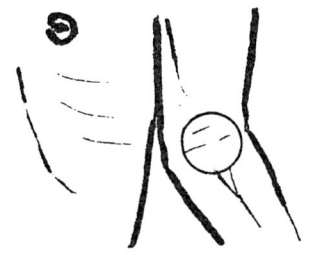

적응증 - 호흡기 질환
　　　　 심장병, 편도선염
　　　　 상지마비(손저림, 감각이상)
　　　　 코의 질환
　　　　 상지(上肢) 신경통

(2) 슬와부: 무릎 내측 오금 - 엎드린 자세나 선자세로 사혈한다.

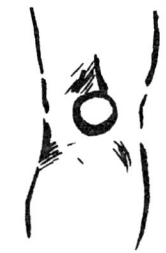

적응증 - 요통
　　　　 각기병(脚氣病)
　　　　 부인병
　　　　 하지(下肢) 마비및 하지 신경통
　　　　 발에 쥐가 자주 날때

(3) 견배부: 양쪽 견갑골 사이

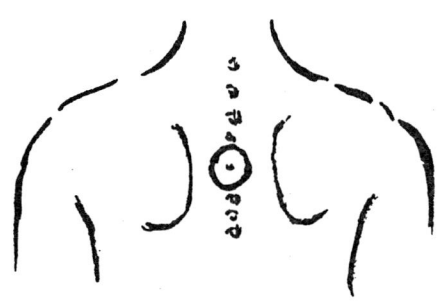

적응증 - 뒷 목이 아플때
　　　　 어깨와 뒷 목이 뻣뻣할때
　　　　 해수(咳嗽) 천식
　　　　 호흡곤란
　　　　 현운(眩暈, 머리가 어지러움)
　　　　 심계 항진

(4) 요천부: 허리와 엉덩이 사이

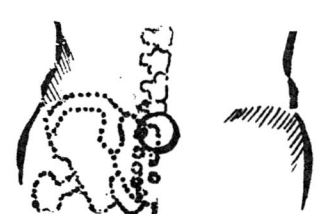

적응증 - 하지 신경통
　　　　 하지마비
　　　　 치질
　　　　 비뇨기계의 질환
　　　　 부인과 질환

(5) 대추(大椎) 견정부(肩井部) : 목 아래 부위와 어깨부위

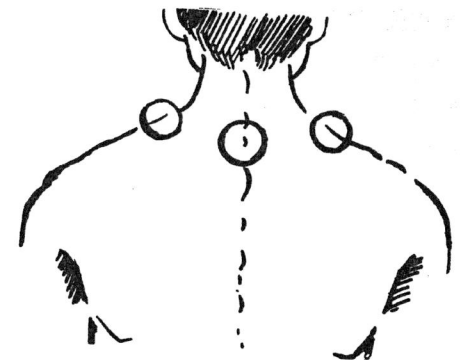

적응증 - 고혈압
　　　　견응증(肩凝症)
　　　　상완 신경통
　　　　중풍 후유증
　　　　두중(頭重:머리가 무거움)

4. 부항 발포요법(發泡療法) 소개

부항을 많이 시술해본 경험이 있는 사람은 부항 시술부위(施術部位)에서 혈흔반응(血痕反應:색소 반응과 같은 의미)을 경험했을 것이며, 어떤 경우는 침(鍼)으로 자상(刺傷)하지 않았는데도 부항 단지 내에 진물이 흘러 나오거나 혈액이 비치는 경우를 경험한 예가 종종 있을 것이다.
또 어떤 경우는 밤톨만하게 수포(水泡)가 발생하는 경우도 있었을 것이다.
이와같이 진물이 흐르도록 하거나 수포가 발생하도록 의도적(意圖的)으로 유도(誘導)하여 치료에 응용한다고 처음으로 책을 통하여 발표한 사람은 〈우촌 金亨烈씨〉로 발포요법에 대한 여러권의 책을 펴낸 바 있는 것으로 알고 있다.

본인도 그의 책을 읽어보고 〈암이 100%치료가 된다고 하는데 정말로 그렇게 되는지 한번 해봐야 겠다〉고 마음먹고 내 자신에게 먼저 실시해보고, 효과(效果)를 확신하여 주위 친지들을 찾아 다니면서 발포 부항을 실시해 주었다.
다음에 소개되는 내용은 본인의 체험과 본인이 생각하는 발포부항의 원리를 독자적으로 정리하여 〈한국(韓國)의 침구(鍼灸)〉잡지사(雜誌社)에 원고를 보내주자 그곳에서 받아 들여져 잡지에 게재 되었고 같은 회사의 책자 〈특수침 요법〉에도 지면을 할애하여 본 내용이 실려 진 바가 있다.
다음은 발포요법의 효과와 원리및 본인의 체험을 소개 한다.

가. 발포부항(發泡附缸)요법의 효과(效果)와 원리(原理)

만성화된 모든병에 꼭 권할만큼 그 효과가 뚜렷하고 지속적(持續的)인 효과를 나타내는 발포 부항의 원리를 다음과 같이 설명할 수 있겠다.

(1) 만성병(慢性病)의 환처(患處)에는 예외없이 어혈(瘀血)이 정체(停滯)되어 있게 되는데 이 어혈은 강(強)한 음압작용(陰壓作用)에 의하여 혈구(血球)와 혈청(血淸)이 분리(分離)되어 피부밖으로 혈청이 배출되는 현상이 나타난다.
이 혈청은 강 알카리로서 체내에서 균이 번식하기 쉬운 상태의 폐수(廢水)이며 독수(毒水)라고 할 수 있다.

우리 피부(皮膚)의 세포(細胞)는 몸을 보호하고 각종 감각기능(感覺機能)을 갖는 외에 독소의 배출작용(排出作用)도 갖고 있는데 피부의 어떤 삼투막 작용(滲透膜 作用)이 강한 음압에 의하여 혈액(血液) 중에 패혈(敗血)로 변한 일부의 독수(毒水)를 유용하게 걸러내주고 있다고 생각된다.
즉, 신체의 다른 부분은 대기압(大氣壓)을 항상 받고있는 반면에 부항을 붙인 부위는 진공상태가 되므로 생체 유기체적(生體 有機體的)인 원리에 의하여 음압부위(陰壓部位)에 모든 흐름이 쏠리게 되며, 음압(陰壓)에 의하여 피부의 배출작용(排出作用)도 촉진되게 된다.
이때 음압개소에 몰려진 혈액중에 어혈(瘀血)이 있는 곳에는 정상적인 혈액보다는 자체적인 활동성(活動性)이 없어진 패혈(敗血)이 타의적(他意的)으로 몰리게 된다.
이때 피부막(皮膚膜)의 어떤 작용이 유효한 필터(filter)의 역할(役割)을 하여 패혈(敗血) 속의 독수(毒水:노폐된 혈청)가 체표로 삼출(滲出)되어 나오는 것으로 본다.

그렇다면 정상적인 혈액에서는 왜 독수(毒水)가 나오지 않는가(?)
정상적인 혈액은 자체의 활동성이 있다고는 말할 수는 없지만 신선(新鮮)한 혈액이 혈관과 조직을 흐를때 그 부위의 조직에는 생기(生氣)가 넘칠 것이며, 또 혈관 자체내의 혈액 공급이 원활하여 혈액순환의 원동력중의 하나인 *맥관 운동(脈管運動)이 활발하므로 당연히 패혈(敗血)과는 달리 한 곳에만 정체되지 않고 순환하게 된다고 생각된다.

*맥관 운동(脈管運動): 혈액의 순환은 심장 좌심실(左心室)의 수축작용(收縮作用)으로 혈액이 온몸에 공급되기 시작하지만 심장의 수축력만으로는 수많은 혈관이 있는 온몸에 혈액을 충분히 공급하지 못한다.
그러므로 혈액공급은 모세혈관(毛細血管)의 모세관(毛細管)현상과 혈관 자체 내의 유연(柔軟)한 탄력(彈力)으로부터 시작되는 맥관운동(脈管運動)에 따라서 혈관벽(血管壁)과 혈액(血液)의 마찰을 거의 없게하여 온몸에 혈액이 잘 공급 되도록 하고 있는데 바로 이 혈관의 유연성(柔軟性)과 혈액에 대한 포용성(包容性)이 맥관운동의 주체가 된다.

(2) 몸은 많은 독소(毒素)를 배출하고자 하는데 발포요법은 몸(피부)에 독소배출의 문(門)을 만들어 주는 역할을 한다.
우리 몸의 호흡작용(呼吸作用)이나 대 소변(大 小便)의 배출, 그리고 땀(汗)의 배출이나 피부에 생기는 종기(腫氣) 등도 체내(體內)의 독소를 배출하여 몸을 정화(淨化)하는 작용을 한다고 할 수 있다. 그런데 만약 인체에 고질병(痼疾病)이 발생하여 있다면 우리몸은 더 많은 배설작용(排泄作用)을 해야하고 배설물질(排泄物質)도 더 많이 생성(生成)될 것이다.
바로 발포요법은 고질병과 관련되는 부분에 하수도(下水道)를 설치하여 독소 물질을 배출하는 것과도 같은 원리이다.

만성병 환자의 환처에 발포를 시켜보면 병(病)의 상태(狀態)에 따라서 발포시킨 자리에서 나오는 발포수(發泡水)의 양(量)과 색(色)이 달라 진다.

병(病)의 상태가 나쁜 경우 일수록 많은 량의 진물이 흘러내리고 또 그 기간도 길어지며 색깔도 검붉게 된다.그러나 반복된 발포요법에 의하여 발포수의 량이 줄어들고,색깔이 점차로 밝게 호전됨을 알 수 있다.

(3)극(極)한 네거티브요법은 인체에 강(强)한 음압충격(陰壓衝擊)을 주어 고질병을 치료하는 충격 요법이 된다.

인체가 감당(堪當)할 수 있으면서도 상당히 큰 충격 즉 마이너스 음압 충격이 생체에 가해지면 이에 대응(對應)하려는 대처기전(對處機轉)은 그 충격(衝擊)을 극복하기에 충분한 생명력(生命力)을 부양(扶養)시키게 되며,반복된 충격은 생명력을 더욱 순수(純粹)하게 하고 근기(根氣)를 부여하여 몸의 건강은 물론 정신(精神)의 건강에까지 좋은 영향을 준다.

나.발포 부항의 방법

발포부항은 일반 부항과는 차이점이 많다.우선 음압을 가하는 압력과 음압의 지속시간 등에 있어서 충격량(衝擊量)을 대단히 증대(增大) 시켜야 한다.

발포를 시키는 자리도 여러 곳에서 하기보다는 병(病)이 있는 국소(局所)나, 오장육부(五臟六腑)의 병인 경우에는 그 장기(臟器)가 있는 피부표면이라 할 수 있는 복부(腹部)의 <모혈(募穴)>처에서 한 두 개소를 발포 시키게 된다.

(1)기존(旣存) 부항법과 발포(發泡) 부항법의 비교

	기존부항	발포부항
음압력	시원하게 느끼는 정도의 음압	피시술자가 겨우 견딜수 있는 음압 　　　아주 강하게 한다.
음압시간	처음에는 2-3분 정도 적응된 후에는 15분 정도	약 60분 이상 90분 내외 2시간 정도 강하게 하는 경우도 있다.
시술효과	1.체표의 가스배출에 의한 유체(혈액)의 순환 촉진 2.강제적인 혈액 순환의 효과 3.기타-표리 상통의 효과/어혈 양성화의 효과 등	1.혈청분리에 의한 독소배출의 효과 2.상처로 인한 2차적인 반작용효과 (생명력에 대한 자극과 역동적인 반응효과) 3.강한 자극에 대한 정신적인 집중효과

(2)발포 부항시 알아 두어야 할 사항

(가)발포부항은 강한 사법(瀉法)으로 체질적(體質的)으로 허약(虛弱)한 사람이나 빈혈(貧血)이 있는 사람이나 노약자(老弱者)들은 시술개소(施術個所)를 줄여서 쇼크를 예방하고,한번에 발포

되지 않더라도 장기적(長期的)인 계획을 갖고 반복하여 시술하여 조금씩 발포시킨다.
(나)발포된 물집은 요지(나무로 만든 이 쑤시개) 등으로 바로 터뜨려도 좋고,쓰라림을 줄이기 위하여 하루정도 두었다가 터뜨려도 좋으나 발포부위가 출렁거려 거동하기에는 다소 불편하다.
(다)발포된 수액(水液)은 잘 처리하여 안전한 곳에 폐기(廢棄)하고 발포한 부위는 특별한 소독(消毒)이 필요하지 않다.너무 따끈거리거나 쓰라리면 바세린을 발라주거나 알로에즙이나 행인유(杏仁油) 등 식물성 즙이나 기름을 발라준다.
(라)발포 후 곧 바로 입욕(入浴)을 하는 것도 좋다고 알려지고 있으나, 본인이 체험한 바로는 발포후(發泡後) 더운탕에 들어가 목욕하면 재차(再次) 발포시 발포수는 많이 배출되나 배출되는 발포수(發泡水)에 비례하여 치료효과가 더 좋아진다고는 단정할 수 없는것 같다.
(마)시술횟수는 보통의 경우 1주일(週日)에 1회 정도 하여 발포장소를 살피면서 재발포를 결정하도록 권하고 싶으나 체력(體力)이 감당해 내고 중한 병이든 환자라면 거의 매일 매일 발포하여 치료하여야 하는 경우도 있다.

다.발포부항의 경험(經驗) 소개
여기서 소개(紹介)하는 경험들은 본인이 직접 자신의 몸에 행해 보았던 내용을 소개 한다.
(1)고혈압이 단번에 해결됨
본인은 평소 유전적인 요인에 의하여 경계역 혈압(150-90)을 유지하고 있었는데, 여러가지 스트레스와 과로가 겹쳐 갑자기 혈압이 190정도로 상승하여 계속 2주정도 지속되는 지경에 이르렀다. 이에 혈압을 강하시킬 목적으로 담경인 <현종>과 위경인 <족삼리>에 뜸을 뜨고, 식이요법으로 육식을 제한하고, 미나리 쥐나물 생미역등을 신경 써 섭취하면서 혈압강화를 유도 하였으나 혈압은 조금 내리는듯 하다가 다시금 위험수위를 고수 하였다.
하루는 작심을 하고 간(肝)이 소재한 갈비뼈 하단의 <일월>과 <기문>에 강하게 부항을 붙여 약90분 정도 두어 발포를 시켜보았더니 우측에서 보다 많은 발포가 일어났다.그 결과 단 1회의 시술로 몸이 가벼워지고 눈에서는 광체가 나는듯하여 혈압을 측정 해보니 수축기의 최대 혈압이 140으로 나타났고 며칠이 지난 후에도 혈압은 다시 올라가지 않았다.
이러한 경우는 혈압을 강화 하기위한 여러가지 조치에 의하여 혈압이 내려갈 수 있는 여건에 있는 경우에도 동기유발(動機誘發)이 되지않아 혈압이 내려가지 않을때, 발포부항이 강한 동기유발을 시킨 예로 평가 하고 있다.

(2)기관지의 상태가 단번에 좋아짐
공기가 좋지않는 서울 중심가의 지하상가에 들어와 직장을 갖게 된지 5년(90년도 현재)이 되고보니 기관지가 나빠지고 있음을 피부로 항상 느끼게 되었다.한번 감기에 들게 되면 충분한 휴식과 명상이나 호흡법 그리고 맨손체조 등으로 여러 날을 공들여야 겨우 원상으로 복구되곤 하였다.
그런데 어느날 대단한 목감기에 걸려 전전 긍긍하게 되었다.이번에는 시간이 허락하지 않아 몸을 쉴 수도 없어서 우선 등 언저리에서 <폐유> <고황>혈을 찾아 뜸을 뜨고는 어느정도 효과를 보았으나 여전히 잔기침과 함께 목이 거북하였다.

<옳지 이것도 발포요법을 시도 해보자>고 결심하고 좌우측 어깨쪽 가슴 상단의 <중부>에 약 90분간의 강한 음압 충격을 주었다. 처음 25분 정도가 지나도록 별 반응이 없더니 30분이 되자 점차 방울 방울 수포가 맺히기 시작하였고 약 한시간이 되자 작은 방울들이 합쳐져 큰 수포로 변하였다. 한번 하는김에 뿌리를 뽑아야 겠다고 시간반을 그대로 두었더니 수포는 부항단지 내에 거의다 차 있게 되었다.

그런데 좌측 <중부>에서는 검붉은 수포가, 우측 <중부>에서는 보다 엷은 수포가 조금 적게 나왔기로 곰곰히 생각해보니 본인이 군에 재직시 좌측 폐에 비활동성 결핵이 있었음을 판정받은 기억이 났다. 그러므로 발포 요법이 얼마나 정확한 진단법인가 새삼 알게 되었고 이와같은 극한 상황에서 식별되는 진단과 치료법이 얼마나 소중한지 다시 한번 깨닫게 되었다.

본인의 기관지는 그길로 좋아져 바튼기침과 목감기가 깨끗해졌을 뿐아니라 지하상가에서도 얼마든지 건강하게 지낼 수 있다는 자신감이 새롭게 되었다.

(3)뜸떴던 자리에 발포 부항을 이용하니 건강 증진에 도움이 되었다.

어디가 불편하여 뜸을 뜨게 되면 뜸의 효과와 함께 상처가 남는 경우가 많다.

그런데 뜸을 뜬 자리가 검게 볼쑥 튀어나와 가렵기까지 하는 경우는 분명히 기혈 순환을 저해하는 신체 부위가 되었다고 판단된다. 왜냐하면 검게 튀어나온 부위는 나무에 상처를 내면 수액의 흐름이 도중에 차단되어 불거져 올라오게 된 경우와 같고 가렵다는 것도 기혈 순환 속도의 불균형을 의미 하기 때문이다.

본인도 예전에 뜸떴던 <족삼리><현종> 또<폐유> <단전> <중완>등이 가려우면 발포 부항요법을 적용하여 발포를 시켜준다. 뜸을 떴던 자리에서 발포를 시키고 나면 뜸을 뜰때의 효과가 다시 재생되고 가려움증이 즉시 사라지며, 볼쑥 튀어나온 구흔(灸痕)이 정상적으로 되돌아 옴을 경험 하였다.

뜸을 뜬 자리가 잘 발포되지 않을 때에는 그 자리에 다시 뜸을 떠서 부항을 붙여 주어도 효과는 **상당히 좋아 뜸과 함께 발포부항를 병행하는 법을 적극 권장하고 싶다.**

제 2 장

광명침 상응요법
(相應療法)

제1절. 5지(五指)의 가동(可動)Test와
     5지의 상응

제2절. 중수골(中手骨)의 상응

제3절. 손의 중수골과 신체의 장부(臟腑)
     상응원칙

제4절. 손바닥의 삼초(三焦)상응점

제5절. 광명침 상응요법의 압통 즉 요법
     (壓痛 卽 療法)

66   제2장. 총명침 상응요법

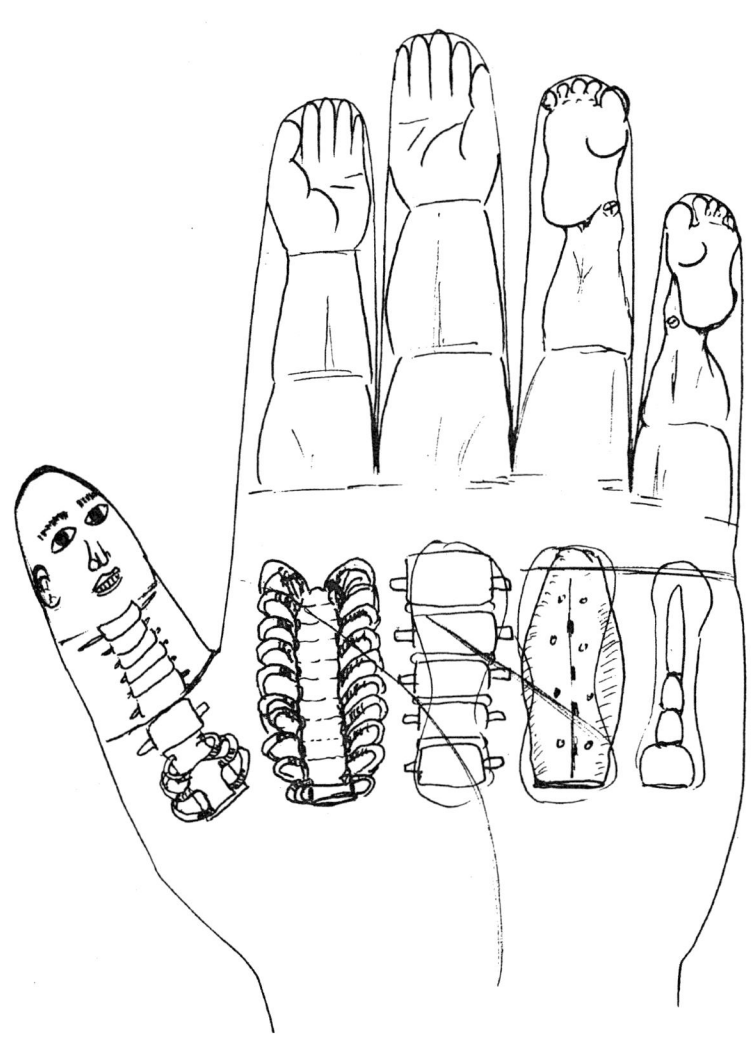

제 2 장. 광명침 상응요법(相應療法)

삼라만상의 변화(變化)하는 속성(屬性)을 동양학적인 관점에서 볼때 무(無)에서 부터 탄생 하여 성장발육(成長發育)을 하고 결실(結實)을 맺으며, 결실 후에는 반드시 쇠퇴(衰退)가 있고, 쇠퇴는 다시 무(無)가 되어 새로운 탄생(誕生)을 준비하게 된다.
이와 같은 변화 과정을 동양철학(東洋哲學)에서는 오행(五行)이라 하고 이 오행의 상호작용(相互作用)에 따라 만상의 탄생과 변화를 설명하고 있다.

삼라만상의 오행구분(區分)이 우리 몸안에서는 5장(五臟)으로 나타나 있고, 감각기관(感覺器管)도 5관(五官)이 있고, 손가락도 5지(五指)가 있으며, 우리의 신체도 머리와 사지(四肢)를 합하여 5개의 돌출을 갖고 있는 것으로 간주할 수 있다.
왜냐하면, 만물(萬物)의 기원(起源)은 같은 원리가 적용되어 반복(反復)되거나 비약(飛躍)되어 탄생되고 성장 분화되고, 또 어떤 필요에 따라서는 축소(縮小)되어 나타나기도 하기때문이다.

그러므로 손가락과 신체를 대비시켜서 비약과 축소의 원리를 적용하여 광명침 상응요법이 탄생하게 되었다.
광명침 상응요법은 손가락 5지(五指)에 머리와 각 사지(四肢)를 유사성(類似性)에 따라 상응(相應)시켜 본 것이라고 할 수 있다.

제 1 절. 5지의 가동 Test와 5지의 상응

우리 손가락 5개를 유심히 관찰 해보면 각기 특징이 있다. 그래서 옛날 이야기에 손가락들이 자기가 제일이라고 우기며 서로 싸운 이야기가 있다.
엄지는 자기가 가장굵고 힘이 강하다고 뽐내고, 중지는 가장 길어서 제일이라 하고, 검지는 무엇을 가르킬때 자신을 쓰지 않느냐고 하고, 약지는 온갖 비싼 보석반지는 다 자기에게 끼우지 않느냐고 하자 새끼손가락이 나서서 말하기를 너희들 다 잘난척 해 봐야 나 없으면 병신 소리밖에 더 듣느냐(?)고 반문 했다는 이야기가 있다
그러면 5지의 정확한 자신의 위치와 5지로서 치료할 수 있는 상응적 가치를 설명해 보기로 한다.

1. 5지(五指)의 가동(可動)Test

손가락 5개의 상호관계(相互 關係)와 서로의 연계(連係)를 운동범위(運動範圍)와 하나의 손가락을 움직일 때 다른 손가락이 덩달아 움직이려는 관계를 파악하여, 인체(人體)의 생성(生成)과 성장 분화(成長 分化)시의 신경학적인 귀속(歸屬)과 분리 관계(分離 關係)를 살펴서, 본인이 주장하는 광명침요법의 사지및 머리의 상응점(相應點)을 귀납적(歸納的)으로 증명 하고자 한다.

즉, 엄지=머리, 검지=팔, 장지=제2의 팔, 약지=제2의 다리, 소지=다리가 된다.

[다섯손가락의 가동 실험]
가. 소지의 가동실험

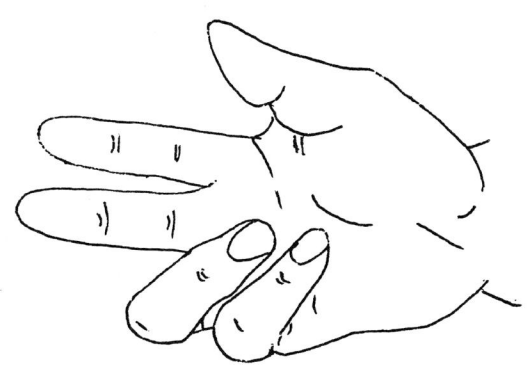

좌우측 어떤 손이든지 새끼손가락만을 구부리려고 해본다. 새끼손가락이 기억자가 되기전에 네째 손가락도 함께 구부려짐을 발견하게 된다.
그러므로 제 5지와 4지는 서로 상관도가 높다고 본다.

*제5지가 광명침법 원리에따라 다리가 된다면 제4지는 다리와 상관도가 높기 때문에 제2의 다리로 본다.

나. 검지의 가동실험

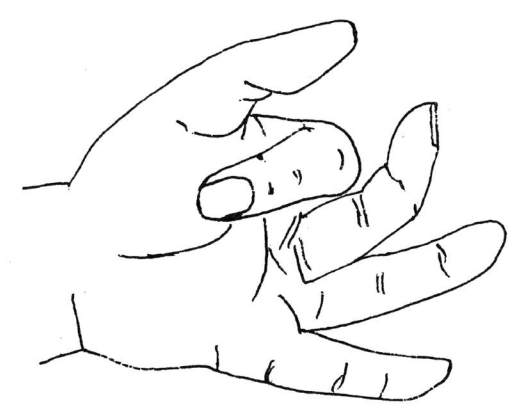

같은 방법으로 둘째손가락도 구부려 본다면 검지가 기억자가 되기전에 장지도 함께 구부려지려고 한다 이때 손가락을 손등 쪽으로 쫙 펴서 해보면 더 확실하게 검지의 가동에따라 중지가 상관되어 움직임을 알 수 있다.

*제2지가 광명침법 원리에 따라 팔과 손이 된다면 제 3지는 팔과 상관도가 높기 때문에 제 2의 팔로 본다.

다. 장지와 약지의 가동실험

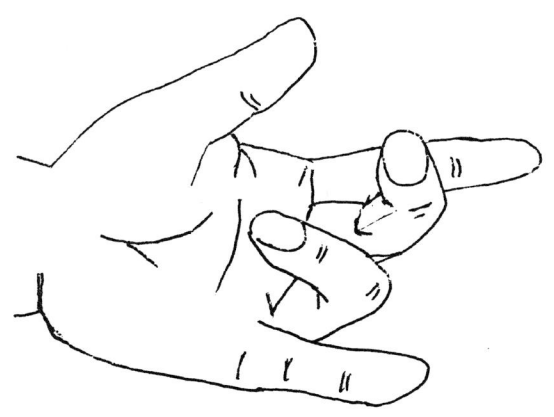

장지 즉 가운데 손가락과 약지 즉 넷째 손가락의 가동 실험은 재미가 있다.
장지를 구부려 보려 하면 위에서 보인 실험에 따라 꼭 검지가 움직이려고 해야 되나, 의외로 약지가 움직이고, 약지 또한 약지만을 구부려 보려고 하면 약지가 제2의 다리 이고 소지가 다리이기 때문에 소지가 움직여 줄 것 같지마는 소지가 아닌 장지가 움직이게 된다.
즉 실험 결과는 장지와 약지가 서로 상관도가 높게 서로에게 영향을 주고 있다.

*장지와 약지의 가동 실험에서는 제2의 팔과 제2의 다리가 서로에게 상관도가 높게 나타난다.

이것은 우주 조물주 섭리의 오묘함을 엿볼 수 있는 것으로서 손은 손으로만 독립되기 보다는 손과 상하에 위치하여 있는 다리와의 관련을 맺어 온전히 존재 하도록 하는 배려가 아닌가(?)싶다. 즉 제2의 팔이나 다리는 서로 서로 제2의 팔과 제2의 다리에 연계가 높다고 말 할 수 있어서 전통침법(傳統鍼法)에서 자주 쓰이는 상하 상대성침법(上下 相對性鍼法)에 유용하다고 하겠다.

〈상하 상대성 침법의 적용〉
 제3지와 제4지는 광명침법에서는 제2의팔과 제2의 다리이다.
 이와 같은 제2의 팔과 다리을 광명침법에서는 팔을 치료하고자 할때 다리를 사용하고 다리를 치료하고자 할때 팔을 사용하는 상하 상대성 침법으로 응용하여 좋은 효과를 보고 있다.
 상하 상대성 침법에서는 손과 발의 동일한 육경(太陰 少陰 厥陰 太陽 少陽 陽明)을 관련지어 치료하는 방법이다.
 즉 대장경의 손목인 〈양계〉혈처가 아프면 위경의 발목에 있는 〈해계〉혈처에 침을 놓아 치료를 한다.
 왜냐하면 대장경도 양경이고 위경도 양경이며 손에 있는 대장경을 수양명대장경(手陽明 大腸經)이라하고 발에있는 위경을 족양명 위경(足陽明 胃經)이라고 하기 때문에 같은 양명경(陽明經)은 육경 분류에 따른 동경(同經)이라고 하고, 수족(手足) 상하(上下)의 에너지의 통로라는 관점에서 동조관계(同調 關係)를 맺게 된다.
 그러므로 〈해계〉처의 고통을 〈양계〉에서도 쉽게 조절할 수 있게 되는 것이다.

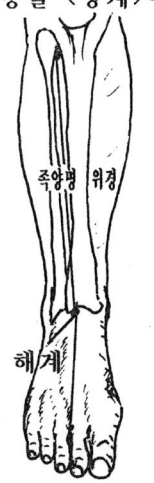 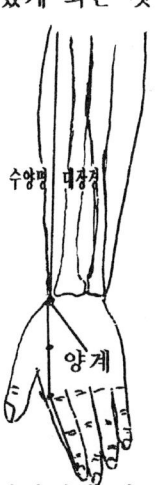

본 광명침 원리에서 팔을 치료하고자 할 때 팔을 상응하는 검지에서 치료 하는데, 치료하는 효과가 한계가 있을 때나, 재한점(예컨대, 검지의 負傷 등으로 팔의 치료를 검지에서 하기 힘든 경우)이 있을 때는 제2의 팔인 장지 그리고 제2의 팔과 연계가 높은 제2의 다리인 약지를 응용하여 치료하는 이론적(理論的)인 근거(根據)가 바로 여기에 있다.
 정리해서 말하면 팔을 치료할 때 검지와 약지를 사용할 수 있고 다리를 치료할때 소지와 중지를 사용할 수 있다.

라. 엄지의 가동실험

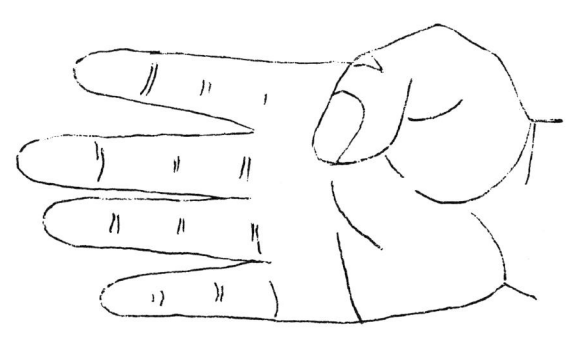

엄지 손가락의 가동을 실험하기 전에 먼저 위에서 말한 네개의 손가락을 각각 움직여 보면서 엄지를 살펴보자.

어느 손가락을 움직여 보아도 엄지는 따라 움직이지 않는다.
단지 네 손가락을 모두 함께 쥐었다 펴보면 그제서야 엄지 손가락은 손끝 마디만 조금 구부려 질 뿐이다.
이제, 엄지손가락을 구부려 보자!
엄지손가락은 아무리 구부려 보아도 다른 손 가락은 동조를 하지 않고 독자적으로 움직일 뿐이다.

따라서 엄지는 다른 손가락과는 전혀 다른 존재적인 의미를 갖고 있다.
즉 다른 네 손가락이 팔과 다리로서 사지인 데 반하여, 엄지는 머리이며 우두머리이고 뇌가 된다는 것이다.

2. 5지(五指)의 상응(相應)

광명침 요법에서는 손등을 인체의 등(背部)으로 손바닥을 인체의 복부(腹部)로, 그리고 엄지를 제외한 네 손가락을 인체의 사지(四肢)로보고 있다.
손에서 검지와 장지측을 상지(上肢)로 보고, 약지와 소지측을 하지(下肢)로 간주 하고 있다.
엄지 손가락은 머리로 표상 시키고 있다.

가. 엄지 손가락은 머리와 목을 상응(相應) 한다.

엄지 손가락은 다른 손가락에 비하여 가장 굵고 크며 앞에 나오는 <5지(五指)의 가동테스트(可動 Test)>에서도 설명 하였듯이, 엄지는 독자적인 기능과 위치를 차지하고 있으며 우리가 무의식적으로 제일을 표시할 때에도 엄지를 세워 보이게 되는 것은 <엄지는 머리이며 뇌(腦)다>라는 사실을 알 수 있다.

옛날 부터 체(滯)했거나 풍(風)으로 쓰러진 사람의 엄지를 잡아서 바늘로 따주는 구급법(救急法)도 우리 선조(先祖)들이 엄지를 머리로 생각하는 무의식적인 작용이라고 말할 수 있겠다.
그러면 엄지 손가락을 이용하여 치료하는 병증(病症)과 그 자리를 알아 보기로 하겠다.

(1). 급체, 경기(驚氣), 뇌졸중(腦卒中), 익수(溺水)등 정신혼미 : **연수점**(중상).

 -이때는 주로 사혈침으로 연수점을 따주어 한두 방울의 피를 짜주면 좋다.
  뇌졸중인 경우도 후유증을 상당히 줄일 수 있다.

 -엄지손가락 손톱뿌리 부분은 연수즉 숨골에 해당된다. 연수에서는 호흡 뿐만아니라 음식물의 연하운동(連下運動)도 관장 한다.

(2). 경추 디스크, 낙침(落枕), 오십견(五十肩) 등으로 뒷 목이 뻐근할 때 : **경추 구역**(엄지 손가락 측면 소상과 이어지는 줄기)

 -상지(上肢) 신경은 경추4-6번까지 척추 신경의 영향을 주로 받게된다.
  그러므로 어깨나 목의 병은 경추구역을 다스려 주어야 효과가 빠르다.

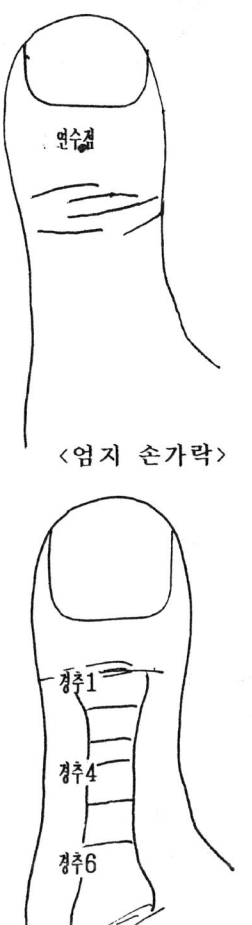

〈엄지 손가락〉

(3). 눈, 코, 귀, 입의 병 : 각부의 상응점
 -얼굴에 있는 5관(五官)의 병은 각 상응점과 **함께 경추1-3번**까지를 잘 다스려 주어야 한다.

(가) 눈병, 목적안통(目赤眼痛), 맥립종(눈다래기) :
  눈점(엄지손가락 지문부 중앙과 손 끝과의 이등분 선에서 내 외측단과 이등분한 점).

 -눈병을 치료 할때는 〈방광정금〉혈에서 사혈법도 함께 해주면 좋다. 방광경은 눈언저리 〈정명〉에서부터 시작되어 몸 뒷면 전체를 관장하여 새끼발가락에 이른다.
 *〈방광정금〉혈은 새끼손가락 손톱 외안각에서 2mm정도 벗어난 지점에 위치해 있다.

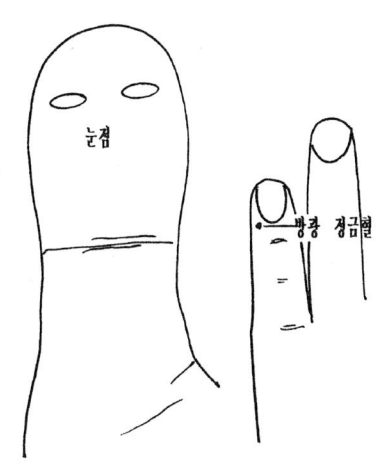

〈엄지 손가락〉

(나) 축농증(蓄膿症), 비염(鼻炎), 코막힘:
코점(엄지 손가락 지문 중앙점).

- 코의 병을 치료하고자 할때는 <대장 정금>혈에서 사혈법도 함께 사용하면 좋다.
  *<대장 정금>혈은 둘째손가락 손톱의 엄지측 외안각에 있다.

(다) 이명(耳鳴), 중이염(中耳炎), 난청(難聽):
귀점(코점과 엄지 외측단을 이었을 때 만나는 점).

- 귀의 병은 <하초구>를 함께 사용하면 좋다.
  *<하초구>는 주먹을 쥐었을때 새끼 손가락 끝이 닿는 곳이다.

(라) 치통(齒痛), 풍치(風齒), 구강염(口腔炎):
입점(코점과 엄지의 제1횡문을 이등분한 점).

- 입의 병도 코의 병과 같이 <대장 정금>혈에서 사혈법을 함께 사용하면 좋다.

(4). 감기(感氣)등으로 목이 아프거나 편도선(扁桃腺)이 부어 있을 때: **제1.2 편도구**(엄지 기절골 내측 양단)

- 제1편도구가 제2 편도구 보다 많이 쓰인다.
- 좌측 편도선이 보다 많이 아플때는 좌측만, 우측 편도선이 많이 아플때는 우측만 사용한다.

(5). 갑상선염(甲狀腺炎) 갑상선종대(甲狀腺腫大):
갑상선구(엄지 기절골 내측 중앙선)

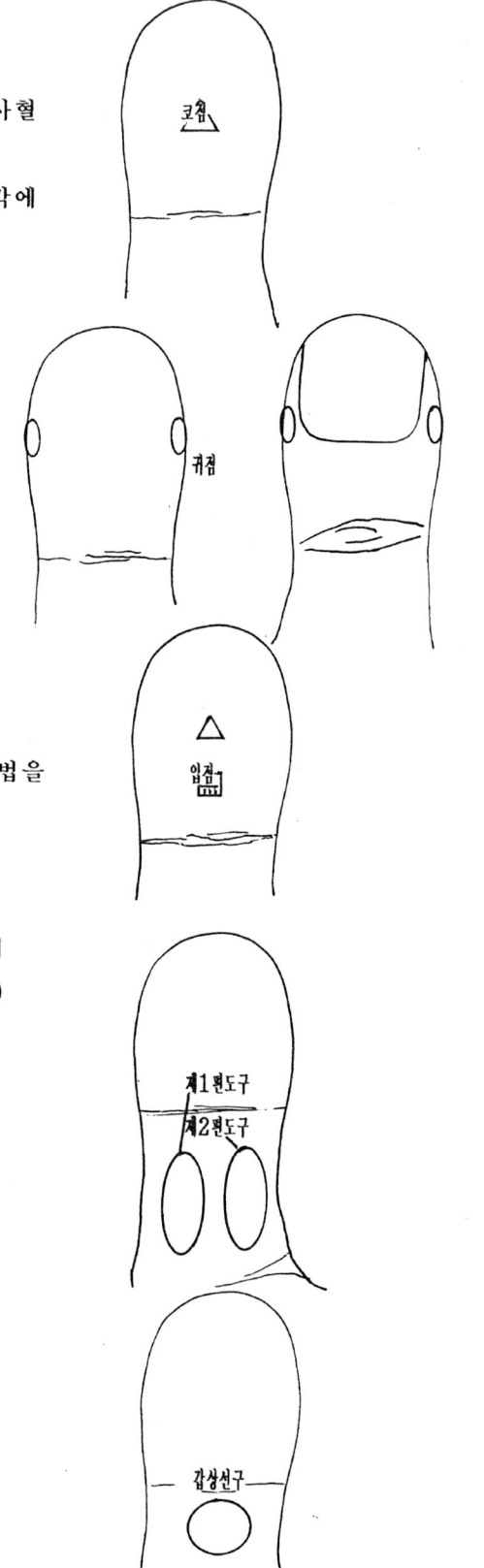

<엄지 손가락>

나. 검지 손가락(둘째 손가락)은 팔로 상응(相應)된다.

검지 손가락을 보면 세개의 관절(關節)이 있다.
검지 손가락을 팔과 비유 한다면 팔에도 세개의 관절이 있다.즉 손목 관절(손 끝마디)과 팔꿈치 관절(둘째 마디)과 어깨관절(손가락 뿌리마디)이 있는데 이들을 서로 대비하여 손의 관절에 대한 상응점이 결정된다.

검지 손가락뼈의 세 부분 즉 기절골(基節骨),중절골(中節骨),말절골(末節骨)이 인체의 팔뼈와 상응(相應) 된다.
즉 기절골(基節骨)은 인체의 상완골(上腕骨:팔꿈치와 어깨에 이르는 뼈)을, 중절골(中節骨)은 요골(橈骨)과 척골(尺骨)을-팔꿈치와 손목에 이르는 뼈-,그리고 말절골(末節骨)은 완골(腕骨:손)을 상응(相應) 한다.

(1). 손목의 병:

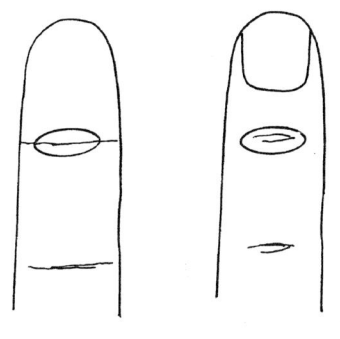

둘째 손가락

손을 삐었거나 손목이 아플때
손목이 삐는 경우는 대개 손을 갑자기 짚었을때 손목 안쪽과 바깥쪽의 인대가 충격을 받는 경우가 많고,주먹을 잘못 사용하여 손목을 삐는 경우는 엄지측이나 중지측 손목이 삐게 된다.

또 손을 많이 사용하면 손목이 시고 붓는 경우가 있는데 이때는 운동 방향에 따라 관절을 지지하는 근건(筋腱)에 피로(疲勞) 현상이 누적된 결과라고 할수 있다.

(2). 팔목의 병:

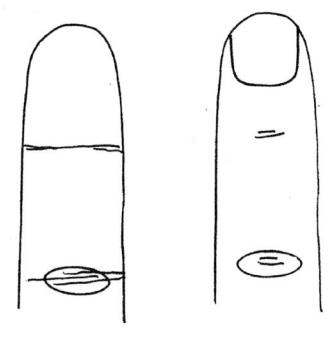

둘째 손가락

테니스 엘보등 팔목의 병증
팔목의 이상은 무거운 짐을 불편한 자세로 들었거나 테니스와 같이 순간적인 충격이 가해지는 경우에 많이 나타나는데 어떤 경우는 팔을 지배하는 신경이 나오는 경추(頸椎)의 이상으로 부터도 팔의 이상이 시작되는 경우도 있다.

*손목의 병과 함께 팔목의 병은 아픈 줄기를 따라 치료해주는 것이 중요하다.

(3). 어깨의 병:

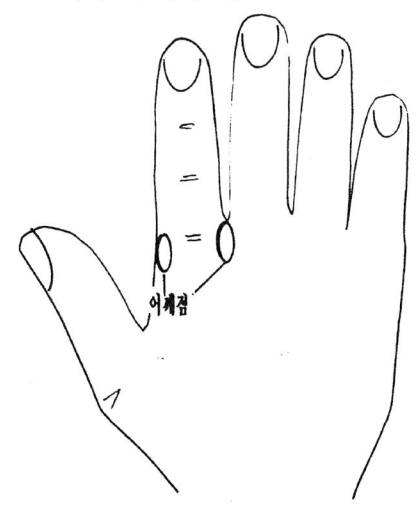

어깨의 저림, 50견통
어깨의 병은 거의 모든 사람이 경험해 보았을 것이다. 어깨 관절 자체가 가동범위가 넓고 크기때문에 무리 하기 쉽고, 또 견갑골이 피부와 잦은 마찰로 인하여 피로 현상이 발생하여 그여파가 어깨에 미치기 쉽기 때문이다.

베개를 잘못 베고 잤거나 고개를 삔 경우도 곧바로 어깨에 통증이 나타난다.

다. 소지 손가락(다섯째 손가락)은 다리로 상응(相應) 된다.

소지 손가락을 보면 세개의 관절(關節)이 있다.
소지 손가락을 발과 비유 한다면 발에도 세개의 관절이 있다. 즉 발목 관절(손 끝마디)과 무릎 관절(둘째 마디)과 대퇴 상부 고관절(손가락 뿌리마디)이 있는데 이들을 서로 대비하여 발의 관절에 대한 상응점이 결정된다.

소지 손가락뼈의 세부분 즉 기절골(基節骨), 중절골(中節骨), 말절골(末節骨)이 인체의 하지(下肢) 뼈와 상응(相應) 된다.
즉 기절골(基節骨)은 대퇴골을, 중절골(中節骨)은 경골과 비골을, 말절골(末節骨)은 발을 상응(相應) 한다.

(1). 고(股)관절주위의 통증:

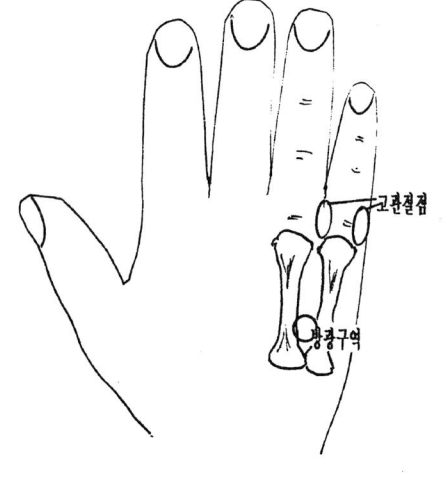

흔히 말하기를 환도가 시다고 하는 경우.
새끼 손가락 뿌리 부분을 잘 다스려 주어야 하며, 제 4-5 중수골 사이(방광 구역)에도 압통반응이 잘 나타나 이곳에도 자침해 주면 좋다.

*대퇴부 뒷쪽과 오금에 이어지는 줄기가 땡기고 아플때는 방광경의 줄기를 따라 새끼 손가락 외측선에 연달아 자침해 준다.

(2). 무릎의 병:

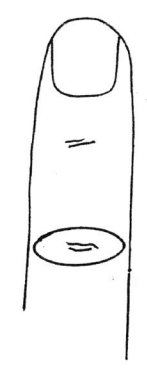

다섯째 손가락

슬(膝) 관절염.
새끼 손가락 둘째 마디를 잘 다스려 주면 좋다.
무릎 아픈곳에 직접 T침을 꽂아 주면 좋은데, 이때는 반드시 무릎을 완전히 구부려서 자침되어야 좋다.
또 무릎의 병은 체중과도 관계가 있고 퇴행성 질환도 있는데, 이럴때는 소지 돌리기와 함께 무릎오금에 타월등을 둥그렇게 말아 넣고 앉았다가 일어서는 운동을 반복하면 무릎 관절이 신전되어 좋은 효과가 나타나는 예가 많다.

＊장단지가 땡기고 아플때는 소지 첫째마디와 둘째마디 사이를 잘 다스려 주어야 한다.

(3). 발목의 병:

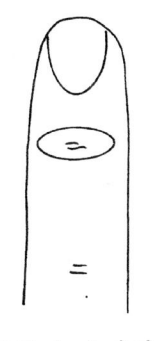

다섯째 손가락

발을 삐었거나 아플때.
얼음판 위에서 미끄러 지거나 계단에서 다리를 헛짚어서 다리를 삐게 되는데 대개 담경상의 〈구허〉나 방광경상의 〈곤륜〉이 부어올라 통증을 유발하게 된다.
이때는 소지의 끝마디에서 치료가 잘된다.

골절상으로 기브스를 한 경우도 소지 끝마디를 함께 다스려 주면 치료기간이 훨씬 줄어든다.

＊ 지금까지는 엄지와 검지 그리고 소지에 대해서 살펴보았는데 그러면 중지와 약지는 무엇과 상응(相應)될까(?) 이것은 앞에 나오는 〈5지(五指)의 가동테스트(可動 Test)〉에서도 설명하고 있다.   즉 검지와 중지가 서로 상관도(相關度)가 높아 상지로 보고, 소지와 약지가 서로 상관도(相關度)가 높아 다리로 서로 귀속시켜 실제 치료를 해보면 치료 효과가 상당함을 알 수 있다.

라. 중지(셋째 손가락)는 제2의 손이다.

광명침료법의 특징은 좌측병(左側病)은 좌측 손에서 진단 되고 치료되며, 또한 우측병(右側病)은 우측 손에서 진단 되고 치료 되는 점이다.
그러므로 좌측 중지는 좌측 검지와 함께 좌측 팔과 손을 치료할 때 함께 쓰인다.

그래서 중지를 가르켜 제2의 손이라 명명하였다.

(1). 손목의 통증

(2). 주관절의 통증

(3). 어깨의 통증

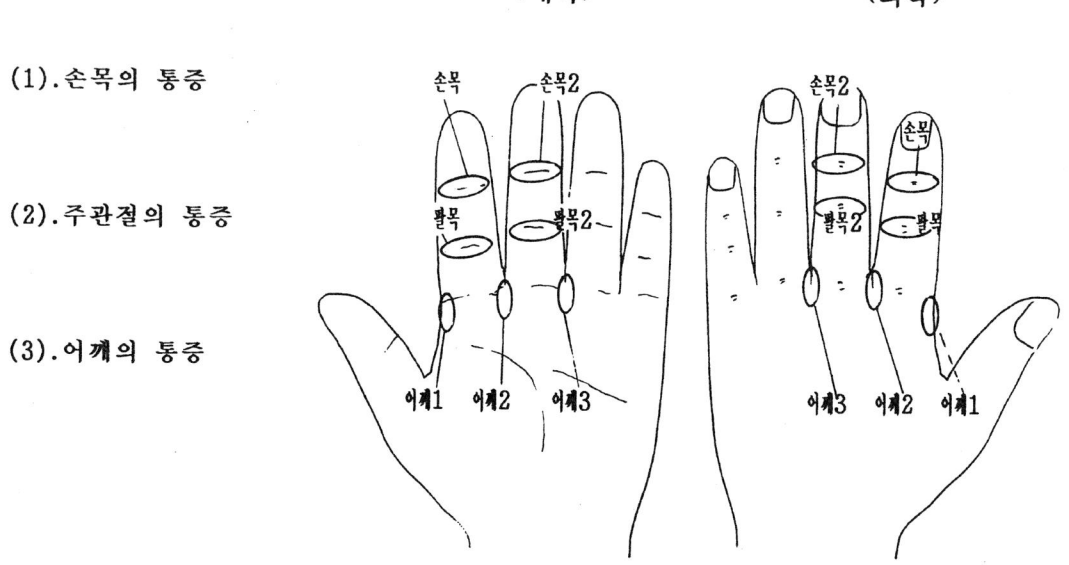

[응용방법]
- 손의 음양에 따라 손가락 상응점의 음양에서 과민 압통상응점을 탐색한다.
- 손의 해당 경맥과 손가락의 해당 경맥을 비교하며 치료점을 결정한다.
- 압통상응점을 치료혈로 정하여 치료한다.
- 하나의 상응점을 치료에 응용하고 제2.3상응점은 이를 보조하면서 치료에 응용한다.

*상응점과 반응점:
원격치료(遠隔治療)에 있어서 상응점(相應點)과 반응점(反應點)이라는 용어가 자주 쓰이게 된다. 흔히 이들을 혼용하여 쓰는 경우가 있는데 이들은 구분하여 써야 한다.
상응점이란(?) 인체의 어떤 부분은 또 다른 신체의 어느 부분이나 어떤 점에 해당될 것이라는 이론(理論)적이고도 예측(豫測)에 가까운 점을 의미하고 있다.
한편, 반응점이란(?) 상응점이거나 상응점이 아닌 곳이라 할지라도 신체의 어떤 부분에 관련지어 특정 부분에서 반응이 나타나 주는 실제적인 반응점인 것이다.
그러므로 각 상응점을 손으로 눌러 보거나 전기(電氣)적인 탐색법 등을 동원하여 실제 반응이 나타나게 되면 반응점으로 단정하여 치료에 보다 유용한 점이라 간주 하게 된다.

마. 약지(넷째 손가락)는 제2의 발이다.

손을 쫙편 상태에서 소지만을 구부려 보려고 시도 해보라. 그러면 반드시 약지도 곁따라서 구부려지고야 말 것이다.

그러므로 약지를 소지와 상관도(相關度)가 높은 것으로 간주 하여 제2의 발로 보고 실제 응용해 본 결과 그 효과가 상당하여 약지를 제2의 발로 명명 하였다.
그러므로 우측 발을 치료 하고자 할 때는 우측 손의 소지와 약지에서 그 상응(相應) 부위를 찾아서 치료하게 된다.

(1). 발목의 통증

(2). 슬(膝)관절의 통증

(3). 환도및 고(股)관절의 통증

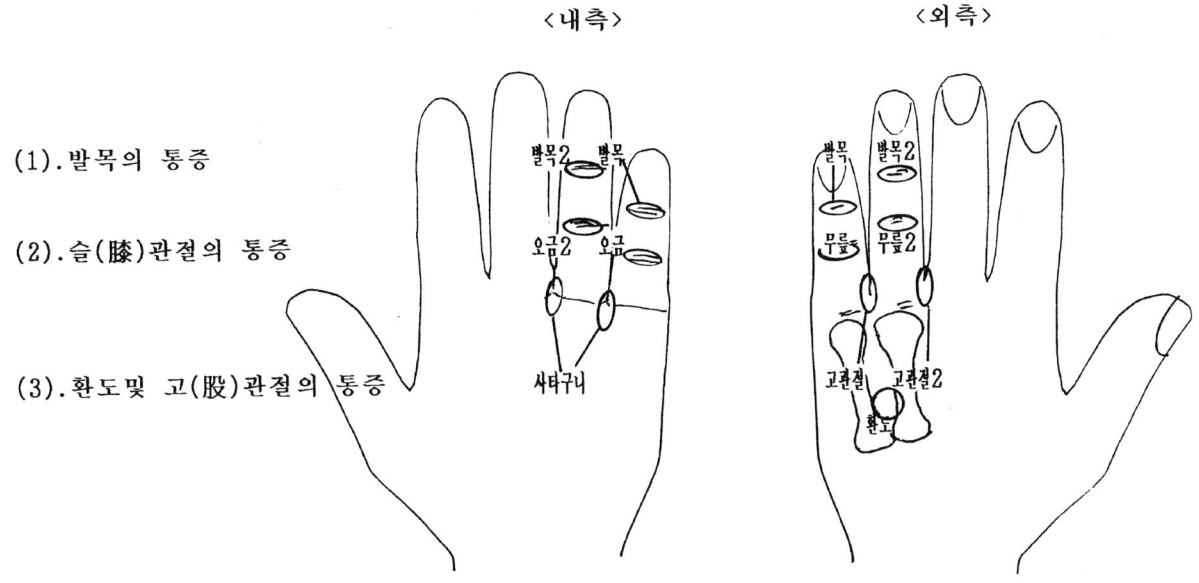

바. 팔과 다리의 상하(上下) 상대성(相對性) 침법(鍼法)의 응용(통합치료)

다리나 팔이 아파 침을 맞으러 가보면 다리가 아프다고 했는데 팔에다가 침을 주고, 팔이 아프다고 했는데 다리에다가 침을 주어 이상하게 생각 해본 경험이 있는 사람이 더러 있을 줄로 안다.
이와 같은 침법을 상대성 침법(相對性 鍼法)이라고 한다.
상대성 침법에서는 좌우 대칭(左右 對稱)이나 상하 대칭(上下 對稱)을 따져 시술하는 것이 일반적인 방법이다.
그런데 상하 상대성 관계 즉 손의 병을 발에서 치료하고자 하는 경우는 그냥 대충 잡아서 하는 것이 아니라 경락학설의 6경 분류(六經 分類)에 따른 같은 경락상(同經)의 위치에서 상하 대칭점을 정하게 된다.
6경분류에 대한 내용이 뒤에 따로 경맥 치료편에서 언급 되었으니 거기를 참고 하기로 하고 상하 상대성 관계는 바로 윗장에서 설명한 제2의 발과 제2의 손을 주로 이용 한다고 하였는데, 제2의 손과 발인 중지와 약지에서 찾아 응용해 보기로 하겠다.

광명침의 손과 발의 상대성 요법을 사용하고자 할때는 제2의 손과 제2의 발이 쓰이게 된다.
즉 손목을 치료하고자 할 때 검지의 손목점과, 중지의 제2의 손목점 그리고 제2의 발인 약지의 발목 상응점에서도 손목과 상응이 되는 치료점을 찾아 손을 치료하게 된다.
이것을 통합 치료(統合治療)라 명명 하겠다.

<상지(上肢)의 통합치료(統合治療)>

(1) 손목의 염좌(捻挫)

(2) 주관절의 테니스 엘보

(3) 견관절의 통증

<하지(下肢)의 통합치료(統合治療)>

(1) 발목의 염좌(捻挫)

(2) 슬(膝) 관절염

(3) 고관절(股關節)의 통증

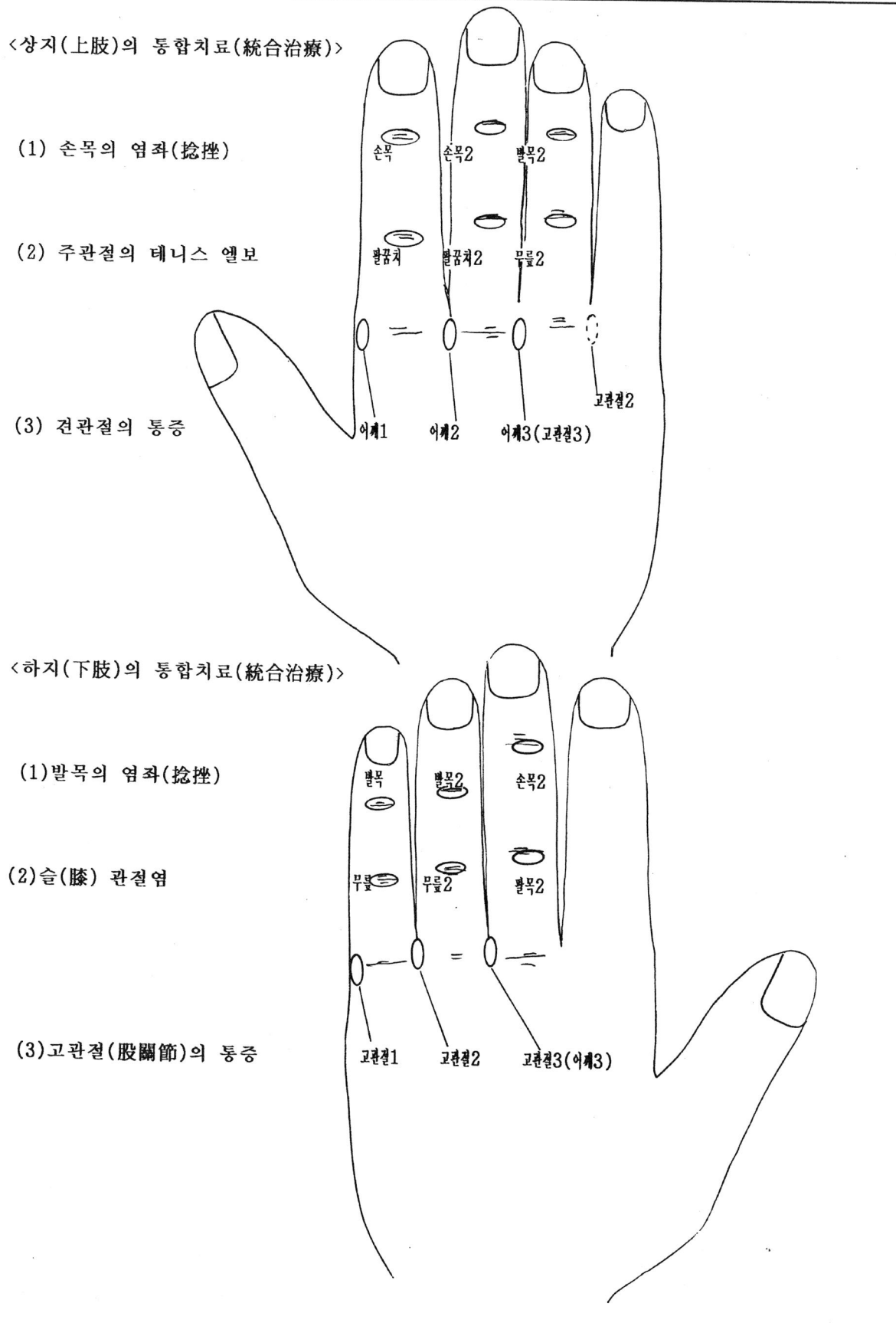

손의 이상을 왜 제2의 다리에서도 그 치료점을 찾아 치료해도 된다는 것일까?
그것은 제2의 손과 제2의 발이 서로 서로 상관도(相關度)가 높기 때문이다.즉 손을 쫙편 상태에서 중지만을 구부려 보려고 한다면 약지 손가락이 따라서 움직이게 된다.
바꿔서 이번엔 약지 손가락만을 움직여 보려고 해 본다면 중지 손가락이 따라서 움직이게 된다.
그러므로 제2의 손과 제2의 발은 서로 서로 긴밀한 상관 관계가 있어서 상하 상대성 침법(上下相對性 鍼法)을 구사 하거나 뒤에 나오는 경맥요법(經脈療法)을 사용할 때도 이를 유용하게 사용할 수 있다.

3.중초(中焦)적 의미의 뇌(腦)인 제 3지(指)와 4지(指)

가.중초적 의미의 뇌(腦)로 상응(相應)되는 중지(中指)

5지(五指)를 오행(五行)과 배당시켜보면 엄지(木),검지(火),중지(土),약지(金),소지(水)가 된다.
여기에서 중지(中指)는 토(土)로서 방위(方位)에 있어서는 중앙(中央)을 의미 한다.
또한 뒷장에 나오는 <광명 손 지압법>과 <광명호흡법>편 중에서 <3지(三指)의 지압(指壓)>과 <3지(三指)의 호흡법(呼吸法)>에서 말하는 중지가 중초적 의미의 뇌와 관련이 있다.

3지의 호흡법이나 3지의 지압법에서 말하는 3지(三指)는 엄지,중지,소지 세 손가락을 말하는데 이를 삼초(三焦)와 관련지을때 엄지는 상초(上焦),중지는 중초(中焦),소지는 하초(下焦)가 된다.
3지 중에서 가운데 위치한 중지(中指)는 중초(中焦)를 의미하고 있고,인체의 후천성(後天性) 특징인 좌우(左右) 대칭성(對稱性)이 형상적(形象的)으로 상응되고, 또 중초는 상초와 하초의 가교(架橋)적인 역할을 담당하고 있다.
그러므로 중지(中指)는 몸의 정중선(正中線)을 상응시킬 수 있다는 뜻이 된다.

실제로 머리를 비롯한 인체의 상부(上部)를 중지와 상응시켜 임상 해보면 *의식적(意識的)인 차원의 질환에 대하여 치료효과가 있어서 <중지를 중초적의미의 뇌(腦)>로 명명하기로 하였다.

나.중지와 더불어 중초(中焦)적 의미의 뇌(腦)가 되는 약지

중지 손가락은 실제 임상반응(臨床反應)에서 대부분의 경우가 약지 손가락 방향으로 치우쳐서 압통반응이 나타나고 있음에 착안하여,반대로 약지의 중지측 방향에서도 압통점을 찾아 치료해 보자 역시 치료가 된 예가 많았다.

이는 중지와 약지가 상관도(相關度)가 높기 때문에 나타나는 현상으로 판단된다.
즉 5지(五指)의 가동실험(可動實驗)에서 중지(中指)만을 구부려 보려고 할때 약지(藥指;네째 손가락)가 따라 움직이게 되고,또 약지 손가락만을 움직여 보려고 하여도 중지가 함께 움직이려는 성향 때문인 것으로 본다.

그러므로 <중초적 의미의 뇌>의 반응은 거의가 중지와 약지가 있는 같은 방향으로 치우쳐서 반응점(反應點)이 나타나고, 치료점(治療點)도 같은 방향에서 취하는 것이 좋다.

약지 손가락에서도 머리나 목, 이목구비(耳目口鼻)에 대한 치료를 행할 때에는 중지측 방향으로 치우쳐서 치료 하라는 뜻이 된다.

그러므로 목이 잠겨 목소리가 잘 안나오고, 침을 삼키기도 곤란한 경우에는 약지의 둘째 마디에서 중지측 방향에서 압통을 찾아 주물러 주거나, 침을 놓거나, 뜸을 떠서 효과를 볼 수 있다.

*의식적(意識的) 차원의 질환과 무의식적(無意識的) 차원의 질환

일반적으로 우리몸에 병이 들게 되면, 그 병에 대항(對抗)하여 나타나는 현상이 표출되게 되고, 이러한 생리적인 결과가 체력(體力)의 감소(減少)나 정서불안(情緖不安) 등이 속발(續發)되어 합병증(合倂症)이 나타나게 된다.

그런데 병의 침범이 외상(外傷)이나 외감(外感;六淫에 의한 병) 등 우리가 의식 중에 일어나는 경우와 내상(內傷;七情에 의한 병), 혹은 내부 장기의 병이나, 혈관(血管)의 병이 서서히 표출되어 의식으로 깨닫지 못한 상태에서 병이 들고, 병든 결과에 따라 질병현상을 알게 되는 경우가 있는데, 이 두가지 유형은 구분하여 임상에 응용하면 보다 훌륭한 치료가 될 수 있다.

예컨대 뇌졸중(腦卒中)으로 쓰러진 사람에게는 무의식적인 반응이 강하게 나타나는 엄지 손가락의 사혈요법(瀉血療法)이 중초(中焦)적 의미의 뇌(腦)인 중지나 약지보다 효율적이다.

그러나 눈병, 치통(齒痛) 등은 중초적 의미의 후천성(後天性) 상응점에서 치료점을 찾는 것이 보다 효과적일 경우가 많다.

그런데 의식적 차원의 병과 무의식적 차원의 병이 항상 상호 배타적(排他的)으로 구분되는 것이 아니고, 시간(時間)의 경과(經過)나 여건(與件)의 변화(變化)에 따라서 수시로 변화하므로 상황에 따라 적절히 판단하여 변증적(辯證的)인 진단(診斷)과 치료(治療)가 되도록 하여야 한다.

의식적(意識的)인 질병(疾病)과 무의식적(無意識的)인 질병(疾病)의 비교(比較)

	의식적 차원의 병	무의식적 차원의 병
발병성향	외상성, 외감성 급성질환	내상성 병, 혈관의 경화나 장기의 기능저하로 나타나는 급/만성질환
대표적인 질환	각종염좌, 감기를 비롯한 열성질환 뇌의 기능적인 이상인 노이로제	뇌졸중, 내장근이 지배하는 불수의적인 장기의 질환, 뇌의 기질적인 이상인 정신병
치료시 착안점	후천성/표출되는 현상제거	근본적 체질적 암시적 상징적 치료
치료 방법	국소치료, 원격치료	전체적인 관점의 치료, 예방의학적 광범위한 치료법 선택

*광명침 뇌와 중초적의미의 뇌의 치료선택

광명침법에서 엄지가 머리가 되는 것은 상징적이면서도 무의식적인 지각반사로 볼 수 있다. 그러므로 무의식적인 병은 반드시 무의식적인 상응이나 형이상학(形而上學)적인 마무리가 요구 된다.

다.중초적 의미의 뇌로 치료되는 예
(1)눈병: 눈 다래끼, 감염성 눈병, 노인성 눈의 기능저하

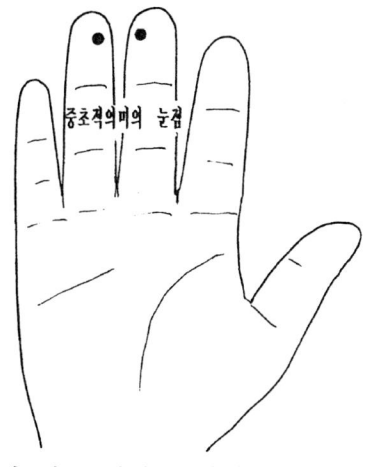
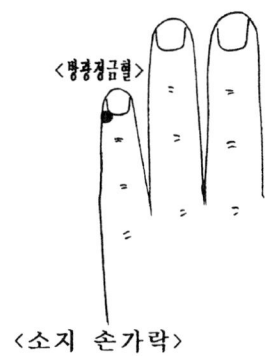

- 눈 다래끼는 눈점과 함께 〈방광정금혈〉에서 사혈을 시켜서 치료한다.
- 노인성 눈의 기능 저하는 손바닥에 광명뜸법을 병행하여 장기간 치료 하면 반드시 좋은 효과를 본다.

〈방광정금혈〉

〈소지 손가락〉

(2)입병: 치통, 입안이 헐어 불편할때, 혓바늘

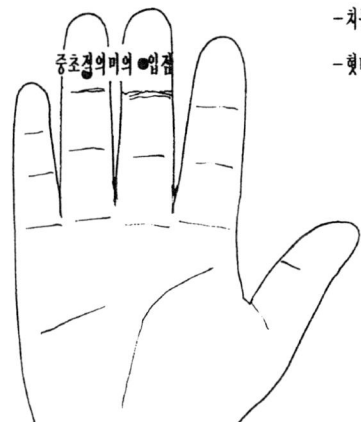
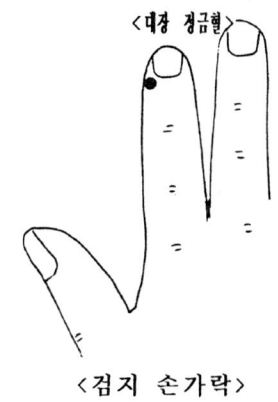

- 치통이나 입안이 헐었을 때는 입점과 함께 〈대장 정금혈〉에서 사혈을 시켜서 치료한다.
- 혓바늘이 생겼을 때에는 입점과 함께 〈방광정금혈〉을 사혈하고, 혀에 행인유나 참기름을 발라주면 더욱 좋다.

〈대장 정금혈〉

〈검지 손가락〉

(3)콧병: 축농증, 코막힘 콧물감기

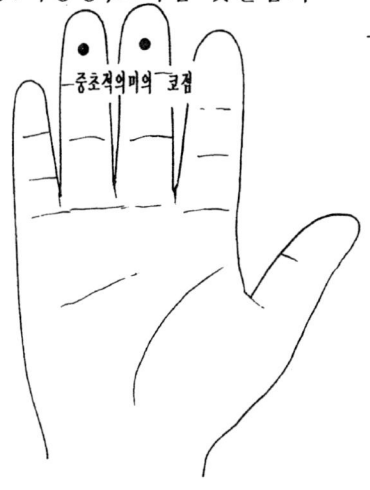
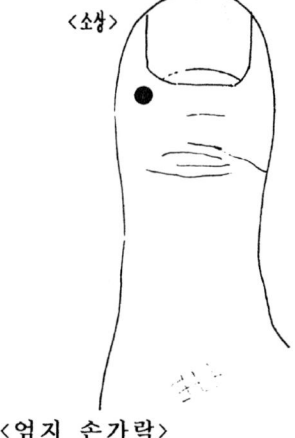

- 코의 병은 코점과 함께 엄지 손가락 〈소상〉에서 사혈을 시켜서 치료한다.

〈소상〉

〈엄지 손가락〉

(4) 편도선염 : 목감기에 의한 편도선염, 감염성질환의 고열로 인한 편도선염

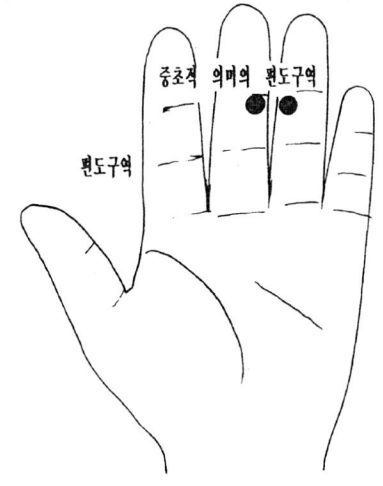

-편도선염에는 편도 구역과 함께 <대장 정금혈>에서 사혈하여 치료 한다.

-만성화된 편도선염은 엄지의 <편도구역>에 자점하여 주어야 한다.

(5) 갑상선염

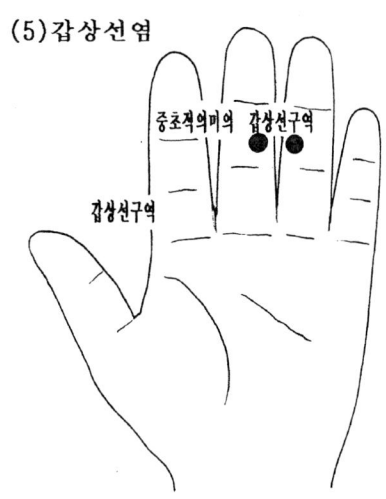

-갑상선염은 <갑상선구역>과 함께 엄지 손가락의 <소상>에서 사혈요법을 병행하여 치료 한다.

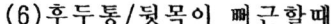

(6) 후두통/뒷목이 뻐근할때

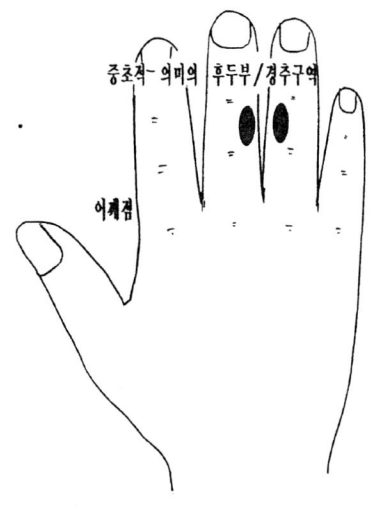

-경추 디스크 등도 같은 방법으로 도움을 볼 수 있다.

-상지 신경통이나 오십견통을 치료할때에는 경추 구역과 함께 검지 손가락의 어깨점을 다스려 주어야 한다

제 2 절. 중수골의 상응

손의 중수골 5개는 인체의 척추(脊椎) 5종류를 순서대로 상응하고 있다.
손의 중수골이란 손을 쥐었을때 손등에 나타나는 부채살 모양의 가운데 손뼈를 말한다.
중수골과 바깥 쪽으로 수지골(手指骨)이 연결되어 손가락이 형성되고, 안쪽으로 수근골(手根骨)이 연결 되어 손목을 형성한다.   <* 손의 골격구조편;제4장 5절 참조 >

손의 상응요법 편에서 삼라만상의 생성과 변화가 비슷한 원리(原理)에 의하여 나타나는 것에 대하여 언급한 바 있는데, 우리 인체도 창조주가 지으심에 있어서 먼저 뇌(腦)와 척추(脊椎)를 중심으로 세웠고, 척추를 중심으로 전면에는 5장 6부(五臟六腑)를 형성하고, 척추에서 좌우로 확장시켜 사지(四肢)를 지으셨다고 볼 수 있다.
신체의 중심이자 대들보가 되는 척추(脊椎)가 다섯개의 손가락과 같이 동양 철학에서의 오행과 일치한 5종류의 척추(脊椎)로 구분이 된다. 즉, 경추(頸椎), 흉추(胸椎), 요추(腰椎), 선추(仙椎), 미추(尾椎)가 그것이다.

-경추는 머리에 충격이 가지 않도록 경추뼈 7개가 전만을 이루어 완충역할(緩衝役割)을 하고있으며, 좌우 상하의 가동(稼動)이 자유로워 안면부에 위치한 5관(五官)의 기능을 증대 시키고 있다.
-흉추는 폐와 심장을 보호하고, 호흡을 돕기 위하여 12개의 흉추에 각각 갈비뼈가 연결된 흉곽(胸廓)을 형성하고 있으며 흉추에서부터 상지가 분화 된다.
-요추는 허리의 전후굴곡(前後屈曲)과 좌우회전(左右回轉)을 용이하게 하기 위하여 5개의 요추로 전만(前灣)을 이루면서 튼튼히 유지 되어 있다.
-선추는 다리와 연결된 장골(腸骨)에 체중을 전달하기 위하여 일체화된 5개의 뼈로 구성 되었다.
-미추는 꼬리가 퇴화된 모습으로 선추 하단에 4-5개가 붙어 있는데 선추와 미추에서부터 하지가 분화(分化) 되었다.
*상지는 흉추에서 하지는 선추와 미추에서 분화되었기에 검지가 팔로, 소지가 다리로 상응 된다.

본 광명침 요법에서 손을 인체로 보고 5개의 중수골을 5종류의 척추로 상응시킴은 인체의 발생학적(發生學的)인 타당성이 있을 뿐 아니라 실제 임상에서 진단과 치료에 유용함을 알 수 있다.
각 중수골의 장기 반응점(臟器 反應點)도 전통적인 경락학설(經絡學說)의 방광경(膀胱經) 상의 유혈론(兪穴論)을 적용 시키거나, <헤드씨>의 척추감각신경(脊椎感覺神經) 분포영역(分布領域)을 적용해 보면 각 장기(臟器)와 상응되는 중수골 위의 반응점을 쉽게 찾을 수 있으리라 본다.

1. 제1중수골은 경추(頸椎)의 일부와 흉추(胸椎)의 일부를 상응한다.
목뼈 즉 경추는 7개의 뼈가 상하로 쌓여져 있다. 제 1경추는 두개골을 둥그런 모양을 하고 잘 받치고 있어서 환추(環椎)라고 하고 그 아래 제2경추를 목의 좌우 회전을 용이롭게 하는 구조로 되어 있어서 축추(軸椎)라고 하며, 경추중 가장 아래에 위치한 제7경추인 대추(大椎)는 두개골과 경추를 바쳐주는 흉추와 굳은 관절로 연결되어 있어서 경추 이면서도 흉추와 일체가 되어 있는 관계로 좌우 회전에 제한점이 있다.
바로 그 위에 놓인 6경추는 융추(隆椎)라고 하며 경추 고유의 기능인 좌우의 회전이 용이롭다.

광명침 상응요법에 있어서의 경추는 엄지측 수지골(手指骨)의 기절골(基節骨) 부분 이라고 보고 있으나 원격치료의 특성상 *<비약과 축소의 원리>들을 준용하여 경추1번-6번이 엄지측 기절골이며, 엄지측 중수골은 제7경추(大椎)와 경추를 받쳐주는 흉추 3번까지를 포함한 확장된 경추로 본다.

*원격치료(遠隔治療)의 원리-비약(飛躍)과 축소(縮小)의 원리의 착안 사항.
1. 물질계의 최소 단위인 핵을 중심으로 궤도 운동을 하고 있는 분자계와 우주에서 항성을 중심으로 위성이 궤도 운동을 하고 있는 우주계는 서로 유사성이 있음.
2. 전파의 송신과 수신에서 라디오의 안테나는 송신측과 비슷한 주파수를 찾아 공진되어 수신됨. 우리 인체에서도 한 지체의 형성은 다른 지체에서 비슷한 유용한 암호가 있으며, 반대로 어떤 작은 부분을 자극하여 그와 공진 되는 인체의 특정부분을 움직일 수 있음.

*엄지 손가락은 중수골 위에 기절골 말절골로 형성 되어 있어서 다른 손가락과는 달리 중절골이 없는 것이 특징이다.

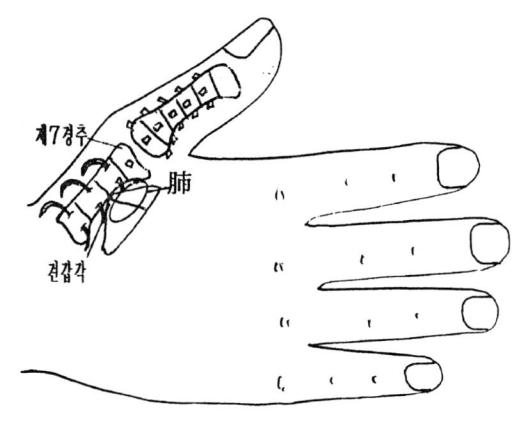

그러므로 광명침에서의 제1중수골은 경추7번 이하 흉추 견갑극이 있는 흉추 1,2,3번을 포함 하고 있다고 말할 수도 있고, 근육계로서는 경추를 받치고 있는 승모근의 상단을 포함 한다고 말할 수 있다. 장부 소속 관계로는 폐의 기능에 영향을 줄 수 있는 폐유(방광경의 유혈로서 제2. 흉추 옆 1촌5푼 점)로 보며 신경학적으로는 뇌신경의 일부와 미주신경을 비롯한 자율신경의 영향권으로 보아 전신을 통제하고 조절하는 중요한 구역으로 본다.
*이 구역은 좌우의 폐(肺)에 대한 반응구역이다.

<제1중수골은 경추와 흉추의 일부>

2. 제2 중수골은 흉추 4번부터 흉추 12번까지를 표상하고 있다.

제2중수골이 표상하는 장기는 등부분의 *유혈론(兪穴論)에 입각한 제5흉추부의 심장(心臟)과 제9 10 11 12흉추부의 간장(肝臟), 담(膽), 비장(脾臟), 위장(胃腸)의 상응점을 갖게된다.

상응되는 부위는 척추의 고도에 따라 수근(手根)부 부터 수지(手指)부 방향으로 분포 되어 있으며, 장기의 배당은 제2 중수골과 제3 중수골 사이에 배당되고, 좌우의 배당은 좌측 손에는 좌측 장기가 우측손에는 우측 장기가 배당된다.

<좌측손(심장과 비장,위의 분문)>   <우측손 (간장과 담,위의 유문)>

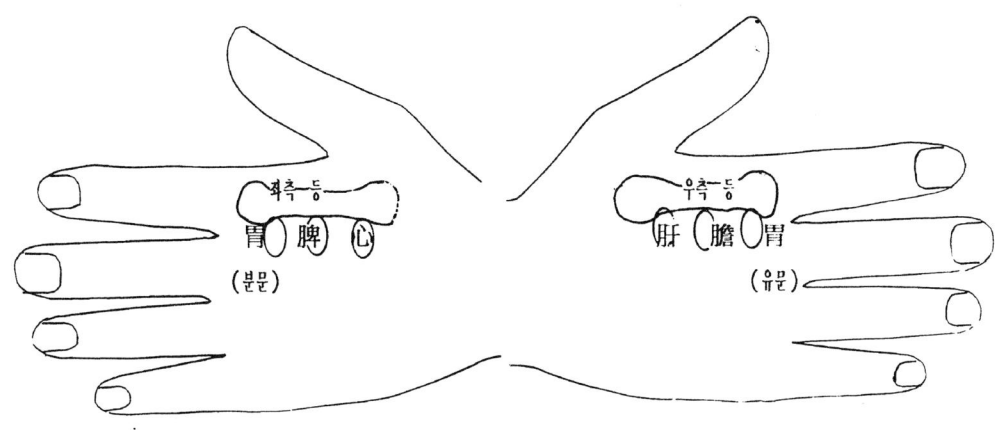

*유혈론(兪穴論):
본광명침의 이론을 전개함에 있어서 배부유혈(背部兪穴)을 그 장기의 압진점과 치료점으로 정하기로 하고 손에서도 중수골 하단(下端:중수골과 중수골 사이 함요처)의 위치를 전통경락 학설상의 방광경 유혈(兪穴)과 관련하여 배당시켜서 진단및 치료를 하는 이론.

<배부유혈(背部兪穴)과 척추고도(脊椎高度)와 중수골(中手骨)의 구분>

배부유혈(背部兪穴)	척추고도(脊椎高度)	중수골(中手骨) 하단		장기 상응
		좌측	우측	
폐유(肺兪)	흉추(胸椎) 3	중수골 1	1	좌우의 폐
궐음유(厥陰兪)	4	(中手骨)1	1	흉곽전체
심유(心兪)	5	2		심장
간유(肝兪)	9		2	간
담유(膽兪)	10		2	담
비유(脾兪)	11	2		비장.췌장
위유(胃兪)	12	2	2	위의 분문과 유문
삼초유(三焦兪)	요추(腰椎) 1	3	3	소화관2
신유(腎兪)	2	3	3	좌신 우신
대장유(大腸兪)	4	3	3	하행/상행결장
소장유(小腸兪)	선추(仙椎) 1	4	4	소화관1
방광유(膀胱兪)	2	4	4	방광

3. 제3중수골은 요추 전체를 함축할 수 있다.

제3중수골은 요추 1번부터 요추의 끝번인 5번 요추까지를 표상한다.
위로는 흉추와 이어지고 아래로는 선추와 요선관절(腰仙關節)을 이루며 연합 된다.
소속장부의 표상도 요추2번의 좌우측 신장(腎臟)과 요추 4번의 대장(大腸)즉 좌측은 하행(下行) 결장과 S상결장을 우측은 상행(上行) 결장과 회장(廻腸)과 맹장(盲腸)을 표상한다.
　　　<좌측손(좌측 신장.신,하행결장)>　　　<우측손(우측 신장.명문,상행결장)>

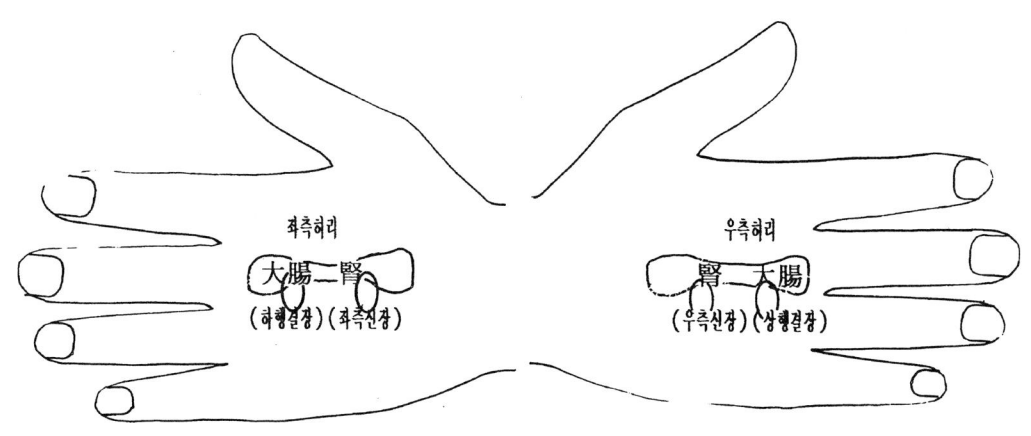

4. 제4중수골은 선추를 표상한다.

선추는 척추로부터 체중(體重)을 지지하는 선골(仙骨)과 여기에 걸리는 체중을 양다리에 전달시키며 복부(腹部)의 각 장기를 떠받고 있는 장골(腸骨)과 관절을 이루는 이음매부분 즉 *선장관절(仙腸關節)이 있다.

***선장관절(仙腸關節)**:선골과 장골이 연결된 관절면으로서 아주 강하고 딱딱한 면으로된 체중축수부(體重畜受部)와 그 이면(裏面) 하단에 형성된 매끄럽고도 부드러운 면이 있는 이중 구조로 된 관절이다.
딱딱한 면인 체중 축수부는 말 그대로 체중을 지탱하기 위하여 선골과 장골이 일체화(一體化)된 구조이며,매끄러운 면은 선골 하면과 미골이 보다 부드럽게 형성(形成)되어 있어서, 호흡과 함께 조금씩 전후로 움직일 수 있도록 되어 있다.
이 관절이 정상 상태를 벗어나 변위를 일으키면 신체 전체의 균형이 깨어지게 되어 심신불안이나 편마비,그리고 척추디스크를 비롯한 심각한 병변의 원인이 된다.

제4중수골이 표상하는 장부소속은 유혈론에 입각하여 소장(小腸)과 방광(膀胱)이 이에 해당 되고 좌골신경통(坐骨神經痛)의 〈환도〉도 이 점에서 잘 나타난다.

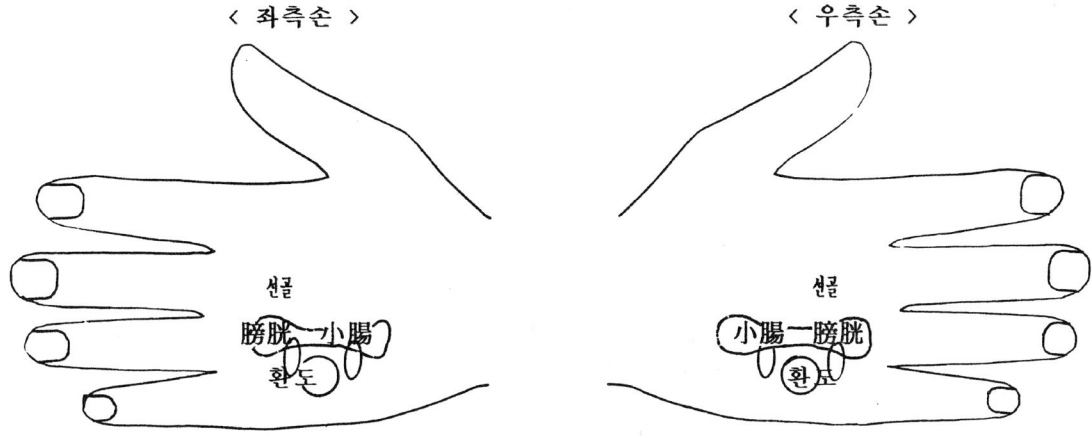

5. 제5중수골은 미추(尾椎)를 표상한다.

미추는 꼬리 뼈로서, 어류에 있어서는 꼬리 지느러미에 해당 되어 전진할때 크게 이용되고, 육지에서 살아가는 동물에게는 운동기로서의 기능은 퇴화하였고 뇌척수액(腦脊髓液)의 흐름과 관련한 어떤 기능을 무의식적으로 하고 있는 듯하나 아직 단정 되지는 않았다.

인간에 있어서 꼬리뼈는 직립보행(直立步行)과 연관되어 꼬리가 퇴화 하여 몸 속으로 들어와 미골단(尾骨端)이 되었다. 그러나 외부적인 손상이나 자세의 뒤틀림으로 꼬리 뼈가 손상되어 있다면 원인을 알 수 없는 요통이나 두통이 병발하여 일상 생활에서도 불편을 느끼게 된다.

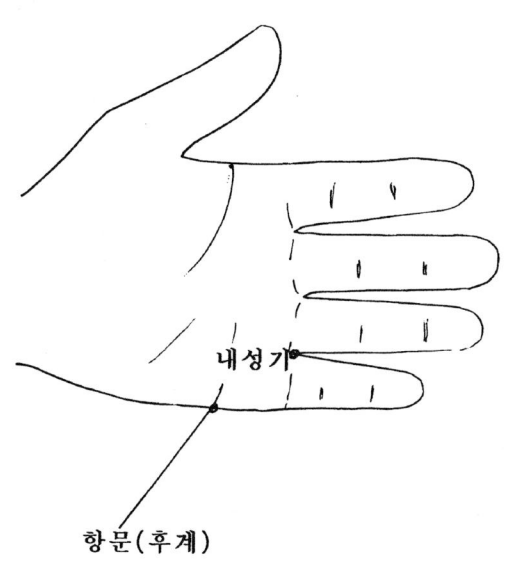

해부학적(解剖學的)인 관점에서도 꼬리뼈는 천결절인대(薦結節靭帶)등으로 잘 부착 되어 있고, 상기 제4 중수골과 선골의 설명에서도 언급 되었듯이 선장(仙腸)관절의 체중축수부(體重畜受部) 안쪽 하단의 부드러운 관절면(關節面)이 미골과 함께 미세하지만 전후의 유동성이 주어져서 인간의 호흡 특히 복식호흡과 관련하여 뇌척수액의 흐름과 순환에 도움을 주고 있다. 즉 숨을 들이 마시는 동작이 미골단을 전방으로 미끌리게 하여 척추관내의 척수액을 척수관 뒷쪽으로는 내려오게 하고, 척수관 전면으로는 올라가게하는 일종의 순환펌프 작용이 되어 뇌와 척수가 새롭게 유지 된다는 학설이 있다.

미골인 제5중수골은 어떤 장부를 표상하고 있지는 않지만 제5중수골 하면(下面)에 인접하여 직장(直腸) 및 항문(肛門)이 있다.

또 제4-5중수골이 수지골측에서 갈라진 부분 즉 약지와 소지가 갈라지는 부분의 손바닥 쪽에 남녀의 외성기(外性器)와 요도(尿道)가 상응되어 있다.

지금까지 중수골을 기준으로 하는 장기나 신체의 특정 부위들에 대한 상응을 개략적으로 설명해 보았는데 이와같은 상응점의 배당 원칙들을 제시해 줌으로서 독자들의 창의적인 연구 학습을 돕고자 한다

제 3절. 손의 중수골과 신체의 장부(臟腑) 상응(相應)의 원칙

광명침 상응요법에서는 태아(胎兒)가 자궁내(子宮內)에서 머리와 팔다리를 구부리고 있는 상태를 성장한 손의 형상과 비유한 것으로 엄지 손가락은 태아의 머리를, 검지와 장지는 두팔을, 소지와 약지는 두발을 상응시키고 있다.

또 중수골 하단에 배당된 각 장기(臟器)의 상응은 척추(脊椎)의 고도(高度)에 따라서 등(背部)에 분포된 유혈(兪穴)을, 손등의 중수골의 고도에 따라서 각 장기(臟器)의 상응점으로 배당시켰다.

또 손바닥은 태아의 탯줄을 중심으로 제대권(臍帶圈)으로 명명하여 제대는 태아 때의 신장 간 심장 폐 등의 기능을 맡고 있는 것으로 보았다.

그러면 지금부터 중수골과 신체및 장부의 상응원칙을 알아보기로 하겠다.
가). 장부의 좌우 편제를 중시하여 장부 상응을 정하였다. 예컨대 심장, 비장은 좌측 손에 간은 우측 손에 배당 하였다.
나). 손등 쪽은 신체의 등과 비유하였고 특히 중수골이 있는 부위를 제2중수골 부터 제5중수골까지를 손목 방향에서 부터 시작하여 척추고도를 정하여 각 중수골 하면에 전통 경락학설의 유혈의 위치와 비교하여 각 장기의 상응점을 정하였다.
예컨대, 제2중수골 수근부가 제4흉추이고 수지골 쪽으로 내려가면서 흉추 5번(심장) 6번 7번 8번(췌장) 9번(간장) 10번(담) 11번(비장) 12번(위장)이 된다.
또 제3중수골 수근부 부터 요추 1번 2번(신장)이 되며, 수지골 쪽이 요추 4번(대장) 5번이 된다. 이를 다른 각도로 설명해 보인다면 제2-5중수골을 가로로 놓고 가로로 쓰여진 글자를 읽어 내려가는 순서로 척추고도의 유혈순서가 되는 것이다(수근부에서 수지부 쪽으로).
다). 그런데 엄지측 중수부는 머리가 손끝마디에 있으므로 손끝에서 부터 수근부 쪽으로 흉추고도가 정해지게 된다. 예컨대 엄지 손가락과 연결된 중수골 부분이 대추(경추7번)와 흉추 1번이 되며 수근골과 연합된 부분이 흉추 2-3번(폐)에 해당된다.
*엄지측 중수골과 그 밖의 중수골과의 상응점 배당 순서가 서로 다르다는 것을 유념하여야 한다.

라).중수골과 장기의 배당을 적용함에 있어서 중수골 하단의 골면이 유혈점(兪穴點)이 되고 유혈점 부근이 그 장기의 상응 구역이 된다.

예컨대 제2중수골(흉추4번-흉추12번)의 장부배당은 제2.3중수골 사이에 존재하는 상응 구역인데 엄밀히 말하면 제2중수골 바로 아래 측면에 유혈점이 있고 제2.3중수골 사이에서 압통점으로 나타나는 그 범위가 상응구역을 차지하고 있다는 뜻이 된다.

〈중수골 좌우측 손의 상응도〉

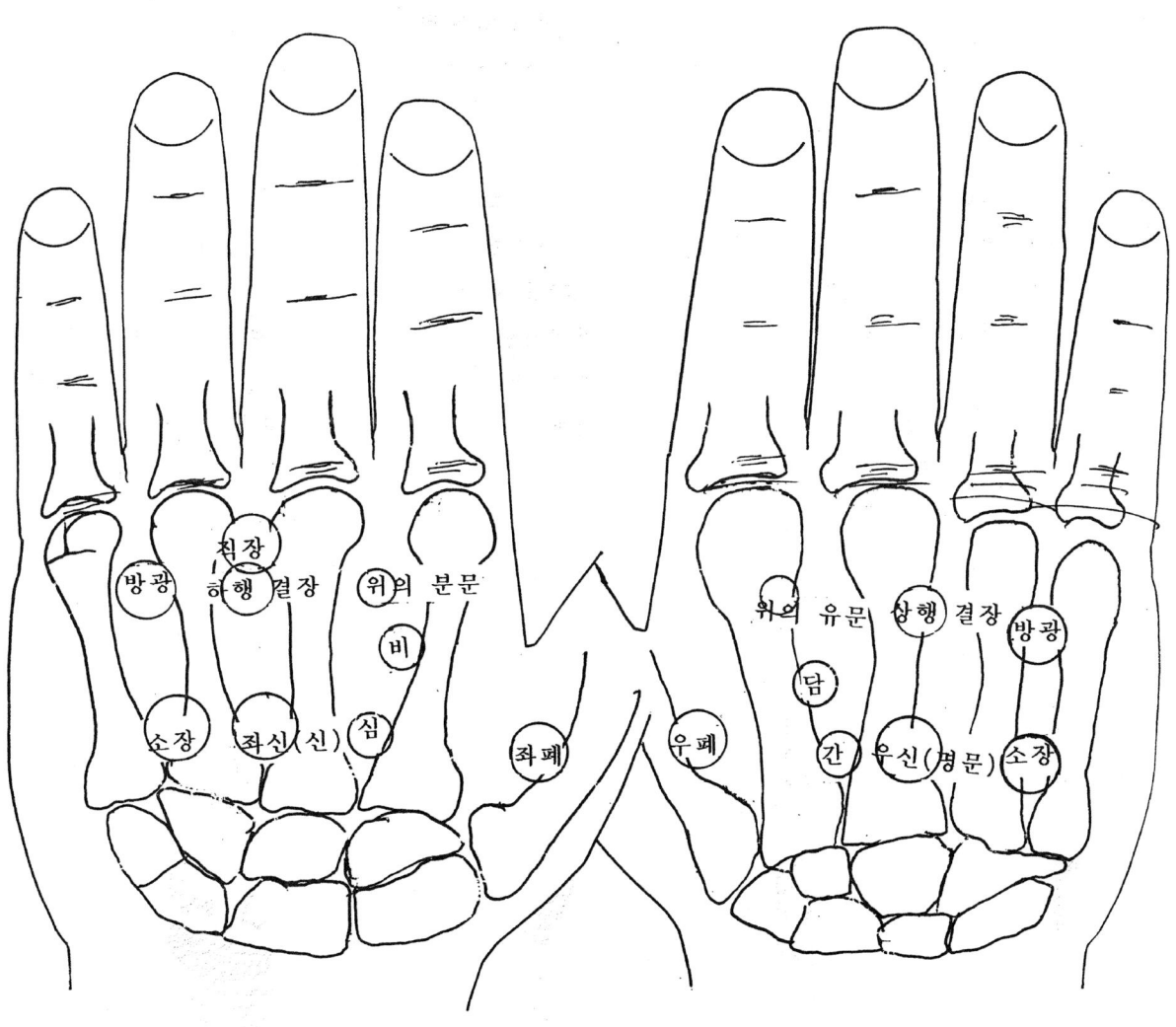

〈좌측 손〉   〈우측 손〉

제 4절. 손 바닥의 삼초상응점(三焦相應點)

광명침에서의 손바닥은 인체의 흉부(胸部)와 복부(腹部)와 하복부(下腹部)를 상응한다고 하였다.
또 본 광명침의 상응요법에서는 인간의 태반(胎盤)때의 모습에 따라 머리와 팔 다리가 엄지 손가락과 사지로 상응되고, 척추(脊椎)의 5가지 구분에 따라 중수골의 5개가 배당 된다고 하였다.
태아에 있어서 각 장기(五臟六腑)라는 것은 많은 부분을 모태(母胎)에 의존하기 때문에 각 점들을 정하여 여기는 태아 때의 어느 장기라고 명명하기는 참으로 곤란하다.
또 태아 때에는 상초(上焦)와 중초(中焦)와 하초(下焦)의 기능이 거의 구분되지 않고 모체(母體)에 의존하여 복부의 장기들과 함께 통합적으로 작용된다.
그렇기 때문에 손바닥에서 정하는 삼초구역은 동양 의학의 특징인 삼초(三焦)의 개념을 상(上) 중(中) 하(下)의 위치개념으로 적용시켜서 손바닥의 상응관계를 제시한다.

1. 삼초(三焦)의 발생학적(發生學的)인 고찰

옛날 그리스의 아리스토텔레스는 <받아들이고 내보내는 일을 하는 것이 생물이다.>라고 말했다.
실로 우리는 생명을 유지하기 위해서 폐(肺)에서는 산소를 비롯한 천기(天氣)를 받아 들이고, 장(腸)에서는 3대 영양소(營養素)를 비롯한 곡기(穀氣)를 받아 들인다.
이와 같이 받아들인 기혈을 온몸에 잘 분배하고 에너지로 바꾸는 기화작용(氣化作用)을 통해서 생명을 유지하고, 또 새로운 것을 받아 들이기 위하여 내어보낼 것들을 내보내는 일이 있게 된다.
우리몸의 소화기나 호흡기나 순환기, 그리고 배설기를 동물에 있어서 장관(腸管)의 발달과정을 살펴 보면서 생각해 보면 이들 각 기관이 하나의 관(管)로 부터 분화(分化) 되었음을 알게되고, 그 기능적인 역할에 통일성(統一性)이 있음을 알게 된다.
이와 같은 발생학적인 고찰은 아직껏 명확하게 규명하지 않는 삼초의 개념을 이해 하는데 도움이 되리라 본다.

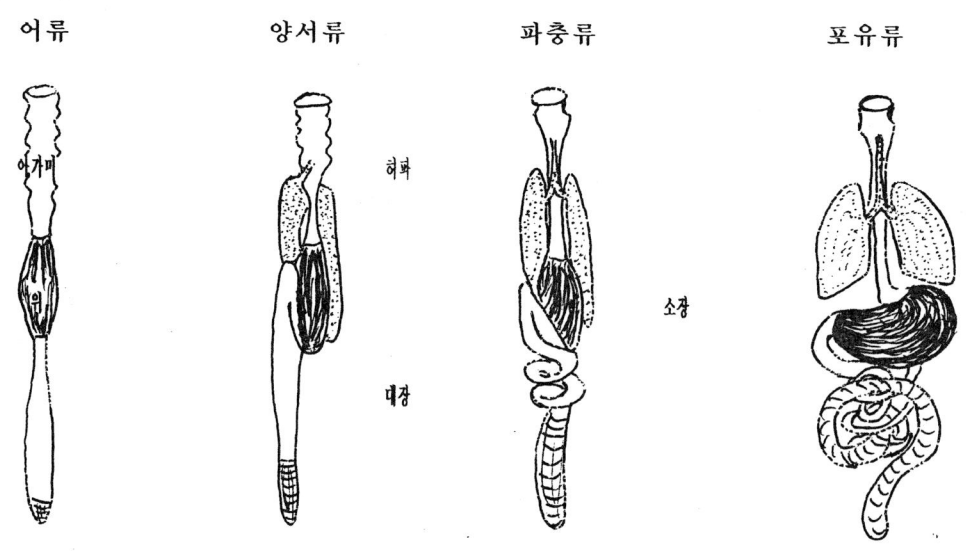

< 동물의 종(種)에따른 장관(腸管)의 발달과정(發達過程) >

<장관(腸管)으로 부터 분화(分化)된 삼초의 의미>

가. 장관의 1차적인 분화.

　장관의 발달과정을 살펴보면 복잡한 구조를 갖추고 있는 우리의 오장육부(五臟六腑)도 사실은 하나의 장관에서부터 발달 되었음을 알 수 있다.

　장관 앞부분이 발달되어 만입된 공기주머니로 폐(肺)가 되었고(상초의 기초), 장관의 중간부분이 복잡한 소화기(消化器)로 발달되었고(중초의 기초), 장관의 끝 부분이 대장(大腸)으로 발달된 것으로(하초의 기초) 장관(腸管)의 1차원적인 분화를 이해할 수 있을 것이다.

나. 상초의 분화.

　폐가 보다 원활한 활동을 하기 위하여 횡격막(橫隔膜)과 갈비뼈가 형성되어 흉곽(胸廓)을 이루고 뼈와 근막(筋膜)으로 잘 보호된 흉곽 내에 심장이 위치하여 폐와의 가스교환을 쉽게하고 온 몸으로 기혈(氣血)을 잘 공급 되도록하고 있다.

다. 중초의 분화.

　소화관의 흡수기능(吸收機能)을 증대시키기 위하여 위장(胃腸)의 하단에 간장(肝臟)과 췌장(膵臟)을 형성하여 소화관을 통하여 연결케 하였으며, 순환계의 일부인 비장(脾臟)을 위(胃)의 뒷편에 남아 있도록 하여 위의 소화 흡수시 도움이 되게 하였고(비장은 순환기계에 속하지만 소화기에 대한 혈액 조절작용도 있다), 또한 소화흡수된 물질의 해독(解毒)을 위하여 간장에 정맥(문맥)을 연결하여 두었다.

라. 하초의 분화.

　모든 배출은 새로 받아 들이기 위하여 필요한 것이며, 새로운 탄생을 위해서도 필요한 것이다. 장관의 마지막 부분인 대장은 소화물질의 찌꺼기를 배출(排出)한다.

　이와 곁따라 심장(心臟)으로 부터 온몸에 공급된 혈중의 노폐물을 걸러내어 대장(大腸)과 함께 체내(體內)의 수분량(水分量)을 조절하는 신장(腎臟)을 등에 바짝붙여 형성시키고, 그 하단에 방광(膀胱)을 형성 하였으며, 이와 비슷한 위치에 남(男)과 여(女)를 구분지어 정소(精巢)와 난소(卵巢)를 형성하였다.

2. 삼초의 역할과 위치

가. 넓은 의미의 중초(탯줄이 연결된 곳)의 역할과 위치

　사람에 있어서 탯줄이 연결된 곳이 바로 배꼽인데 배꼽은 복부(腹部) 중앙(中央)에 있다.

　그래서 배꼽의 위치를 손바닥의 중앙점 즉 <중초 구역>에 정하였다.

　중초 구역은 주먹을 가볍게 쥐었을때 중지 손가락 끝이 닿는 부분이다.

　중초의 기능은 모태로부터 영양을 받아 들이는 위(胃)와 비(脾)의 기능을 대행 하며, 또 태아가

성장과 분화시에 부산물(副産物)로 생성되는 노폐물질(老廢物質)을 버리기도 하는 폐(肺)와 신장(腎臟)과 대장(大腸)의 기능을 대행한다.

나. 넓은 의미의 상초의 역할과 위치

태아에 있어서의 상초란 잠재적으로 작용하는 뇌(腦)와 탯줄로부터 공급받는 모태의 혈(血)을 분배하여 기화(氣化) 시키는 작용이라 하겠다.

물론 상초에 해당되는 장기(臟器)를 생각 한다면 심장(心臟)과 폐(肺)를 의미 하지만, 상초에 해당되는 부분을 말할 때는 머리와 상지(上肢)를 포함하여 말할 수 있다.

또한 출생후의 신체 구간으로 분류 한다면 상초는 횡격막(橫隔膜) 상(上)에 있는 장기와 상체(上體)로 구분 된다.

광명침요법에서 상초구역의 위치는 엄지측 중수골 내측 중앙이 된다.

다. 넓은 의미의 하초의 역할과 위치

태아에 있어서의 하초란 그 의미가 축소(縮小) 되어 나타난다.

중초에서 받아들인 땅의 곡기(穀氣)를 혈로 변화시켜 이를 상초의 힘을 빌어 온몸에 산포시켜서 돌게한 후, 하초는 온몸의 구석 구석에서 노폐물질을 모아 배출하고, 또 진기(眞氣)를 모아 저장하며 그 일부는 정기(精氣)로 화(化)하게 하는 기능을 한다.

광명침요법에서의 하초구역의 위치는 소지측 중수골 내측 중앙이 된다. 달리 말하면 주먹을 쥐었을 때 소지 손가락 끝이 닿는 부분이 하초구에 해당된다.

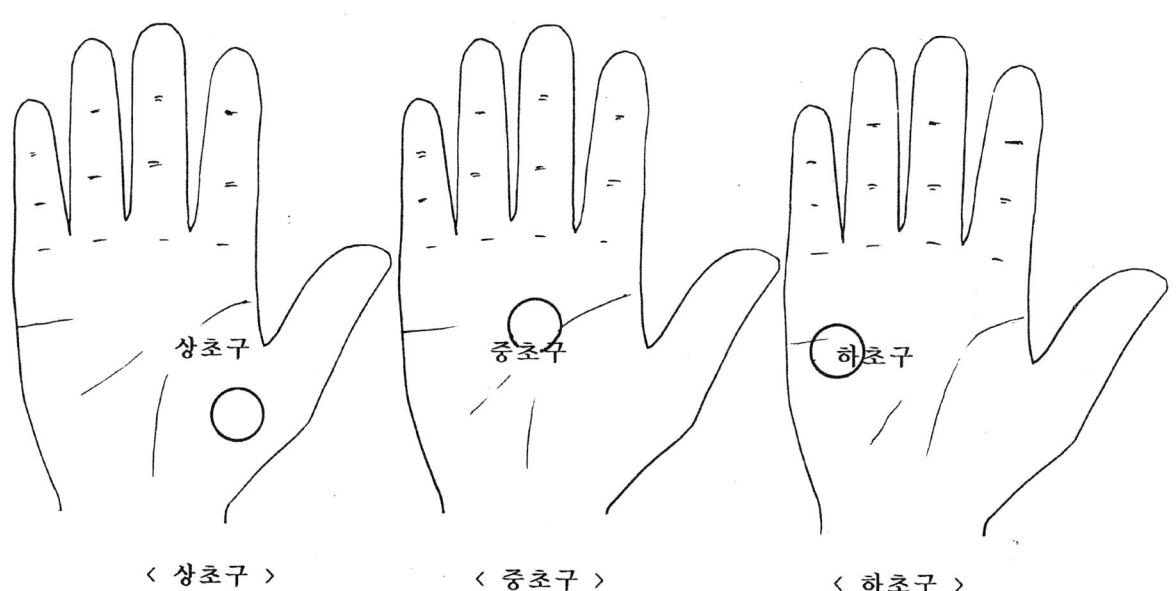

< 상초구 >　　　　< 중초구 >　　　　< 하초구 >

3.광명침 삼초구(三焦區)와 사지(四肢)와의 관계

가.상초구는 머리와 팔을 포함하므로 머리인 엄지와 팔인 검지에 영향을 준다.
나.하초구는 다리를 포함하므로 다리인 소지에 영향을 준다.
다.중초구는 상초와 하초의 가교적인 역할로 상하지의 가교적인 역할이 있는 제2의 팔과 제2의 다리인 중지와 약지에 영향을 준다.

제5절. 광명침 상응요법의 압통즉요법(壓痛卽療法)

우리 인체의 어떤 부분이 아프거나 장기(臟器)에 병이 생기면 그 아픈 곳과 관련된 상응부분(相應部分)에도 눌러보면 아픈 자리가 발견된다.바로 이점을 압통점(壓痛點)이라 하고,이 압통점을 잘 다스려서 압통점이 소실(消失) 되도록 해보면 아팠던 장기나 신체의 부위가 자기도 모르는 사이에 치료 되었음을 알게 된다.
이와 같은 압통점(壓痛點)은 진단점(診斷點)도 되고, 바로 그 자리가 치료점(治療點)도 된다는 이론으로 광명침요법에서는 이를 <압통 즉 요법>이라 명명하겠다.
(*전통 경락학설에서는 이를 경락진찰법(經絡診察法)과 경락치료법(經絡治療法)이라고 한다.)

이 경락진찰과 치료의 원리는 본 책자 <제6장 침치료의 원리>편을 참고 하기 바라며,여기서는 광명침의 상응요법을 압통점과 관련하여 치료하는 방법을 소개 하기로 하겠다.

1.좌우구분(左右區分)이 명확한 장기(臟器)의 압통즉요법(壓痛卽療法)

광명침 상응요법에서는 왼쪽에 치우친 장기의 반응은 왼쪽 손에 오른쪽에 치우친 장기의 반응은 오른쪽 손에 잘 나타난다.
태아 때의 모습을 상응하는 광명침 상응요법에 있어서,좌우측 손 모두다 머리와 팔다리를 안으로 숙여 웅크리고 그 안에 장기들을 담고 있는 모습이 바로 우리가 두손을 부드럽게 쥐고 있는 모습과 비유 된다고 하였다.
이때 좌측으로 치우친 장기는 주로 좌측 손에 우측으로 치우친 장기는 주로 우측 손에 감싸졌다고 생각하고 이와 같은 형상(形象)은 우리 인체는 좌우를 합해야 비로소 온전하게 인체를 구성하고, 또 좌우의 균형과 변화를 얻을 수 있는 것이라고 생각할 수 있다.

<좌우로 치우친 장기(臟器)>
가.좌폐(左肺)는 2엽이요 우폐(右肺)는 3엽이다.
나.심장(心臟)은 좌측으로 치우쳐있고 대동맥궁(大動脈弓)은 우측으로 구부러져 있다.

다. 횡격막(橫隔膜) 아래에 있는 간(肝)과 담(膽)은 우측(右側)에 편재해 있다.
라. 위(胃)와 췌장은 좌측에 편재해 있다.
마. 두 개가 있는 신장(腎臟)도 좌측이 우측보다 약간 위에 위치해 있고 그 크기도 약간 크다.
바. 대장에 있어서도 우측에서는 상행결장(上行結腸)이 시작되어 올라가고 횡행결장(橫行結腸)은 좌우를 횡단하며, 좌측 아래로 하행 결장(下行結腸)이 내려가 S결장을 지나 직장(直腸)과 항문(肛門)으로 이어진다.

인체의 구성의 특징을 살펴보면 좌우가 대칭(對稱)인듯하나 정확한 대칭이 아니고, 폐나 신장처럼 두개가 있는 장기도 위치나 크기 등이 조금씩 차이가 있다. 이와같은 좌우의 치우침은 어떤 변화의 실마리를 주고 있음을 의미 하기도 한다.

그러므로 좌우측 어느 쪽이 더 아프게 느낀다면 바로 그 방향(方向)이 양성화(陽性化)된 병소(病所)로 보고 그곳을 먼저 치료해야 할 것이며, 그 방향에 대한 병이라고 판정(判定)해야 한다.

즉 좌측에서 반응이 나타나면 좌측 장기의 병이 되고, 우측에서 반응이 나타나면 우측 장기의 병이 된다.

그렇다면 어떠한 방법으로 좌우 장기의 병을 알아내고 치료에 응용할수 있는가(?)

2. 좌우 장기의 질병(疾病) 진단(診斷)및 치료법(治療法)

가. 손등 중수골 장기 상응점에서 좌우수의 똑같은 부분을 동시에 똑같은 힘으로 눌러 보아 좌우의 편차(偏差)를 알아 낸다.
나. 한쪽이 유난히 아프다면 바로 그곳이 상응하는 장기의 이상임을 진단한다.
다. 장기의 이상을 실제로 복진(腹診)이나 문진(問診)등으로 확인한 후 뒤에 언급되는 치료편에 따라 치료 한다.
라. 바로 아프게 느끼는 그곳이 아프지 않도록 여러가지 방법의 자극(刺戟)을 가(加)하거나 경맥(經脈)이나 오행(五行)을 이용한 고차원적인 치료방법(治療方法)을 적용해 본다.
마. 치료 도중 가끔씩 아팠던 반응점의 통증변화(痛症變化)를 감지(感知)하여 치료의 진행 상태를 파악한다.
바. 다른 장기의 이상(異常)도 순차적(順次的)으로 확인하여 치료해 나아간다.

그런데 위와 같은 좌우차를 비교하여 진단하기 곤란한 경우도 있을 수 있는데, 예를 들면 한쪽만의 감각이상(感覺異常)은 정확한 진단을 흐리게 한다.

3. 좌우 편차(左右偏差)로 병을 알아내기 곤란한 경우

만약, 한쪽 손이 심히 아프거나 혹은 마비증상(麻痺症狀)이 있을 경우에는 이와같은 진단법은 정확도가 떨어지게 되므로 문진(問診)이나 복진(腹診) 맥진(脈診) 시진(示診)등을 이용하여 진단하여야 한다.

중수골(中手骨) 장기(臟器) 진단(診斷)이 곤란한 경우는 다음과 같다.
 가. 한쪽 손을 다쳐서 아프거나 감염(感染)등으로 부어 있는 경우는 장부(臟腑)의 이상과는 별도로 아픈쪽이 과민(過敏)하게 반응한다.
 나. 경항통(頸項痛)이나 견비통(肩臂痛)등으로 한쪽의 상완신경(上腕神經)의 전도(傳導)가 원활하지 못할 때.
 다. 중풍(中風) 편마비(偏麻痺) 등으로 좌우의 감각(感覺)차이가 있을때.

4. 압통 즉 요법(壓痛 即 療法)의 현상이 뚜렷한 여러 신체부위

신체의 거의 모든 부분이 아프거나 병이 들면 그와 상응하는 부분에서도 압통이 양성(陽性)으로 나타나고 심지어는 어떤 부위가 부어 있을 때에는 그와 상응하는 부위도 부어있고, 울혈(鬱血)이 있으면 그 상응부위도 울혈이 되어 자침(刺針)후 발침(拔鍼)시 다른 부위와는 달리 그 부위에서 출혈(出血)되는 예도 많이 보게 된다.

특히 압통즉요법이 잘 적용되는 예는 사지(四肢) 즉 손과 팔의 통증이나 발목의 삠 무릎관절통 어깨의 통증 허리및 고(股)관절의 통증 등이다. 또 얼굴의 병에 대해서도 잘 나타난다.

그리고 중수골 사이의 각 장기의 이상에 대해서도 비교적 양성반응을 해주고 있다.

제 3 장

광명침의 경맥요법과 오행처방
(經脈療法)　　　（五行處方）

제1절. 광명침의 경맥요법(經脈療法)

제2절. 광명침의 오행처방(五行處方)

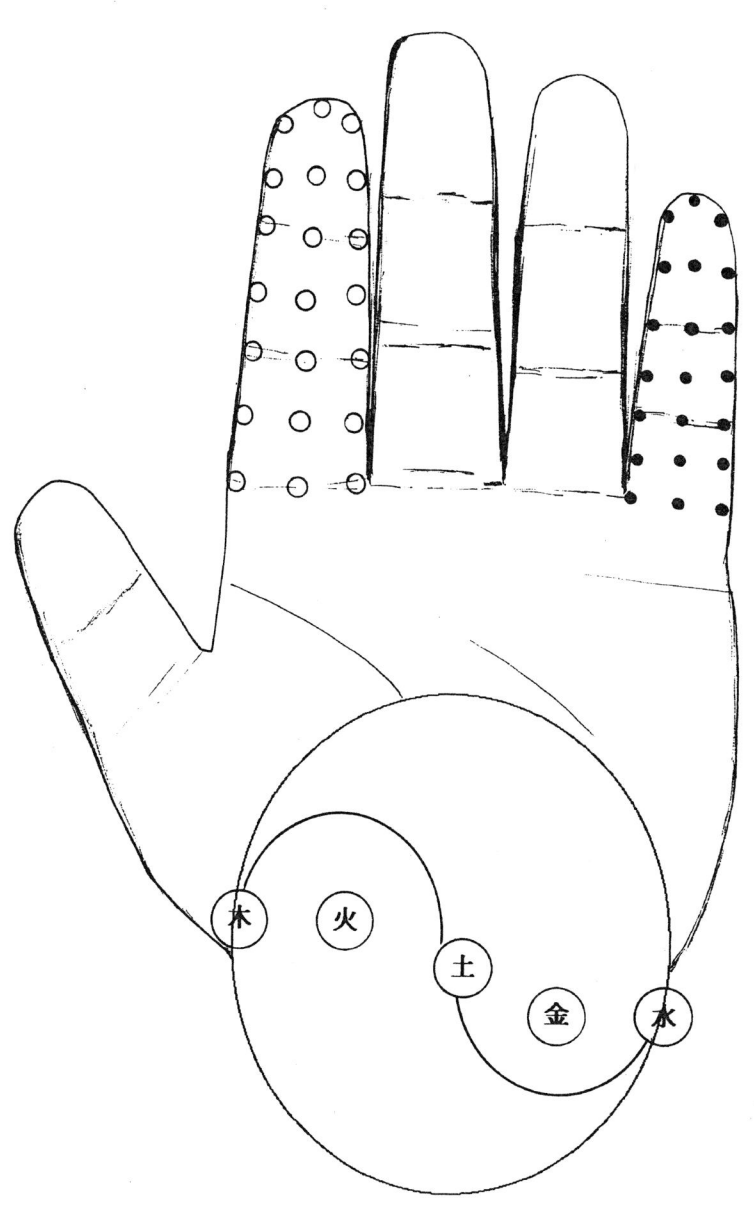

제 3 장. 광명침의 경맥요법과 오행처방

인체에는 에너지의 통로인 경락(經絡)이 있어서 이 줄기를 따라 인체가 생명활동(生命活動)을 영위하는데 필요한 기혈(氣血)을 운송한다.
그런데 이 경락 중에는 인체를 세로로 흐르는 큰 줄기가 있고 이 줄기는 사지(四肢)에도 균등히 배당되어 있다. 우리는 이 줄기의 흐름을 조절하여 기혈순환(氣血循環)을 조절할 수 있고, 동양철학(東洋哲學)적인 5행(五行)의 원리를 이용한 오행처방(五行處方)이 가능하다.

제 1 절. 광명침의 경맥요법(經脈療法)

1. 광명침의 경맥(經脈)과 전통침(傳統鍼)의 경맥(經脈)

인체(人體)에 있어서 활동과 생육(生育)은 전적으로 기(氣)와 혈(血)에 의하여 유지 되고 있는데 이 기혈(氣血)의 순환(循環)은 몸 전체에 사방으로 두루 뻗어 있다.
특히 신경(神經)과 혈관(血管) 등이 세로로 뻗어 있듯이 기혈(氣血)의 흐름도 세로로 큰 흐름을 유지하고 있다.

가. 전통침의 경락

기혈(氣血)의 통로가 주로 종(縱)으로 형성되어 우리 몸의 체간(體幹)과 두부(頭部) 사지(四肢)에 두루 퍼져 마치 섬유의 종(縱)으로 짜여진 실오라기와 같은 것을 경맥(經脈)이라 하고, 이를 횡(橫)으로 분지 되어 있는 것을 락맥(絡脈)이라 한다.

이 경맥(經脈)과 락맥(絡脈)은 모두 기혈의 통로라는 점에서 하나의 기원을 갖고 있으며, 특히 경맥(經脈)은 6장(六臟) 6부(六腑)의 12경맥(十二經脈)과 몸의 정중선 전(前) 후(後)의 임맥(任脈) 독맥(督脈)을 포함하여 14경맥(十四經脈)을 주로 말하게 된다.

나. 광명침의 경맥

광명침 상응요법(相應療法)에서 광명침의 특징은 엄지를 머리로 보고, 그 밖의 네 손가락을 팔다리 즉 사지(四肢)로 보며, 또 손등과 손바닥은 몸체로 상응된다고 하였다.
몸의 경맥(經脈)을 광명침에 적용시킴에 있어서 경맥(經脈)의 특성을 가장 잘 나타낼 수 있는 부분은 복부나 등이 아니고, 손과 발 즉 사지(四肢) 부분이다.

우리 몸의 사지는 지체부위의 안쪽과 바깥을 각각 3음(三陰) 3양(三陽)으로 구분하여, 손의 3음과 3양, 발의 3음과 3양을 합해서 세로로 이어지는 12종선(縱線)인 12경맥이 된다.
이 12종선(十二 縱線)에는 5장6부(五臟六腑)의 각각의 기(氣)가 뻗쳐 흐르기도 하고, 혹은 피부에서 느끼는 5장 6부(五臟六腑)에 대한 천기(天氣)의 흡수와 함께 각 장기의 기능 조절을 위한 센서의 기능을 담당하고 있다고도 말할 수 있다.

예컨대, 어떤 큰 회사의 본사(本社)가 그 나라의 수도(서울)에 있지만 그 지사(支社)를 각 지역에 두어 그 회사를 확장시키고 굳건히 하며, 또 각 지사들로 부터 정보를 수집하여 그 회사의 업무를 조절해 나아가는 것과 같다.

그런데 광명침에서는 배부(背部)의 유혈(兪穴)과 복부(腹部)의 모혈(募穴)등 손등과 손바닥에 있어야 할 경혈들을 생략했기 때문에, 이와 같은 경맥(經脈)의 구성도 손등과 손바닥에서 따로 정하지 않고 사지에 해당되는 네 손가락(검지 중지 약지 소지)에만 정하였다. 즉 팔과 다리에 6장(음) 6부(양)의 각 장부(臟腑) 경맥(經脈)이 흐르는 원리를 광명침의 손(검지)과 발(소지)에서도 그대로 적용하여 손의 경맥요법으로 발전시킨 것이 바로 광명침 경맥요법(經脈療法)이다.

광명침 경맥요법을 더 잘 파악하기 위해서 인체 경맥(經脈) 구성(構成)의 원리에 대해서도 언급을 해보기로 하겠다.

2. 인체(人體)의 경맥(經脈)구성의 원리

인체의 경맥(經脈)은 손의 음경(陰經)-폐(肺)에서부터 시작하여 손 끝으로 흘러나가고, 손 끝에서는 손의 양경(陽經)-대장(大腸)으로 이어져 몸의 두부(頭部)에 까지 올라오고, 두부에서 발에 분포된 양경의 경맥(經脈)과 이어져 발끝으로 뻗어 나아가고 발끝에서는 다시 발의 음경으로 들어와 처음과 같이 다시 손의 음경으로 계속 되어   세로로 이어지는 상하(上下)의 흐름이다.

각 장부의 경맥(經脈)의 흐름은 다음과 같이 계속해서 상하로 이어진다.

가. 인체의 12경맥(十二經脈)의 흐름

사람이 모태로 부터 떨어져나와 첫 호흡과 함께 폐(肺)의 경맥이 가슴과 어깨가 이어지는 곳에 있는 <중부>에서부터 시작하여 손의 안쪽 즉 수태음 폐경(手太陰 肺經)의 줄기를 따라 엄지손가락 끝 <소상>으로 뻗쳐 내려간 후, 대장(大腸)의 경맥(經脈)에 이어진다.

-- 대장(大腸)의 경맥은 검지 손끝 <상양>으로 그 기가 옮겨져(장부 표리관계에 따라서) 수양명대장경(手陽明大腸經)의 경로를 따라 몸으로 들어와 얼굴의 코 옆 <영향>에 이르러 위경에 이어진다.

-- 위(胃)의 기운을 담고있는 위의 경맥이 눈밑 <승읍>에서부터 족양명 위경(足陽明 胃經)의 경로를 따라 하지로 내려와 둘째 발가락 <여태>에 이르러서 비경에 이어진다.

-- 비(脾)의 기운을 담고있는 비의 경맥이 엄지 발가락 <은백>으로부터 족태음 비경(足太陰 脾經)의 경로를 따라 몸으로 올라와 옆구리의 <대포>에 이르러서 심경에 이어진다.

-- 심장(心臟)의 기운을 담고있는 심의 경맥이 겨드랑이 아래 <극천>에서부터 수소음 심경(手少陰 心經)의 경맥을 따라 소지의 <소충>에 이르러서 소장경에 이어진다.

-- 소장(小腸)의 기운을 담고있는 소장의 경맥이 소지의 <소택>에서부터 시작하여 수태양 소장경

(手太陽 小腸經)의 경맥을 따라 몸으로 들어와서 귀의 전면 <청궁>에 이르러서 방광경에 이어진다.

--방광(膀胱)의 기운을 담고 있는 방광의 경맥이 눈의 안쪽 <정명>에서부터 족태양 방광경(足太陽太陽 膀胱經)의 경맥을 따라 하지의 다섯째 발가락 <지음>에 이르러서 신경에 이어진다.

--신장(腎臟)의 기운을 담고있는 신의 경맥이 다섯째 발가락 <내지음,혹은 용천>에서부터 족소음 신경(足少陰 腎經)의 경로를 따라 몸으로 올라와 앞가슴 쇄골 하단의 <유부>에 이르러서 심포경에 이어진다.

--심포(心包)의 기운을 담고 있는 심포의 경맥이 옆구리의 <천지>에서부터 시작하여 수궐음 심포경(手厥陰 心包經)의 줄기를 따라 중지의 <중충>에 이르러서 삼초경에 이어진다.

--삼초(三焦)의 기운을 담고 있는 삼초의 경맥이 약지의 <관충>으로부터 수소양 삼초경(手少陽 三焦經)을 따라 몸으로 들어와 눈썹 외측의 <사죽공>에 이르러서 담경에 이어진다.

--담(膽)의 기운을 담고 있는 담의 경맥이 눈의 외측단 <동자료>에서부터 시작하여 족소양 담경(足少陽 膽經)의 경로를 따라 하지(下肢)로 내려와 네째 발가락의 <규음>에 이르러서 간경에 이어진다.

--간(肝)의 기운을 담고 있는 간의 경맥이 엄지 발가락의 <대돈>에서부터 족궐음 간경(足厥陰 肝經)의 경맥을 따라 올라와 옆구리의 <기문>에 이른다.

12장부(十二臟腑)의 경맥(經脈)유주표(流注表)

장(臟).음(陰).리(裏)			부(腑).양(陽).표(表)		
태음경(太陰經)	수(手)	폐(肺)(1)	(2)대장(大腸)	수(手)	양명경(陽明經)
	족(足)	비(脾)(4)	(3) 위(胃)	족(足)	
소음경(少陰經)	수(手)	심(心)(5)	(6)소장(小腸)	수(手)	태양경(太陽經)
	족(足)	신(腎)(8)	(7)방광(膀胱)	족(足)	
궐음경(厥陰經)	수(手)	심포(心包)(9)	(10)삼초(三焦)	수(手)	소양경(少陽經)
	족(足)	간(肝)(12)	(11) 담(膽)	족(足)	

*유주순서:폐- 대장- 위- 비- 심- 소장- 방광- 신장- 심포- 삼초- 담- 간- 폐- - -
유주에 따른 장부의 5행순서 : 금- 금- 토- 토- 화- 화- 수- 수- 화- 화- 목- 목-

나.경맥(經脈) 구성의 원칙

경맥(經脈)의 구성은 우리 인체(人體) 전체(全體)를 가장 포괄적으로 감싸고자 한다.
상기 <가>에서 말한 인체의 경맥은 5장6부에 대한 경맥배당을 말해주고 있는데, 여기서는 그 장부(五臟六腑) 경맥의 줄기를 형성함에 있어서 원칙적인 사항들에 대하여 언급해 보기로 하겠다.

(1).괄약근(括約筋)이 있는 부분은 경맥(經脈)자체도 이를 따라 회전(回轉)하게 된다.
인체에 구멍이 있는 부분에 대해서는 경맥도 이를 따라 둥그렇게 밀집 되어 있고,특히 괄약근이 발달된 부분은 경맥 자체가 괄약근을 따라 회전하게 된다.
즉 눈 주위에는<정명 사죽공 승읍 동자료>등의 혈(穴)들은 각 경맥의 처음이나 끝단의 경혈이 둥그렇게 산재해 있고,괄약근이 발달한 성기(性器)주위에는 간경(肝經)과 신경(腎經)이,입(口)주위에는 대장경(大腸經)과 위경(胃經)이 회전하고 있다.

*신체의 각 주름이 있는 부분(손목 발목 팔목 무릎등)은 락맥(絡脈)의 흐름이 많다.그러므로 오행침(五行針)의 오유혈(五兪穴)중 유혈(兪穴;경맥의 흐름이 타 경맥과 관련을 맺는 곳)과 합혈(合穴;경맥이 바다에 이르는 곳)은 손발의 관절이 있는 주름진 부분에 위치하는 예가 많다.

(2).뼈(骨)의 상태에 따라서도 경맥(經脈)의 분포가 변화 된다.
사지에 있어서 각 경맥이 세로로 죽 이어져 있으나 팔의 양경에서 삼초경(三焦經)이 요골(橈骨)과 척골(尺骨) 사이를 지나게 되는데 삼초경의 <회종>혈에서 가로로의 흐름을 유지하고,요골돌기가 있는 폐경의 <열결>에서도 돌기뼈의 영향을 받아 가로로의 흐름을 유지하고 있다.
또한 평편한 견갑골(肩胛骨) 위에서도 소장경이 견갑골을 감싸 주는 듯이 지그재그로 경맥의 흐름을 유지 하고 있다.
측두부(側頭部)에서는 담경(膽經)이 전후(前後)로 왔다갔다 하면서 머리의 옆면을 흐른다.
또한 발의 음경에서는 경골(脛骨)과 비골의 사이를 간경(肝經), 비경(脾經), 신경(腎經), 즉 족삼음(足三陰)이 <삼음교>에서 교차하며, 발의 양경에서는 위경(胃經)의 <하거허>와 <풍륭>이 담경(膽經)에서는 <양교>와 <외구>, <양보>와 <현종>이 방광경(膀胱經)에서는 <승산>과 <비양>이 가로로의 흐름을 유지하여 두개의 뼈가 나란하게 겹쳐지는 뼈들 사이는 경맥이 지그재그식으로 흘러 뼈들 사이의 여백을 메꾸어 가고 있다.

(3).발과 손끝의 정혈(井穴)을 추적하면서 경맥(經脈)의 흐름을 이어보면 손발의 엄지측 정혈(井穴)로 먼저 경맥이 흐르고, 다음으로는 손발의 소지측 정혈(井穴)로 그 흐름을 유지하고 마지막으로 손발의 중지나 약지측의 정혈(井穴)로 경맥이 순환된다.
이는 마치 엄지와 소지, 그리고 중지를 순서대로 지압하는 <광명침 삼초지압법(三焦指壓法)>과도 일맥 상통한 점이라 할 수 있다.

(4). 손에 배당된 6경맥(六經脈)은 장부 표리관계(臟腑 表裏關係)에 따라 형성되었다.
즉 수3음(手 三陰:肺 心 心包)은 상초성(上焦性) 장(臟)이기 때문에 상지에 배당 되어야 한다.
한편, 수3양(手三陽:大腸 小腸 三焦)은 이와 음양(陰陽) 관계에 있는 부(腑)가 되기 때문에 하초성(下焦性) 장기 이지만 수삼음(手三陰)에 따라 올라와서 팔에 배당 되게 되었다.
상초의 구획을 횡격막(橫隔膜) 이상(以上), 즉 흉곽(胸廓)과 두부(頭部) 그리고 상지(上肢)라고 말했다.
고유한 의미의 상초 구역인 흉곽 내에는 심장과 폐가 있는데, 폐의 경맥은 폐첨(肺尖)이 있는 <중부> <운문>처에서 부터 수태음경(手太陰經)을 따라 엄지측 <소상>에 이어지고, 이와 음양관계(陰陽關係)인 대장경이 상초(上焦) 구역의 손에 올라와 수양명경에 그 위치를 차지하고 있다.
심경(心經)도 겨드랑이 아래 <극천>에서부터 시작하여 수소음경을 따라 소지측 <소충>에 이어지고, 심경(心經)과 음양관계(陰陽關係)에 있는 소장경(小腸經)도 상초(上焦)인 손에 올라와 수태양경(手太陽經)에 배당된다.
그러므로 대장(大腸)과 소장(小腸)은 하초 구역에 위치해 있지만 음양관계(陰陽關係)에 의해서 상초구역에 그 경맥이 분포 된 것이다.

(5). 심포(心包)와 삼초(三焦)는 심장과 폐를 비롯한 전 장기의 중간적인 위치에서 중용(中庸)을 지켜 손의 안쪽과 바깥쪽 정중앙 선을 흐르고 있다. 그러므로 광명 호흡법에서도 <심포(心包)의 호흡>은 상하(上下) 어디에도 치우치지 않고 손을 옆으로 반듯하게 벌리면서 호흡 하라고 하였다.

(6). 발에 배당된 경맥(經脈)은 부(腑)를 먼저 정하고 장(臟)을 표리관계(表裏關係)로 배당하면 알기쉽다.
발에 배당된 부(腑)의 정혈(井穴)은 위경(胃經)인 둘째 발가락의 <여태>, 담경(膽經)인 넷째 발가락의 <규음>, 방광경(膀胱經)인 다섯째 발가락의 <지음> 순서가 된다.
이와 같은 생각은 정혈의 배당을 장기의 역할순서에 따라<위- 담- 방광>으로 보는 관점이 된다.
장기의 역할을 살펴 보면, 음식물이 위의 죽산화 작용과 연동(蠕動)운동및 유문(幽門) 반사운동으로 십이지장(十二指腸)을 지날때 담(膽)에서는 담즙산(膽汁酸)을 내어 지방(脂肪)을 소화 되도록 하며, 방광(膀胱)은 이 모든 영양분이 사용된 후 찌꺼기의 일부가 모아져 있는 곳이기 때문에 경맥의 배당도 발의 전면에서부터 측면으로의 순서가 <족양명 위경 - 족소양 담경 - 족태양 방광경>의 순서가 된다고 생각하기 바란다.
다르게 표현하면 족3양의 정혈의 위치가 (胃)둘째발가락-(膽)네째발가락-(膀胱)다섯째 발가락이 되며, 족3양과 음양관계에 있는 족3음경의 장(臟)은 부(腑)와 관련하여 같은 순서로 경맥(經脈)이 정하여 진다. 즉 비(脾);엄지 발가락 내측 <은백> 족태음경 - 간(肝);엄지 발가락 중간 <대돈> 족궐음경 - 신(腎);다섯째 발가락 <지음> 족소음경이 된다.
*이와같이 엄지에서부터 시작되는 5지(五指)로의 방향 순서의 근거는 엄지에서부터 오행이 시작 되고, 오행의순서는 인체의 기능적인 순서도 포함하고 있다고 간주되기 때문이다.

3. 광명침 요법의 경맥(經脈)구성

인체와 손을 상응시켜서 가장섭게 경맥의 실체를 알게하는 하나의 실험을 해보자. 사실 독자들도 은연중에 많이 사용하고 있는 방법인데 이 방법을 광명침 경맥요법과 관련지어 의미를 부여해 본다면 흥미로운 일이 될 것이다.

가. 몸의 기지개와 경맥(經脈)

인체에서 기(氣)의 흐름은 어떤 것일까(?) 기지개를 한번 켜보자! 양팔을 어깨 위로 펼쳐서 또 양 다리를 죽퍼서 기지개를 켜보자, 신체를 세로로 가장길게 기지개를 켜보자, 이번에는 좌우 한 쪽씩 대각선으로 신체를 가장 길게 기지개를 켜보자, 숨을 들이 마셨다가 잠깐 참고 (푸-)숨을 내쉬고, 이제는 잠자코 신체의 상태를 느껴보자, 우리의 몸은 훨씬 가뿐하고 상쾌해짐을 느낄 수 있다.

나. 손의 기지개와 경맥(經脈)

다음은 광명 손지압법(指壓法)이나 광명 호흡법(呼吸法)에 나오는 방법을 참고하여 손의 기지개를 켜보자! 숨을 들이 마시면서 양 손바닥을 쫙 펴보자, 폈던 손바닥을 다시 이완 시키면서 숨을 내쉬는 동작을 4-5회 정도 반복해 보자, 이번의 경우에도 몸이 가뿐해지고 상쾌해짐을 알 수 있을 것이다.

이것이 바로 신체의 기(氣)의 흐름인 경맥(經脈)을 손에서도 그대로 경맥(經脈)을 정하여 치료에 응용하는 광명 호흡법의 경맥요법(經脈療法)이다.
이와 같은 경맥요법은 호흡 외에도 여러가지의 방법을 이용하여 경맥에 자극을 주어 치료에 응용할 수 있는 것이다.

광명침요법의 경맥(經脈)구성은 경맥(經脈)의 개성(個性)이 가장 두드러진 정혈(井穴)을 비롯하여 사지(四肢) 부분에 대하여 광명침 상응도(相應圖)에 따라 각 손가락의 손(검지)과 발(소지)에 해당하는 경맥(經脈)을 배당하여 치료에 응용한다.

4. 광명침의 경맥(經脈)

광명침에서 사용하는 각 경맥을 소개함에 있어서 경혈의 명칭은 가능하면 전통침의 명칭을 존중하여 준용(準用)하므로써 기존 침구학을 공부한 사람들도 본 광명침법을 쉽게 파악되도록 하였으며, 각 손가락에서 각 마디의 중간에 하나의 혈을 정하였고, 마디를 연결하고 있는 관절 위에서도 하나의 혈을 정하였다. 또한 혈명(穴名) 자체를 오행혈(五行穴)의 대명사(代名詞)를 그대로 사용하므로써 오행처방(五行處方)의 구성을 용이롭게 하였다.

그런데 오행혈(五行穴)의 경혈(經穴)과 합혈(合穴)을 제2의 경혈(第2의 經穴)과 제2의 합혈(第2의 合穴)이라 하여 별도로 두개의 오행혈을 추가 하였는데, 이는 손가락의 특성상 수지골(手指骨)의 뿌리가 합혈(合穴)로서의 특징이 강하고, 기절골(基節骨) 중간 지점도 중절골(中節骨)의 중간 지점과 마찬가지로 역시 경혈(經穴)로서의 특징이 있어서 제2의 합혈(合穴)과 제2의 경혈(經穴)이 새로 삽입 되게 된 것이다.

12 장부(臟腑)의 경맥의 실제

(1). 폐(肺)의 경맥

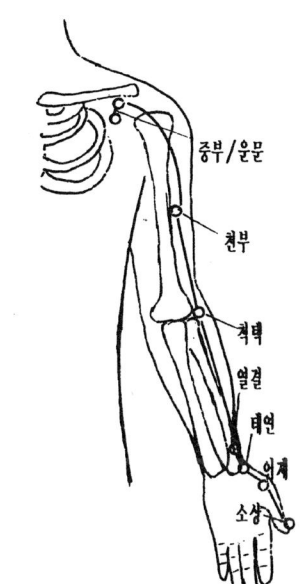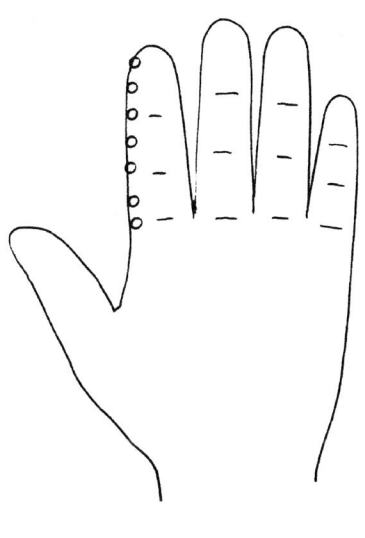

<오행혈>

폐 정목혈:소상
폐 형화혈:어제
폐 유토혈:태연
폐 경금혈:열결
폐 합수혈:척택
제2의 경혈:천부
제2의 합혈:운문

(2). 대장(大腸)의 경맥

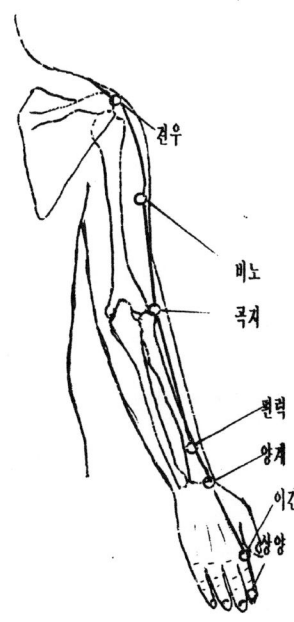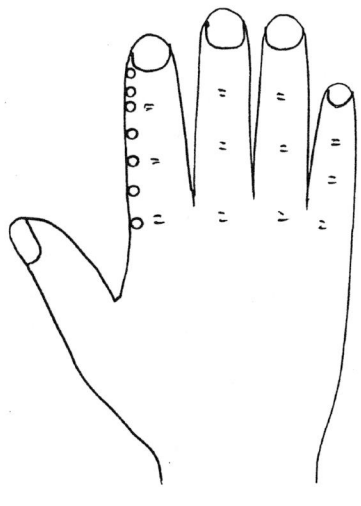

<오행혈>

대장 정금혈:상양
대장 형수혈:이간
대장 유목혈:양계
대장 경화혈:편력
대장 합토혈:곡지
제2의 경혈:비노
제2의 합혈:견우

(3). 위(胃)의 경맥

<오행혈>

위 정금혈:여태
위 형수혈:내정
위 유목혈:해계
위 경화혈:풍륭
위 합토혈:족삼리
제2의 경혈:복토
제2의 합혈:기충

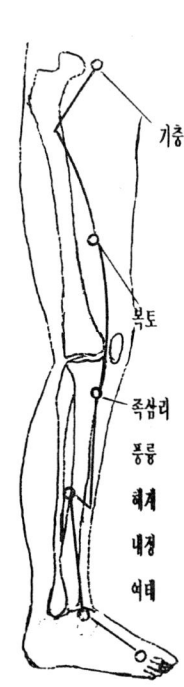
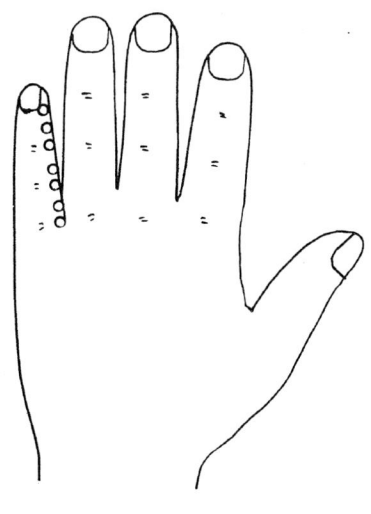

(4). 비(脾)의 경맥

<오행혈>

비 정목혈:은백
비 형화혈:대도
비 유토혈:상구
비 경금혈:지기
비 합수혈:음릉천
제2의 경혈:기문
제2의 합혈:충문

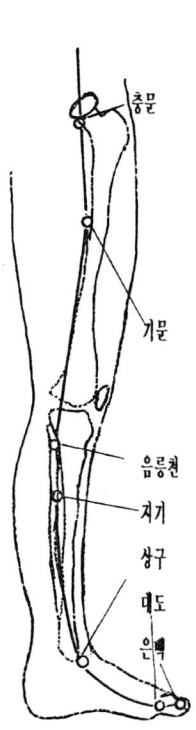
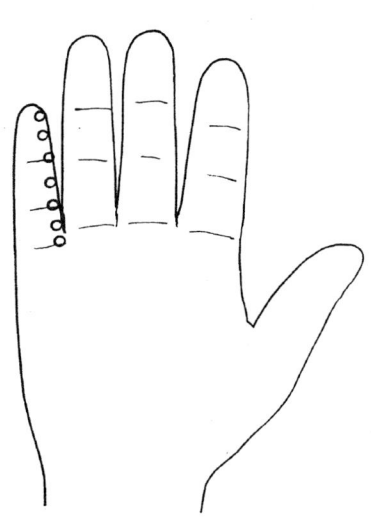

(5). 심(心)의 경맥

<오행혈>

심 정목혈:소충
심 형화혈:소부
심 유토혈:신문
심 경금혈:영도
심 합수혈:소해
제2의 경혈:청령
제2의 합혈:극천

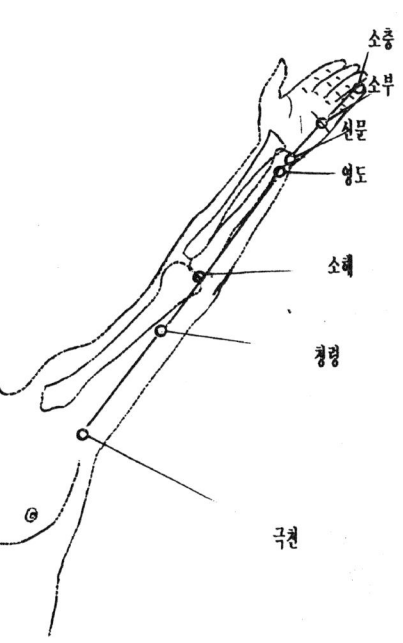
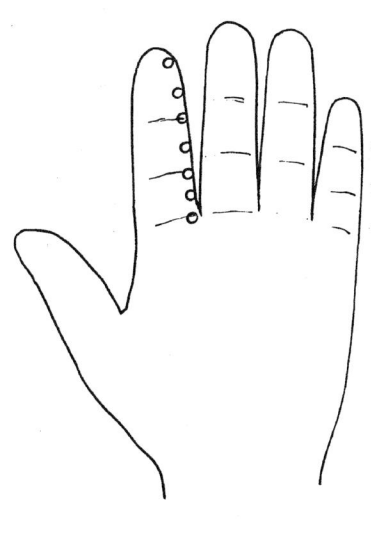

(6). 소장(小腸)의 경맥

<오행혈>

소장 정금혈:소택
소장 형수혈:전곡
소장 유목혈:양곡
소장 경화혈:지정
소장 합토혈:소해
제2의 경혈:견정
제2의 합혈:노유

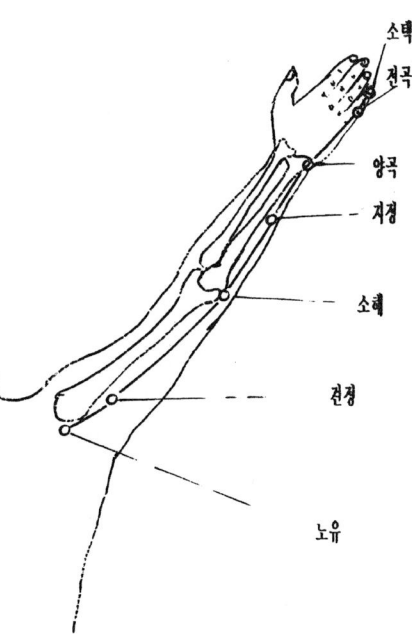
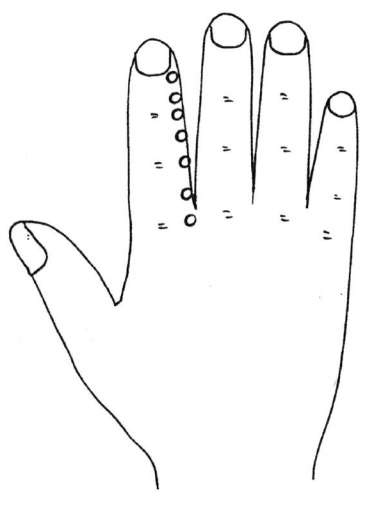

(7). 방광(膀胱)의 경맥

<오행혈>

방광 정금혈 : 지음
방광 형수혈 : 통곡
방광 유목혈 : 곤륜
방광 경화혈 : 비양
방광 합토혈 : 위중
제2의 경혈 : 은문
제2의 합혈 : 승부

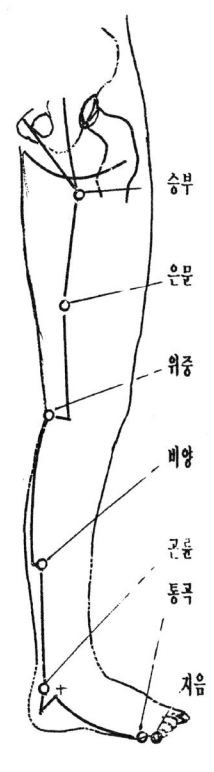
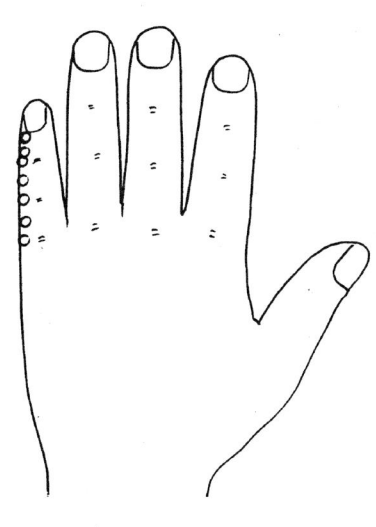

(8). 신(腎)의 경맥

<오행혈>

신 정목혈 : 내지음
신 형화혈 : 연곡
신 유토혈 : 태계
신 경금혈 : 복류
신 합수혈 : 음곡
제2의 경혈 : *전통적인 혈명은 없음
제2의 합혈 : 횡골

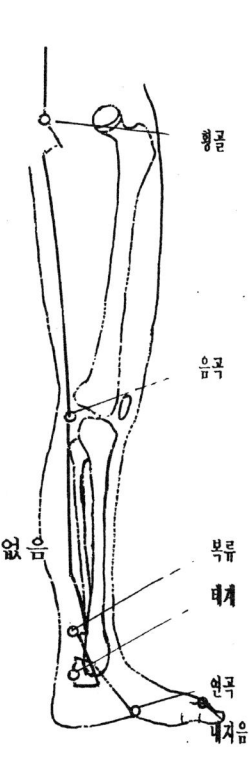
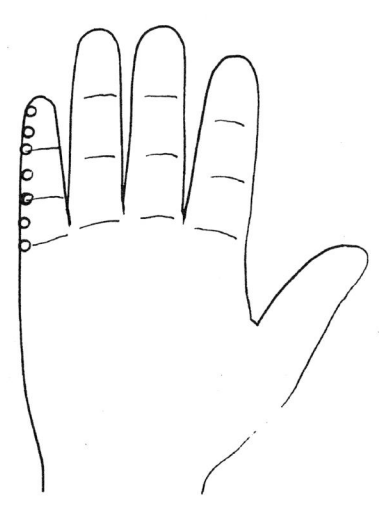

(9). 심포(心包)의 경맥

<오행혈>
심포 정목혈:중충
심포 형화혈:노궁
심포 유토혈:태릉
심포 경금혈:간사
심포 합수혈:곡택
제2의 경혈:천천
제2의 합혈:*전통적인 혈명은 없음

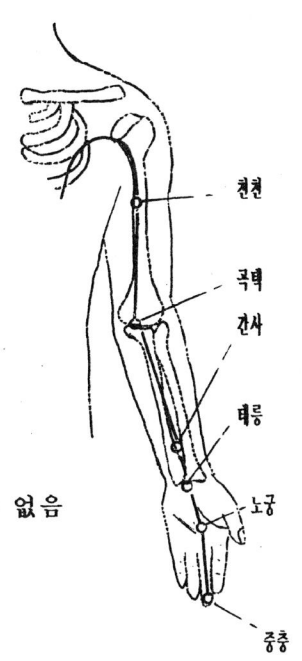
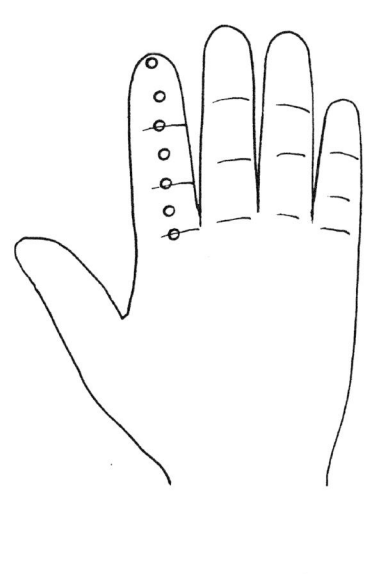

(10). 삼초(三焦)의 경맥

<오행혈>
삼초 정금혈:관충
삼초 형수혈:액문
삼초 유목혈:양지
삼초 경화혈:지구
삼초 합토혈:천정
제2의 경혈:노회
제2의 합혈:견료

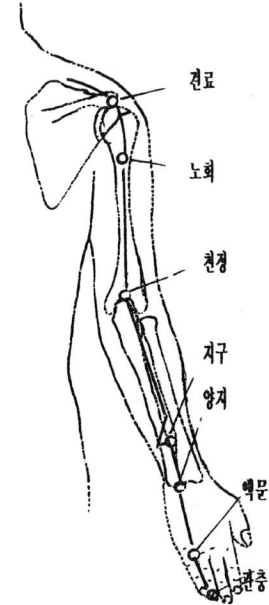
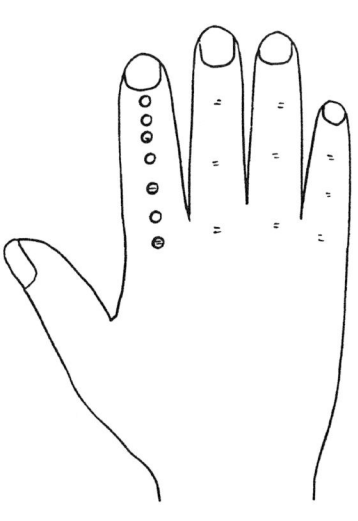

(11). 담(膽)의 경맥

<오행혈>
담 정금혈:규음
담 형수혈:협계
담 유목혈:구허
담 경화혈:양보
담 합토혈:양릉천
제2의 경혈:풍시
제2의 합혈:환도

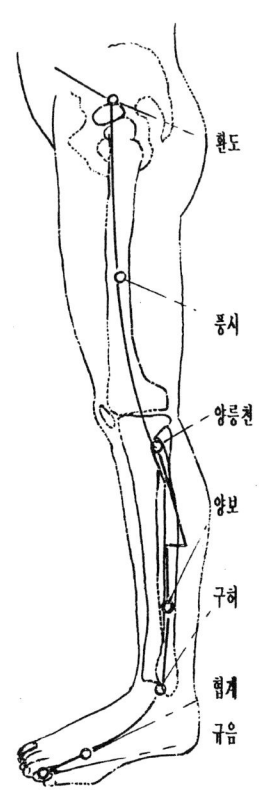
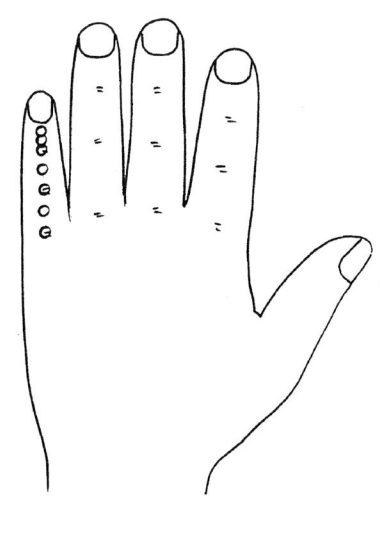

(12). 간(肝)의 경맥

<오행혈>
간 정목혈:대돈
간 형화혈:행간
간 유토혈:중봉
간 경금혈:예구
간 합수혈:곡천
제2의 경혈:음포
제2의 합혈:급맥

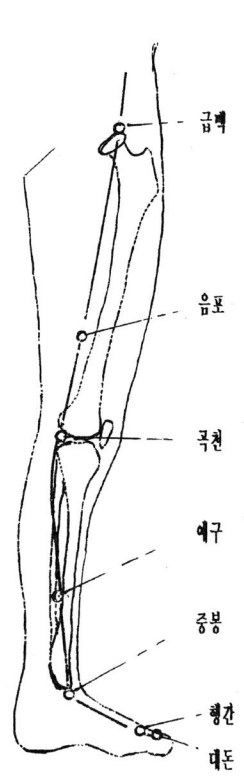
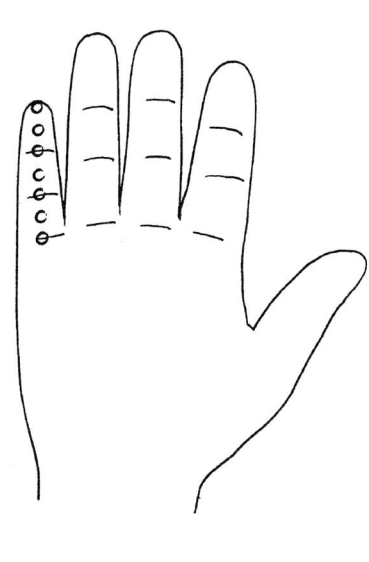

팔의 음경맥 111

<광명침의 경맥도>
가. 팔의 음경맥

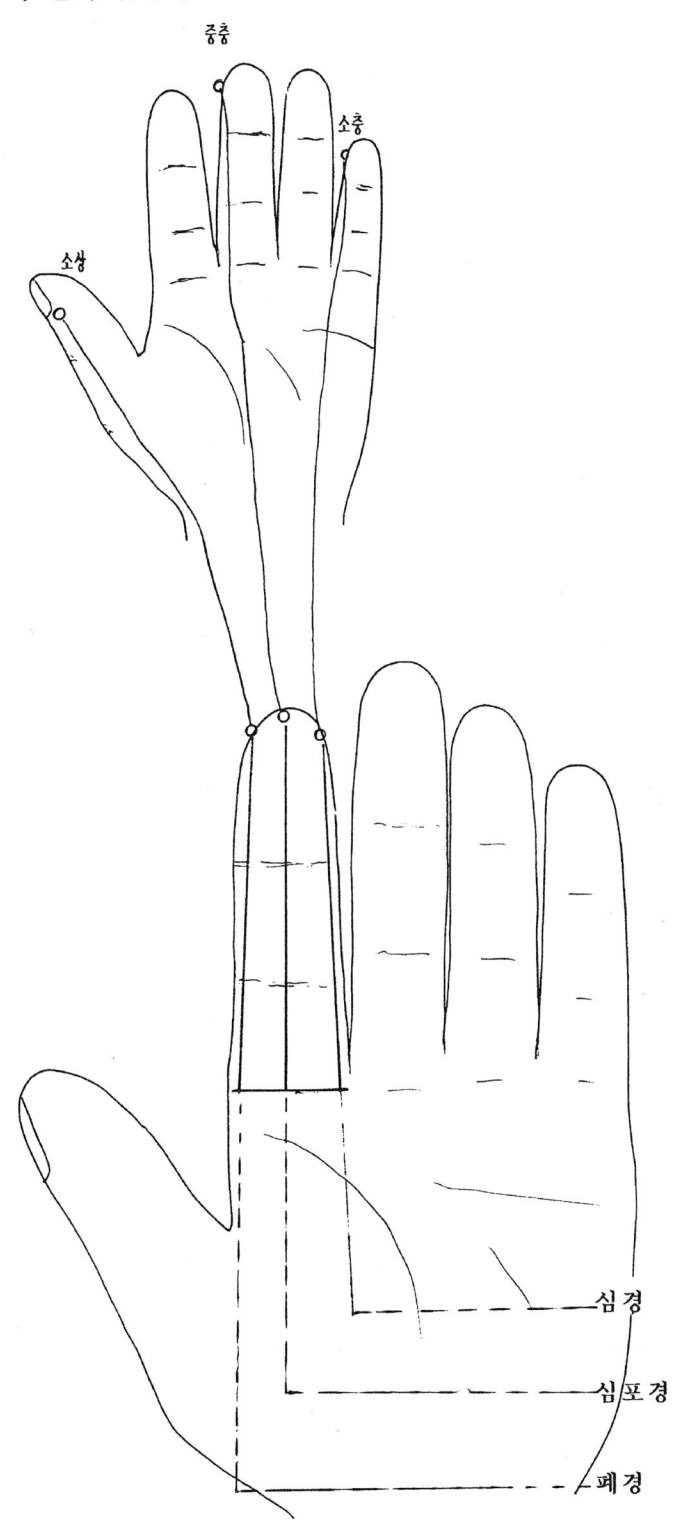

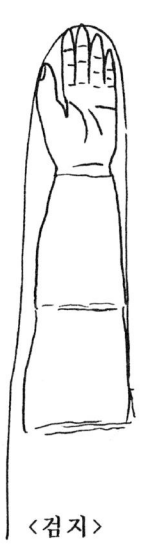

<검지>

<광명침의 경맥도>
나. 팔의 양경맥

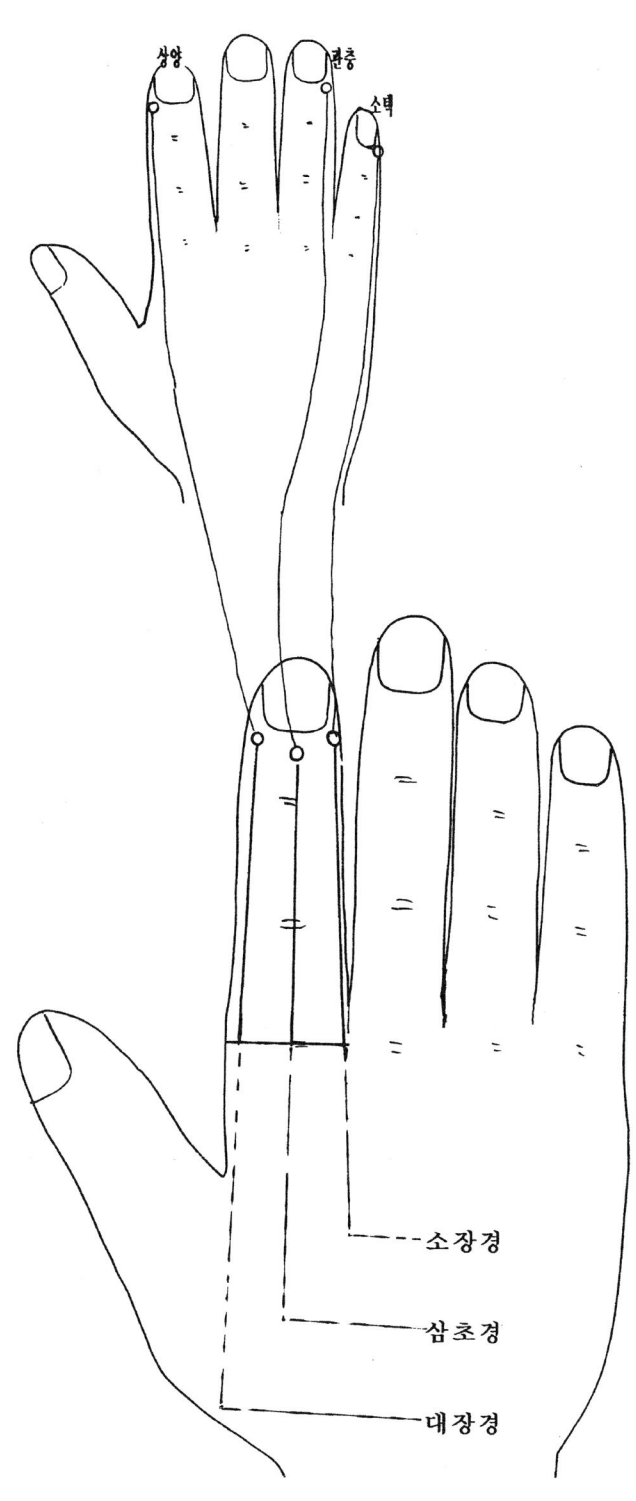

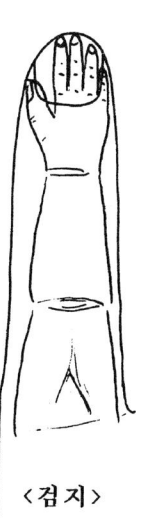

<검지>

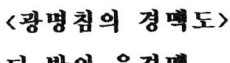
다. 발의 음경맥

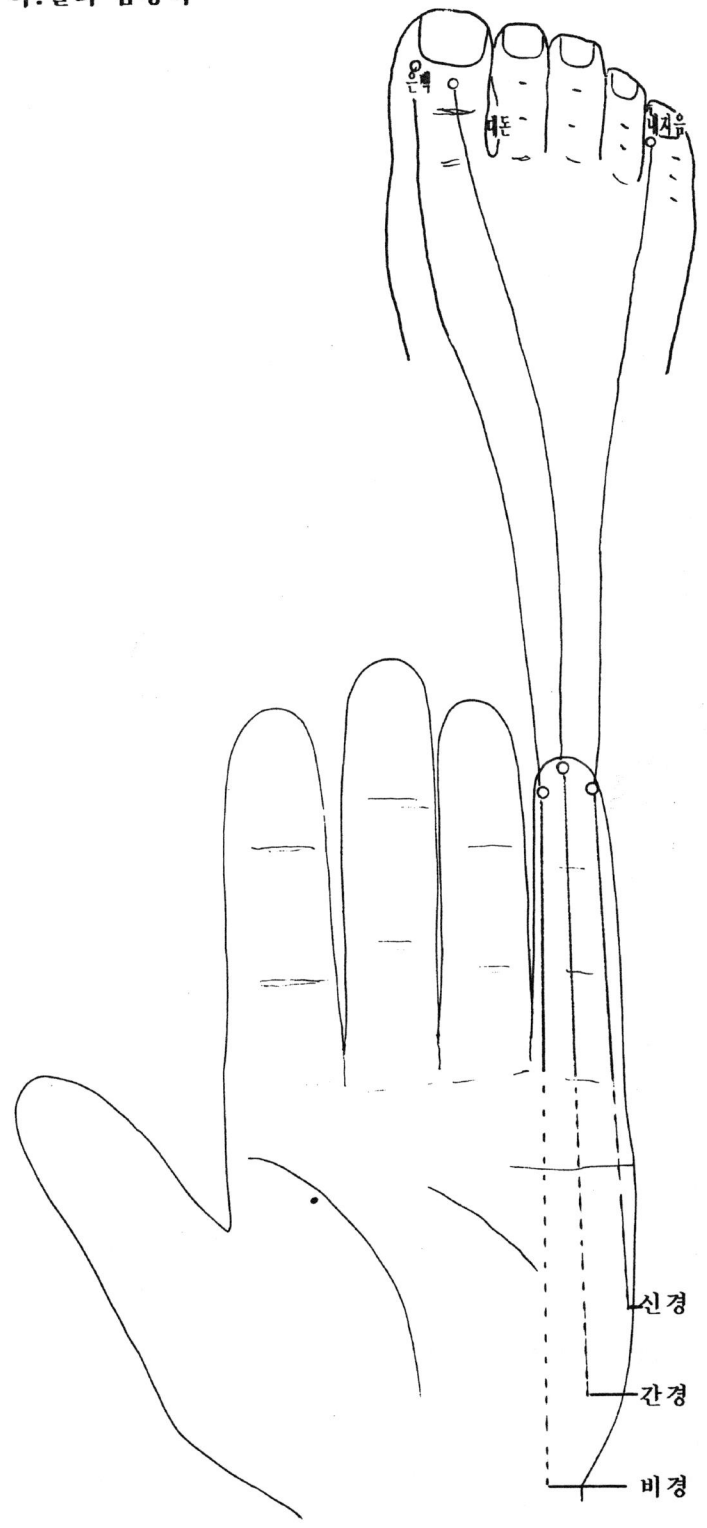
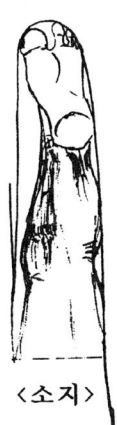
〈소지〉

제 3장. 광명침의 경맥요법과 오행처방

<광명침의 경맥도>
라. 발의 양경맥

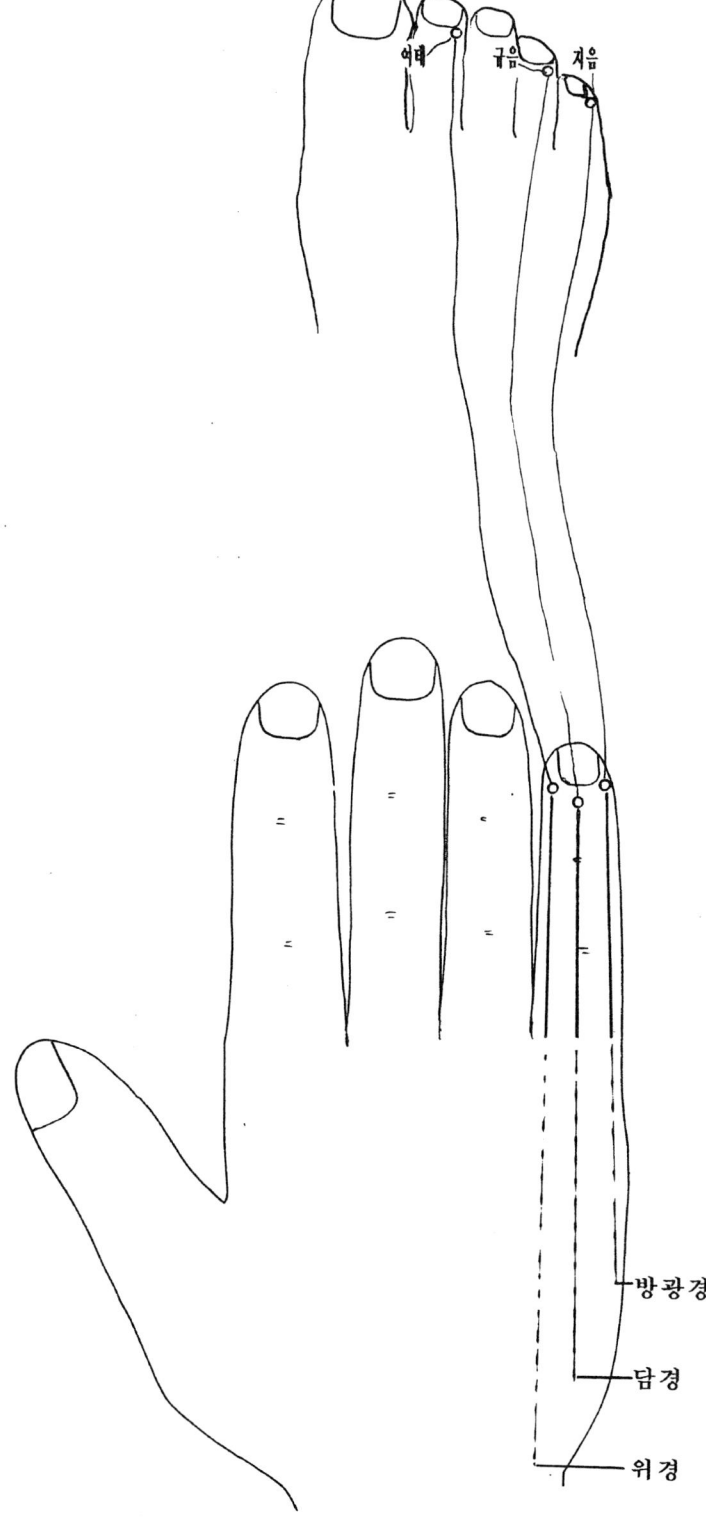

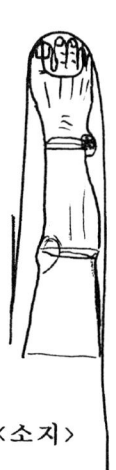

<소지>

<광명침의 제2의 경맥도>

가. 손과 제2손의 경맥 관계 : 수 3음(手三陰)

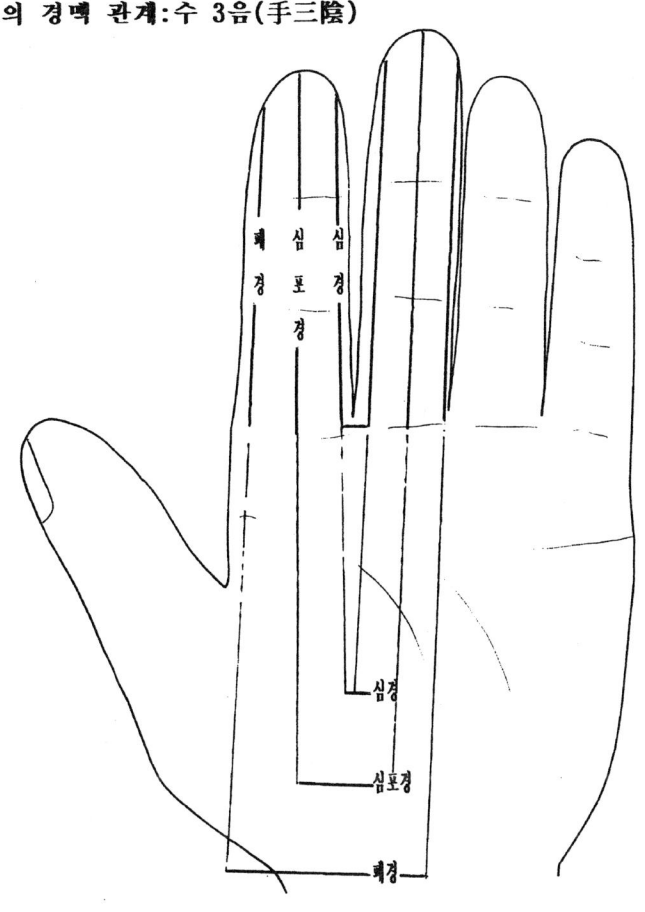

*검지는 왼손 음경이 상응되어 있다.
중지는 오른손 음경이 상응되어 있다.

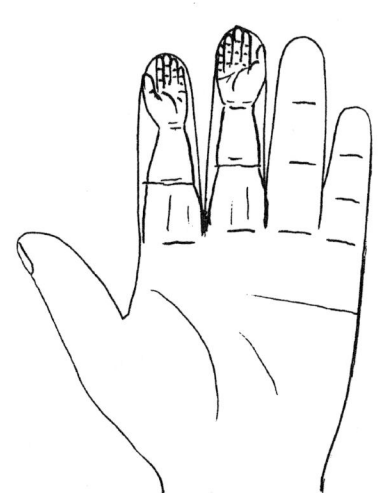

<검지= 팔과 중지= 제2의 팔>의 상응도해

<광명침의 제2의 경맥도>
나. 손과 제2손의 경맥 관계: 수 3양(手三陽)

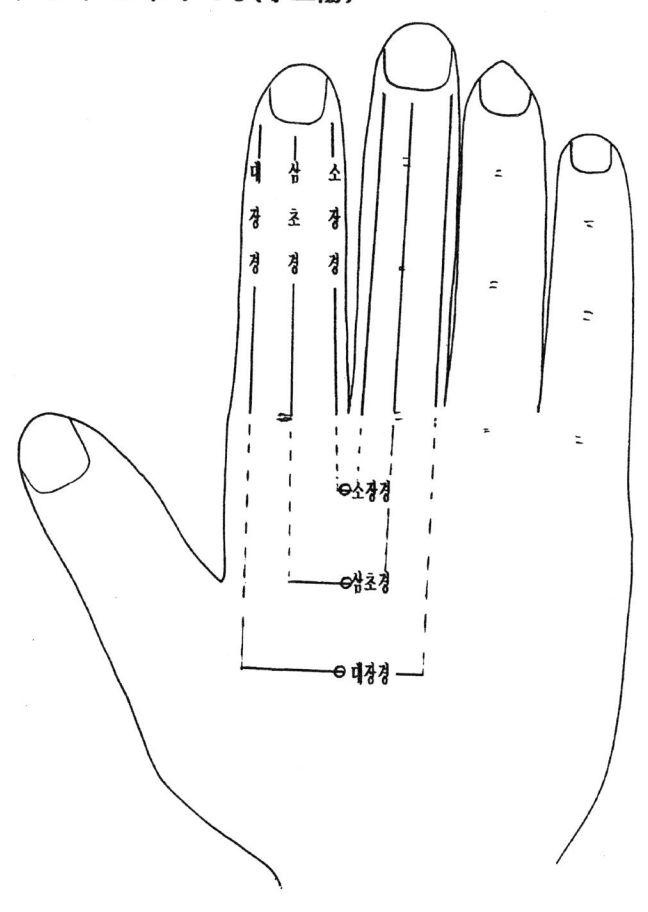

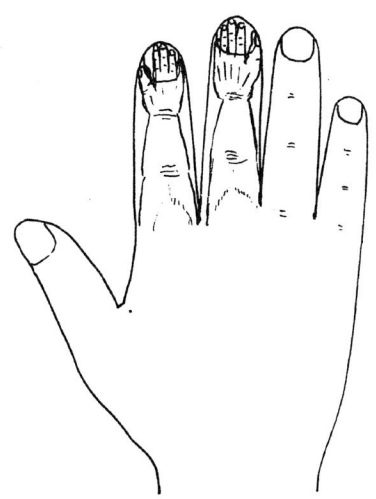

*검지는 오른손 양경이 상응되어 있다.
중지는 왼손 양경이 상응되어 있다.

<검지= 팔과 중지= 제2의 팔>의 상응도해

〈광명침의 제2의 경맥도〉
다. 발과 제2발의 경맥 관계: 족 3음(足三陰)

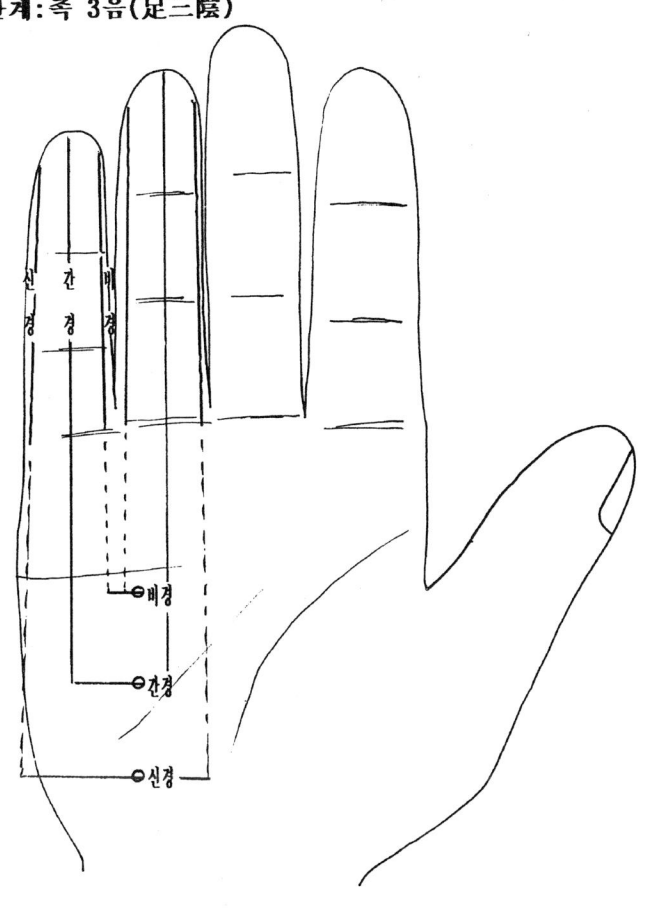

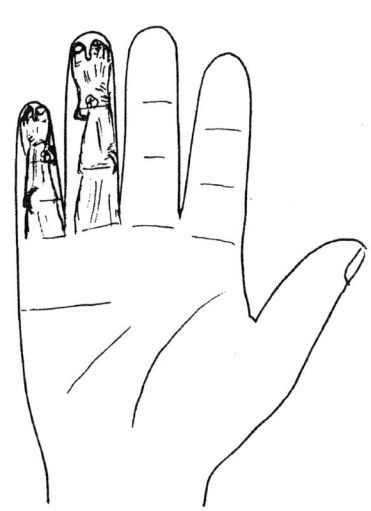

〈소지= 발과 약지= 제2의 발〉의 상응도해

118　제 3장. 광명침의 경락요법과 오행처방

<광명침의 제2의 경맥도>
라. 발과 제2발의 경맥 관계 : 족 3양(足三陽)

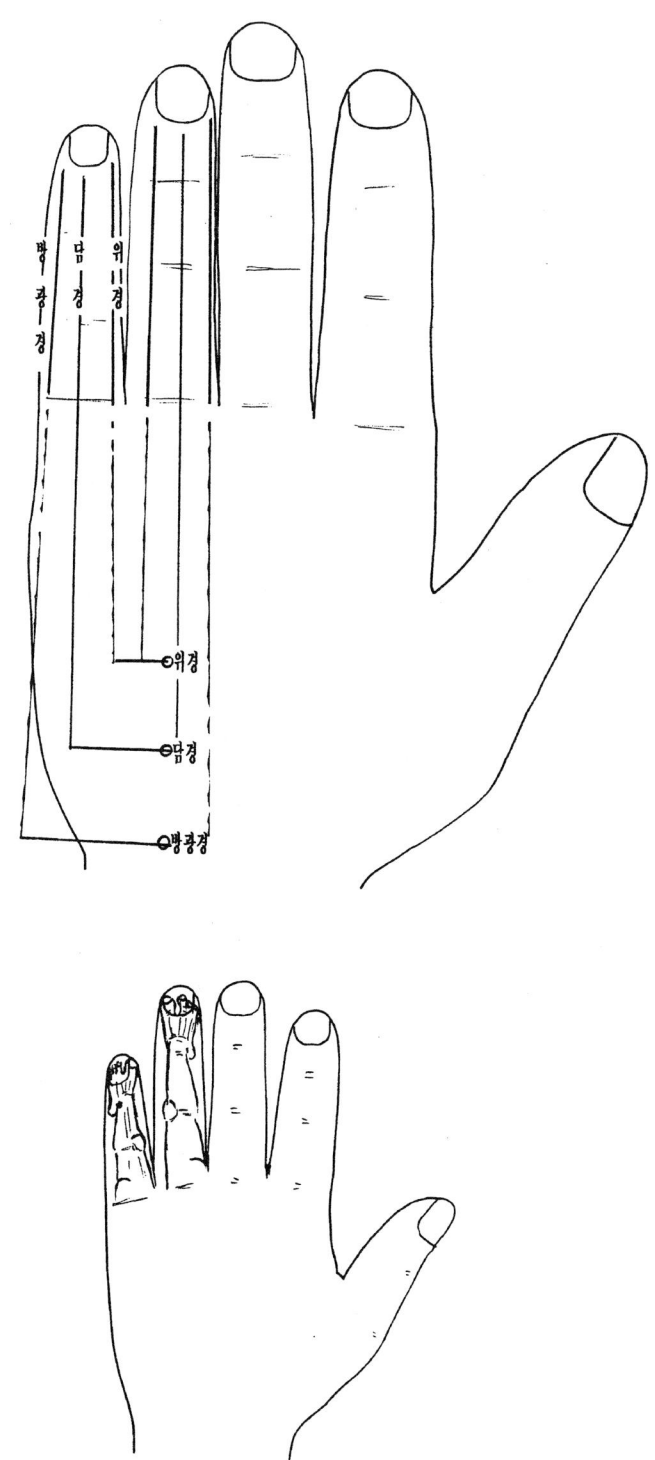

<소지= 발과 약지= 제2의 발>의 상응도해

<제2의 팔과 제2의 다리의 경맥관계>
가. 음경

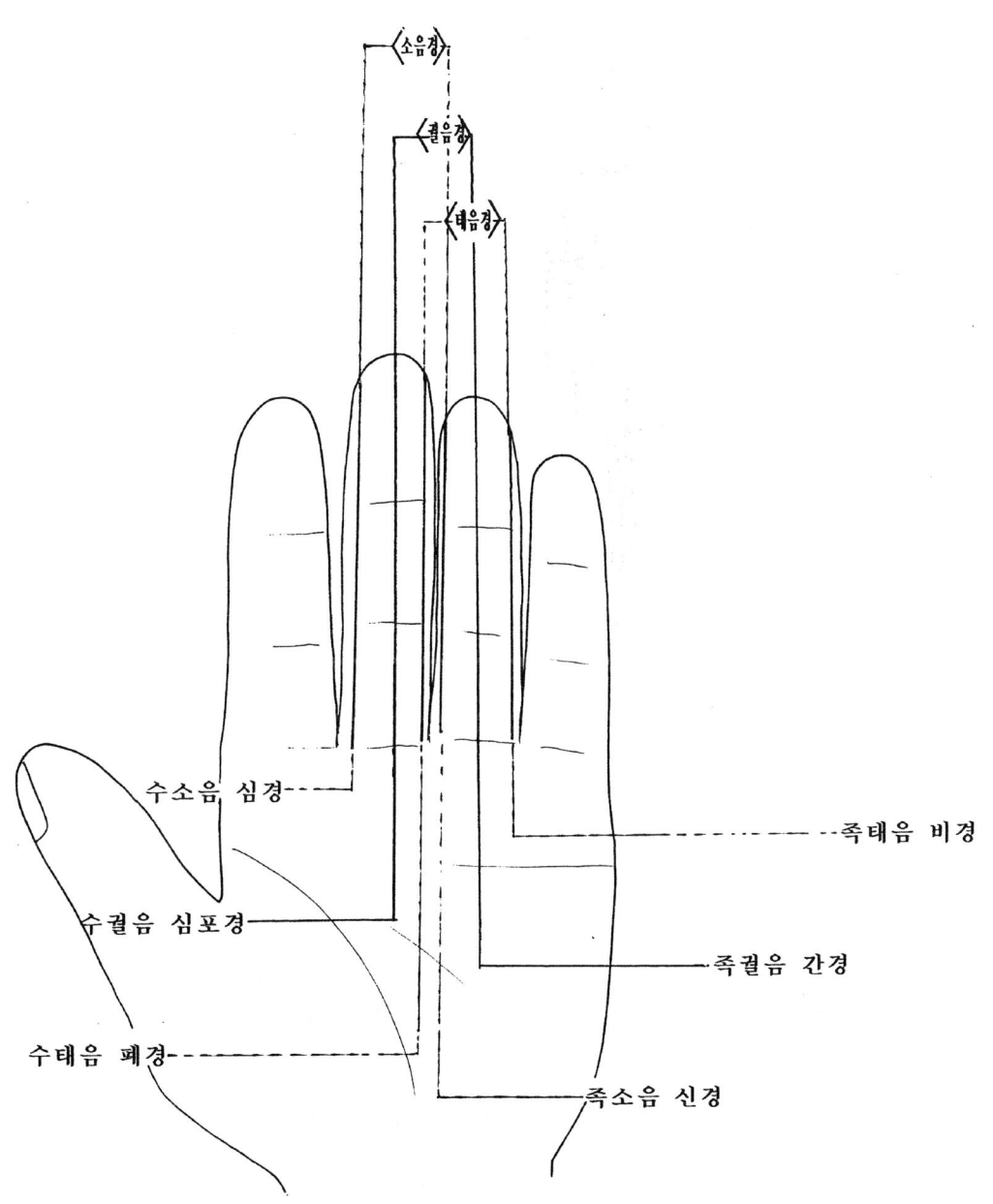

<제2의 팔과 제2의 다리의 경맥관계>
나. 양경

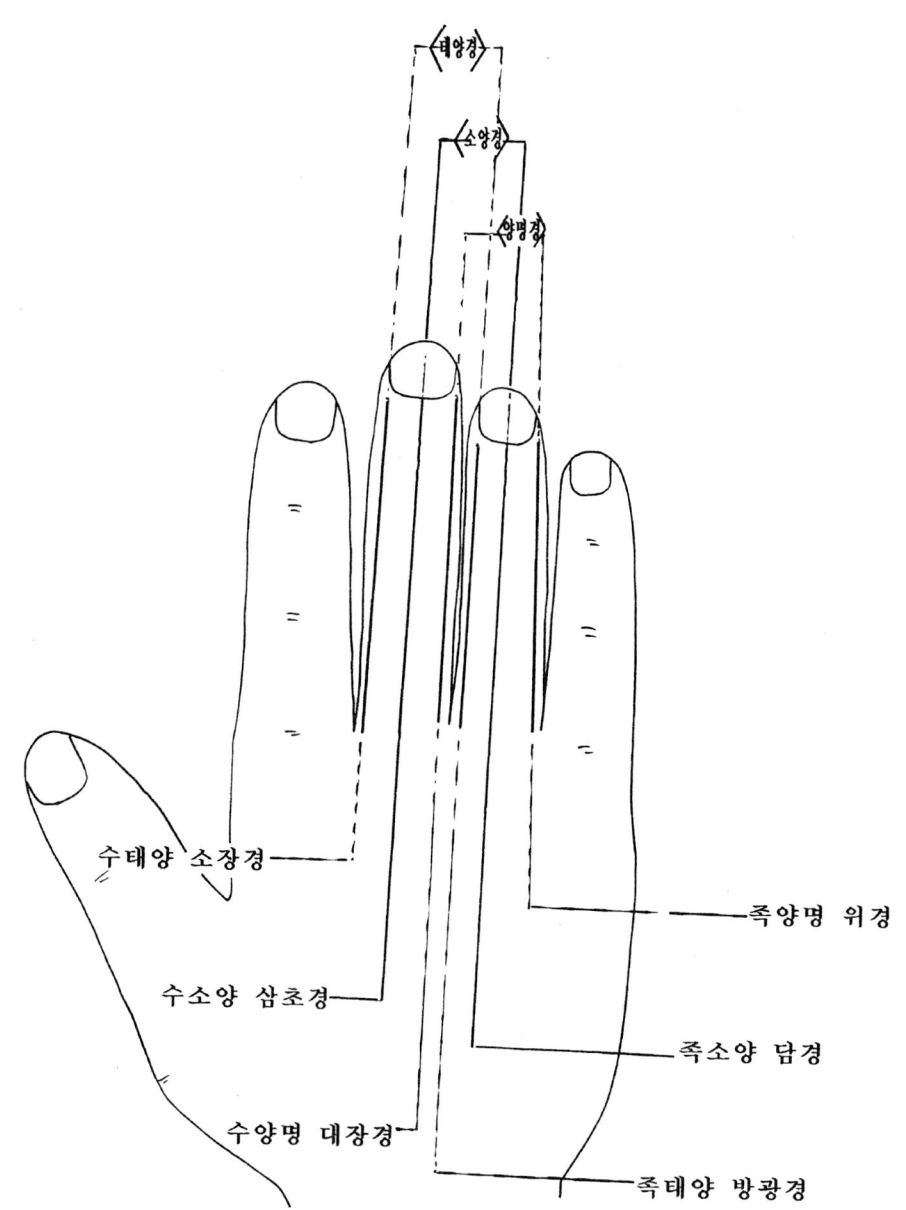

5. 광명침 경맥요법(經脈療法)의 경혈(經穴) 선택(選擇)

광명침 경맥요법에서 사용하는 경혈의 선택과 그 혈들의 취혈(取穴) 요령은 뼈를 기준으로 정하였으며, 그 명칭도 오행처방이 용이하게 오행명(五行名)과 오유혈(五兪穴)의 명칭을 그대로 쓴다.

가. 각 수지골의 관절을 구획으로 정하여 경혈을 정하였다.

예컨대 수지골에 있는 세개의 관절에는 바로 그 관절위에 각각 하나의 경혈을 지정하여 놓았고 그 관절과 관절의 사이와 손 끝에 각각 하나씩 경혈을 지정하였다.

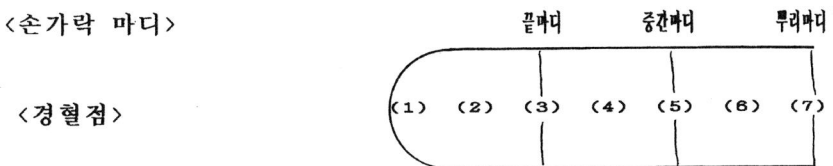

*각 경혈점과 경혈점 사이에도 압통 반응이나 또 다른 경혈점이 있을 수 있다. 단지 편의상 각 마디에 가점(假點)을 잡아 그 근처의 압통 반응이나 전기적인 측정 방법에 따른 경혈점을 상기 번호를 참고하여 정하는데 도움이 되도록 하는 점이라 생각할 수 있다.

나. 각 경혈들의 명칭을 별도로 정하기 보다는 전통침의 오행이론에 따라<장부의 명칭 + 오유혈의 위치 +오행> 으로 명명 하였다.

즉 폐경의 정혈인 소상을 예로 들면<폐+정+목=폐정목혈>이 되는 것이다.

또 전통침을 연구해온 기존 침구 임상가들의 빠른 이해를 돕기 위해서 광명침의 혈명을 전통침의 혈명과 비교하여 상응시켜서 가급적 가까운 부분의 경혈명을 그대로 써주기도 하였다.

그러나 이는 전통침의 위치를 광명침에 비유할 때 표시하는 대략적인 위치개념일 뿐이다.

다. 제2의 합혈(合穴)과 제2의 경혈(經穴)을 새로 두었다.

수지골(手指骨)과 중수골(中手骨)이 만나는 부분을 제 2의 합혈(合穴)이라 하고, 기절골(基節骨)의 중앙을 제2의 경혈(經穴)이라 하여 제2의 합혈(合穴)과 경혈(經穴)을 새로 정하였다.

왜냐하면 몸에서는 팔목과 무릎까지에 이르는 5유혈(五兪穴)이 오행의 특징을 잘 나타내는 오행혈(五行穴)이 될 수 있지만 손에서는 그 종경이 짧고 중수골에 이르는 연속적인 수지골의 종적인 특징이 수지골 전체에서 5유혈(五兪穴)을 배당함이 타당하다고 본다.

이는 또한 합혈과 경혈을 보좌하거나 또 다른 위치에서 합혈(合穴)이나 경혈(經穴)의 효과를 나타내고 있기 때문에 제 2의 합혈과 경혈을 정하였다.

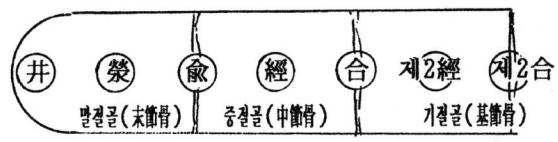

라. 본 광명침 경혈명은 혈자리를 어느 마디 바로 위나, 어느 마디와 어느 마디 사이, 혹은 중간점 등 등분개념으로 쉽게 표현하거나 찾을 수 있다. 예컨대 대장경상의 <견우>처에 아픔이 있어서 이를 <광명침 상응요법의 치료점>으로 표현할때는 <대장 제2의 합혈>처의 통증이라고 표현한다.

마. 또 이 경혈의 명칭은 오행침(五行鍼)의 보법(補法)과 사법(瀉法)을 사용 하고자 할때 처방에 쓰이는 경혈의 위치를 아주 쉽게 나타낼 수 있고, 동시에 그 경혈이 의미하는 오행의 특성도 잘 알 수 있다.

6. 광명침 경맥요법(經脈療法)의 응용(應用)

광명침 경맥요법에서는 경맥의 흐름방향을 중시하여 특정 장부의 경맥과 같은 방향으로 자침(刺鍼)하거나, 자석(磁石)등으로 자기(磁氣)의 흐름을 경맥(經脈)의 흐름과 같은 방향으로 흐르도록 유도(誘導)해보면 그 장부의 기능이 항진(亢進)된다.
반대로 경맥의 주행방향(走行方向)과 역(逆)으로 작용시키면 그 장부의 기능이 억제(抑制) 된다. 이와같이 경맥의 흐름을 중시하는 치료방법을 영수보사(迎隨補瀉)라 하는데 항진 시키는 방법을 경맥요법의 보법(補法)이라 하고, 억제시키는 방법을 경맥요법의 사법(瀉法)이라 한다.

경맥의 보사법(補瀉法)을 적용한다고 하는 것은 장부(臟腑)의 허실(虛實)을 감지하고 이에 보사법을 적절히 적용해서 장부 상호간의 음양조화(陰陽調和)를 이루는 고차원적(高次元的)인 치료법을 행한다는 뜻이 된다.
다음은 장부(臟腑)의 허실(虛實)에 대해서도 알아 보기로 하겠다.

가. 장부(臟腑)의 실증(實證)과 허증(虛證)
(1) 장부(臟腑)의 실(實)이란(?)
장기의 기능이 항진되어 장기의 경맥이 너무 빨리 흘러 실효율(實效率)이 떨어진 경우나, 빨리 흐르고자 하는데 저항하는 저항압(抵抗壓)이 강(强)할때 실증(實證)으로 볼수 있다. 즉 흐름이 너무 방대하거나 넘칠 때 그 흐름을 억제 하거나 다른 배수로를 내준다면 그 흐름에 여유가 생길 것이다.
그러므로 흐름의 역(逆)방향으로의 작용이나 흐름의 하단(下端)에서 사혈(瀉血)시켜 기(氣)의 흐름에 저항(抵抗)하는 요인(要因)을 제거(除去)하여주면 실증에 대한 치료방법이 된다.

(2) 장부(臟腑)의 허(虛)란(?)
장기의 기능이 떨어져서 그 장기의 경맥의 흐름이 너무나 늦거나, 기혈량(氣血量)이 너무 적어 흐름이 원활하지 않은 상태가 허증(虛證)으로 볼수 있다.
기의 흐름이 좋지 못할 때에는 그 경맥의 흐름을 빠르게 흐르도록 해주어야 한다.

또 흐르는 기혈(氣血)의 량(量)이 너무 적어 경맥(經脈)의 흐름이 원활하지 않을때 새로운 유로(流路)를 통하여 기를 유입시키면 기의 흐름이 증대 될 것이다. 그러므로 흐름의 순(順)방향으로의 작용과 새로운 기혈의 보충방법이 허증에 대한 치료 방법이 된다.

이와 같이 경맥(經脈)의 흐름에 대한 촉진(促進)과 억제(抑制)의 방법이 경맥(經脈)의 영수보사법(迎隨補瀉法)이 된다

나. 경맥보사(經脈補瀉)의 방법(方法)
기(氣)의 흐름을 앞장에서도 언급하였지만 요약 해보면 다음과 같다.
손을 하늘로 치켜 올린 상태에서 손과 발의 음경맥(陰經脈)은 올라가고(陰에서는 하늘인 陽을 향한다), 손과 발의 양경맥(陽經脈)은 내려 간다(陽에서는 땅인 陰을 향한다).
다시 말해서 음은 양을 향하고 양은 음을 향하고 있는데, 음경(陰經)이 무한히 양을 향하여 올라가는 것이 아니라, 손 끝에서 바로 양에 이어져 내려 온다.
그리고 양경(陽經)도 무한히 내려가는 것이 아니라 발 끝에서 음에 이어져 다시금 올라 가게되어 태극(太極)과 같이 순환하게 된다.

여기서 꼭 기억해야 할 것은 기(氣)의 방향이 손의 3음경(三陰經)에서는 손 끝방향으로 나가며 손의 3양경(三陽經)에서는 몸 쪽으로 들어 온다.
반대로 손과 이어지는 발에서는 그 순환이 거꾸로 흘러 역전된다.
이것을 깜박 잊었으면 팔을 쭉펴서 기지개를 한번 켜보아서 몸의 전면으로 기(氣)를 올려 보내는 기지개의 동작을 연상하여 금방 기의 순환방향을 알수 있을 것이다.〈팔과 다리의 전면(前面) 즉 음경에서는 하늘로 기가 올라간다고 생각하기 바란다〉

*흉부(胸部)와 복부(腹部)에서는 기의 흐름이 소속된 장부의 음양구분에 따라 올라가기도 하고 내려가기도 한다.
대략 복부에서는 정중선 바로 옆의 신경(腎經)은 올라가고 그 옆 위경(胃經)은 내려가고 그 옆 외측 비경(脾經)은 다시 올라 간다.

그러면 지금부터 경맥을 이용한 영수보사(迎隨補瀉)의 방법을 알아보기로 하겠다.
(1). 자침 방향(刺針 方向)에 따른 영수보사법(迎隨補瀉法)
  보: 경맥과 같은 방향으로 자침
  사: 경맥과 반대 방향으로 자침
  *침 끝과 진침방향이 중요함.
(2). 자침순서(刺針順序)에 따른 영수보사법(迎隨補瀉法)
기의 흐름을 강물과도 비교 할수 있다. 즉 강물의 흐름이 상류에서 하류로 흐르듯이 기의 흐름도 한 방향으로 흐름이 있는 것이다.

보:경맥을 물의 흐름과 비유하면 상류(上流)부터 자침하여 하류(下流)로 가면 흐름이 좋아짐.
사:하류부터 자침하여 물의 흐름을 억제시킴.

(3). 지압이나 손톱을 이용한 영수보사법(迎隨補瀉法)

손으로 하는 지압이나 뽀족한 기구나 손톱 등을 이용하여 손의 경맥 방향을 고려하여 꼭꼭 찌르거나 눌러주는 등의 자극방법으로 기의 흐름을 억제하거나 촉진 시킨다.

(4). 호흡(呼吸)과 함께하는 운기 영수보사법(運氣 迎隨補瀉法)

호흡과 함께하는 보사법은 주로 보법을 위주로 하여 사용하게 된다.
심호흡에 있어서 기의 흐름은 빨라진다. 그러므로 광명호흡법이나 광명손지압법등 호흡과 함께 하는 건강법들은 기혈을 촉진시키는 방법들이 된다.
또 자침후 자침된 침을 잡아 호흡과 함께 염전시키게 되면 그 작용량이 대단히 증대하게 된다.

* 실증의 대표적인 증상인 각종 통증을 제거 할때도 운기보사법을 많이 쓰고 있으며 그 효과도 좋은데 그러면 운기법이 사법으로 적용되었다고 할 수 있는가(?)
-이때는 호흡을 이용하여 기의 흐름을 촉진 시킨 결과로 보아야 한다. 보사(補瀉)를 논하기 전에 벌써 기의 흐름이 좋아짐으로써 통증이 해소된 것이다.

(5). 금속편을 이용한 영수보사법(迎隨補瀉法)

여러지 금속(金屬)의 특징중 이온화 경향의 특성을 이용하여 신체에 적용해보면 재미있는 현상이 나타난다.
우리 주변에 있는 건전지(乾電池)들도 이온화의 차이에 따라서 전자의 이동에 의하여 전기(電氣)가 발생하는데 우리의 몸에도 이온화 경향의 차이가 큰 서로 다른 두개의 금속을 피부에 접촉하면 생체내의 이온의 변화가 전달(傳達)된다고 한다.
이때 무색(無色)의 금속을 플러스(+)라고 하고, 유색(有色)의 금속을 마이너스 (-)라고 하여 이를 줄여서 M.P요법(마이너스.플러스療法)이라고도 한다.
금속의 이온화의 경향을 살펴보면 이온화 서열(序列)이라고 하는 이온 순서가 있는데 이 이온화순서는 대체로 무색(無色)금속이 빠르고 유색(有色)금속이 늦다.
또 무색(無色)금속과 유색(有色)금속을 함께 작용(作用)시키면 무색(無色)에서 유색(有色)으로 이온의 흐름이 발생(發生)하게 된다.

이온화 경향이 빠르면서도 쉽게 구할 수 있는 무색인 알루미늄(Al)과 이온화 경향이 늦으면서도 쉽게 구할 수 있는 유색인 구리(Cu)를 이용하여 인체의 경맥이나 광명침의 경맥에 적용하여 기의 흐름 방향을 따라 무색과 유색을 작용시켜서 기의 흐름을 빠르게 하여주면 보법이 되고, 반대로 기의 흐름방향을 역(逆)으로 무색과 유색을 작용하여 억제시키면 사법이 된다.
다음은 이온화 경향이 빠른 알루미늄(Al)과 이온화 경향이 늦은 구리(Cu)를 대비 시켜서 기의 흐름과 같은 방향과 역(逆)방향으로 부착하여 영수보사법(迎隨補瀉法)을 실시 해본 그림이다.

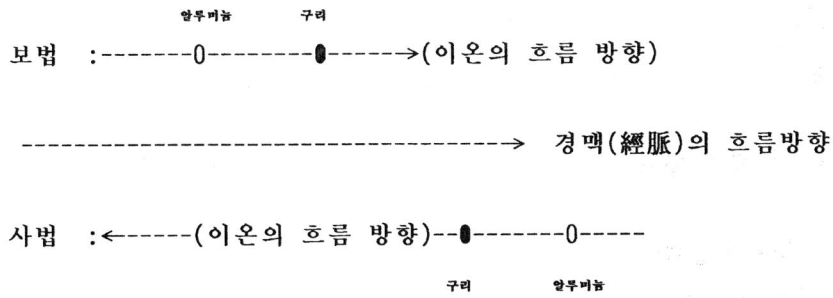

(6). 자석(磁石)을 이용한 영수보사법(迎隨補瀉法)

자석에 있어서도 N극에서부터 S극으로의 흐름이 있다.
그러므로 위와 같이 경맥의 흐름 방향에 따라 영수 보사가 가능하다.
예를 들어 〈폐경맥을 보(補)하고자 하면〉

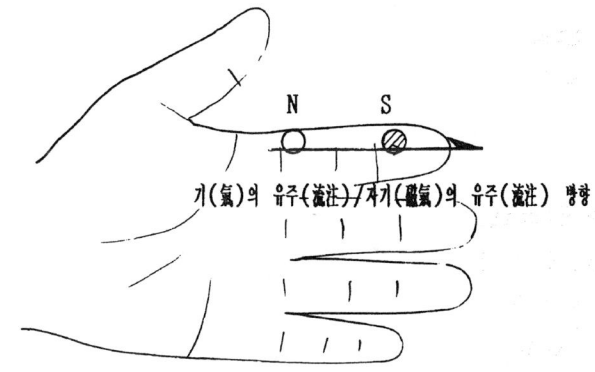

〈대장경맥을 사(瀉)하고자 하면〉

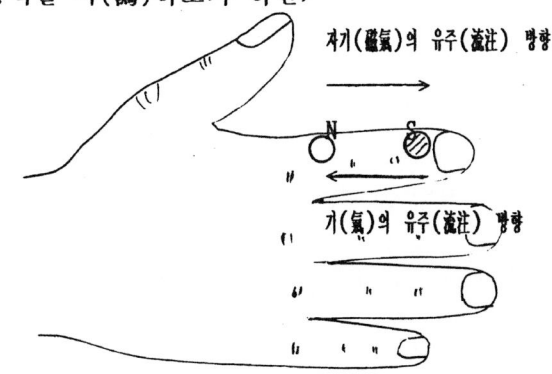

제2절. 광명침의 오행처방(五行處方)

여러가지 원인으로 병이 들었을때 광명침법을 적용하여 치료 해보면 보통인 경우는 간단한 상응점의 지압이나 단순한 자침자극으로 즉석에서 병고로 부터 해방되는 경우가 대부분이다.
그렇지만 어떤 경우는 병이 복잡하고 까다로와서 쉽게 치료되지않고 요정(療程:치료하는 기간을 단계별로 정해놓는 것)을 정하여 병(病)의 원인(原因)과 병의 경과(經過)등을 따져서 변증적(辯證的)인 치료를 해주어야 할 때도 있다.

병은 여러가지 원인에 의하여 발병(發病)하게 된다.
예컨대 기온변화등에 의하여 발병한 감기는 외감성(外感性) 질환이라 하여 풍한(風寒)이 경락(經絡)을 침습 하였다라고 한다.
한편,마음의 병인 상사병(傷思病)과 같은 병은 7정(七情)에 의한 내상성(內傷性) 질환이라 한다.
보통 7정에 의한 병은 소아들에게는 거의 없으며 성인에게만 적용된 내인(內因)에 의한 병이라고 한다.이밖에도 하늘과 땅의 운기(運氣)에 따른 병인도 있다.

이러한 복합적인 병을 각 장부(臟腑)의 진단(診斷)에 따라 나타나는 그 증상(症狀)과 추정 되는 병인(病因)에 따라 변증적으로 또 합리적으로 치료 하고자 할 때 오행처방(五行處方)이 아주 적합한 치료 방법이 된다.

오행(五行)처방은 손과 발의 경맥(經脈)에 있는 경혈(經穴)중 5행의 특성을 부여한 경혈들을 선택하여 장부(臟腑)의 허실(虛實)에 따라 음양(陰陽)이론과 상생(相生) 상극(相剋)의 오행이론(五行理論)을 적용하여 치료에 임하게 된다.장부(臟腑)가 허(虛)할 때는 보법(補法)과 실(實)할 때는 사법(瀉法)을 사용하여 장부(臟腑)의 음양조화(陰陽調和)를 유지 하도록 하는 고차원적인 치료법이 바로 오행 처방이다.

1.손발의 오유혈(五兪穴)
오행침을 사용할 때는 주로 오유혈(五兪穴)을 많이 사용 한다.
가.오유혈(五兪穴)이란(?)
 손과 발의 안쪽과 바깥쪽 즉 음경(陰經)과 양경(陽經)이 서로 반대방향(反對方向)으로 엇갈려 흐르는 기(氣)의 흐름 방향을 중요하게 다루기 보다는,손 발의 끝으로 부터 시작되는 기(氣)의 위치적(位置的)인 흐름순서(順序)에 따라 정해진 경혈이 바로 오유혈(五兪穴)이다.
 예컨대,정(井).형(滎).유(兪).경(經).합(合)이라 칭하는 오유혈(五兪穴)은 다음과 같다.
 (1)정(井)혈;기가 처음 움직이기 시작하는 곳,혹은 기가 샘처럼 솟아 올라 흐름이 일어나는 곳.
   손가락과 발가락 끝 즉 손톱 뿌리부분 측면에 위치 한다.
 (2)형(滎)혈;기가 골짜기를 흐르는 물처럼 소리를 내면서 흘러 내리는 곳.

손목과 손끝 발목과 발끝의 중간에 <형혈>이 위치해 있어서 광명침에서도 <형혈>은 수지골의 말절골(末節骨) 중간에 정해 두었다.
(3) 유(兪)혈 ; 기의 흐름과 또다른 흐름들이 잠시 서로 합류하여 만나는 곳.
손목이나 발목 또는 발목보다 아랫쪽에 <유혈>이 위치해 있다.
광명침에서는 손가락 끝에서 첫번째 관절에 일률적으로 <유혈>을 정하여 두었다.
(4) 경(經)혈 ; 기의 흐름이 도도하게 흘러 큰 강물처럼 그 줄기를 이루고 흘러가는 곳.
<경혈>의 위치는 손에서는 손목과 팔목 중간에 있고, 발에서는 발목이나 발목보다 윗쪽에 위치해 있다.
광명침에서는 수지골의 중절골(中節骨) 중간에 정해 두었다.
(5) 합(合)혈 ; 기의 흐름이 이제는 큰 강의 하구에서 바다에 합류하는 곳.
팔목과 무릎 근처에 <합혈>이 있어서 광명침에서도 수지골의 손끝에서 부터 둘째 관절 위에 <합혈>을 정해 두었다.

나. 오유혈의 오행배당(五行配當)
오행침에서는 오유혈(五兪穴)이 바로 단순하게 사용되는 것이 아니고 오행(五行)의 순서가 함께 조합 되어 5성(五性)과 함께 적용 된다. 즉 손발의 음양에 따라 음경(陰經)은 목(木)에서 부터 <정혈>이 배당되며, 양경(陽經)은 금(金)에서 부터 시작하여 오행혈의 <정혈>이 배당 된다.
그러면, 오유혈(五兪穴)과 함께 적용 되어야 할 오행(五行)이란 어떤 것이 있는가(?)

목(木) : 푸른나무이며 먹이 사슬의 가장 기초이며 시작이다.
화(火) : 모든 변화의 요건이 되는 붉은 불이며 번성을 의미한다.
토(土) : 땅을 의미하며 중앙 토이며, 머무름이요 익어가는 성숙을 의미한다.
금(金) : 하얗게 빛나는 쇠를 의미하고, 결실을 나타낸다.
수(水) : 칠흙과 같은 어둠속에서 흐르는 물이며, 이는 다시 탄생의 기초가 되며 준비가 된다.

위와 같은 <목 화 토 금 수>는 방위(方位)로서는 동방(東方) 남방(南方) 중앙(中央) 서방(西方) 북방(北方)이며, 계절(季節)로서는 봄 여름 초가을(늦여름) 가을 겨울이 된다. 또 오장(五臟)으로는 간(肝) 심(心) 비(脾) 폐(肺) 신(腎)이고, 오부(五腑)로서는 담(膽) 소장(小腸) 위(胃) 대장(大腸) 방광(膀胱)이 된다.

오유혈의 <정 형 유 경 합>의 고유 위치에 오행을 배당해 오행침에 사용하는 <오유혈>이 된다.
즉 수족의 음경맥(陰經脈)은 <목 화 토 금 수>의 순서가 되어, 정(井)혈이 <정목혈>이고, 형(滎)혈이 <형화혈>, 유(兪)혈이 <유토혈>, 경(經)혈이 <경금혈>, 합(合)혈이 <합수혈>이 된다.
한편, 수족의 양경맥(陽經脈)은 <금 수 목 화 토>의 순서로 오행의 특성을 지니게 되어 정(井)혈이 <정금혈>이고, 형(滎)혈이 <형수혈>이며, 유(兪)혈이 <유목혈>, 경(經)혈이 <경화혈>, 합(合)혈이 <합토혈>이 된다.

이와 같은 오행(五行) 배당에서 음경(陰經)과 양경(陽經)이 각기 차이가 나게 배당된 것은 음양사상(陰陽思想)에서 음(陰)이 먼저이며, 시작이고 탄생이므로 목(木)에서부터 시작되고, 양(陽)은 이를 뒤 따르면서도 태극(太極)의 원리에서 처럼 음(陰)과 양(陽)이 합하여 하나가 되고 서로 끊임없이 변화하기 때문에 오행순서(五行順序)에 있어서 절반에 해당 되어야 한다.

그러므로 양경(陽經)이 <목,화,토,금,수>의 중간인 토(土)로부터 시작 되어야 하나, 토는 중앙(中央)으로서 오성(五性)의 작용이 약하여 그 다음 순서인 금(金)으로부터 시작하게 된 것이다.

*음경맥의 오유혈은 비교적 등분 개념에 입각해 있는데 반해서 양경맥의 오유혈은 촉급하게 시작되는 경향이 있는데 이는 양경맥이 토(土)에서 부터 시작되지 못하고 오행순서에서 한발이 늦어진 금(金)에서 부터 시작했기 때문에 이를 보완하기 위한 반응으로 볼수 있다.

2. 상생(相生)과 상극(相剋)

우주 만물의 변화를 동양사상에서는 오행(五行)의 이론을 이용하여 설명하고 있다. 우리 인체(人體)도 우주 만물(宇宙 萬物) 중에 있는 하나의 피조물(被造物) 이므로 우리 몸의 오장육부(五臟六腑)의 병변도 상생(相生)과 상극(相剋)에 의하여 변화 하고 있다.

가. 상생(相生)이란(?)

서로에게 같은 상황으로 동조(同調) 시키거나 흥분 시키는 작용이다.

이는 오행도(五行圖)의 시계바늘과 같은 방향으로 영향을 준다.

즉 <나무(木)는 불을 낳고, 불(火)은 타서 재를 낳고, 재(土)에서는 쇠를 구하며, 쇠(金)는 썩어서 물이 되고, 물(水)은 다시 나무를 기르게 한다>는 일종의 순환작용(循環作用)으로 보는 것이 상생(相生) 작용이다.

나. 상극(相剋)이란(?)

상극(相剋)은 억제및 견제 작용으로 상생(相生)의 흥분및 진작 작용을 견제 해준다.

예를 들면 <나무(木)는 흙을 극하고, 흙(土)은 물을 극하고, 물(水)은 불을 끄고, 불(火)은 쇠를 녹이며, 쇠(金)는 나무를 친다>고 생각할 수 있다.

그러면 음양과 오행(五行)을 신체의 병과 관련하여 알아 보도록 하겠다.

3. 병의 침습과 전병(轉病:병의 변천)

병은 외감(外感)과 내상(內傷)에 의하여 발병(發病)하게 된다. 일단 발병(發病)한 병은 변천하여 다른 장부(臟腑)의 병으로 변천 하게 된다.

가. 외부로부터 사기(邪氣)의 침습으로 인하여 발병한 경우에 있어서 병의 변천은 다음과 같다.

병기가 먼저 경혈(經穴)을 타고 체내에 침습하여 경혈(經穴)에 머무르면 경맥(經脈)의 소통이 원활하지 않아 경맥(經脈)을 따라 땅기거나 경혈점(經穴點)에 과민한 압통이 생긴다.

그 사기(邪氣)는 경맥(經脈)을 타고 근(筋)에 머물고, 뒤이어 그 경락(經絡)에 해당되는 장기에 까지 사기(邪氣)가 침습하여 장부(臟腑)의 병이 된다.
이때는 장부의 기능이 저하되고 병세는 심해지게 된다.
더욱 병이 악화되면 장부에 머무른 사기(邪氣)가 척추 유혈처(兪穴處)의 뼛속이나 경락선(經絡線)상의 골수등에 까지 사기(邪氣)가 침습하여 골병(骨病)이 들게 되어 난치병(亂治病)이 된다.

나. 하나의 장기에 발병(發病)한 병은 오행에 따라 다른 장기의 병을 유발 시킨다.
이상이 생긴 장부(臟腑)가 있게되면 전체적인 균형이 깨어져 타장기에까지 영향을 미치게 된다.
보통 상생 작용과 상극 작용에 따라 흥분과 억제의 변수가 적용되어 전병(轉病)되게 된다.
예컨대 상생작용의 전병은 병든 장기로 부터 오행상의 모자(母子) 관계에 있는 장기의 발병을 의미 하는데, 오행(五行)의 상생작용을 마치 물의 흐름과 비유 하면 다음과 같다.
처음 병든 장기의 병이 열이나고 통증이 수반되는 열성(熱性)이며 실증(實證)인 병이라면 오행상 자(子)의 관계에 있는 장기에 실증(實證)의 병증을 유발시키고, 반면 처음 병든 장기의 기능 저하로 인한 냉(冷)한 병이라면 오행상의 모(母)의 관계에 있는 장기에 허증(虛症)의 병증을 유발 시키게 된다.
이와 같은 현상을 우리 주변에 흔히 있는 음주(飮酒)와 방사(房事)로 예를 들어보자.
음주를 과다하게 하여 간(肝)이 실(實)한 병이 생긴 사람은 간과 오행상 자(子)에 해당되는 심장(心臟)의 병변이 발생하여 심열(心熱)이 올라 가슴이 두근거리고 얼굴에 열이 생겨 열꽃이 생기기도 하며 기혈(氣血)의 순환이 저조하여 사지(四肢)가 노곤하게 된다.
또 잦은 성적인 방사자(房事者)는 신장(腎臟)이 허(虛)하게 되어 신장과 오행상 모(母)에 해당되는 폐(肺)의 병변이 발생하게 된다. 폐허(肺虛)의 증상인이 폐결핵등 소모성(消耗性) 질환에는 성생활(性生活)을 금(禁)하는 것도 이와 같은 이치로 이해 할 수 있겠다.

다. 상생(相生)에 의한 전병(轉病) 관계는 물의 흐름에 비유될 수 있다.
오행 즉 <목 - 화 - 토 - 금 - 수>의 흐름을 물길의 흐름에 비유 해보자.
하나의 장기에 실증의 병이 있다는 것은 바로, 그곳의 물의 양(量)이 너무 많아 넘치려 한다고 볼 수 있는데 이때는 그 하류 즉 오행상의 자(子)에 실증(實症)의 병변이 나타나게 될 것이다.
치료방법도 같은 원리에 따라 그 하류(子)에서 방류 시키는 사법(瀉法)을 사용하면 된다.

한편 하나의 장기에 허증(虛證)의 병이 있다면 바로 그곳의 물의 량이나 흐름이 적다고 볼 수 있는데, 이때는 그 상류에서 허증(虛證) 병변이 나타나게 되고 치료방법은 그 상류(母)를 보(補) 하여 새로운 흐름을 유입 시키는 보법(補法)을 사용 하여야 한다.

라. 상생(相生)과 상극(相剋)의 갈등에 의한 병리현상
상생과 상극 이 두 작용은 서로가 견제되고 조절되는 길항작용(拮抗作用)을 하고 있다.
만약 하나의 장기가 실증(實症)병변이 있을때 상극(相剋)의 견제작용(牽制作用)을 제거(除去)

하여 상생(相生) 작용만을 일방적으로 적용되도록 해 본다면 상생 관계에 따라 모든 장기가 실증의 병변을 이르켜 그 사람은 생존할 수가 없게 된다.(상극작용의 경우도 이와 비슷한 결과가 된다)

그러므로 상생과 함께 상극작용이 있으므로써 생물에 있어서 일정한 상태를 유지 하려는 동질정체(Homeo-stasis)나 우주만물이 안정을 취하려는 성향 즉 항상성(恒常性)이 있게 된다.

그런데 상생과 상극의 흥분과 억제 작용에 있어서 병변의 변천을 생각해 볼때 다음과 같은 갈등 현상이 나타 나게 된다.

즉 상생(相生)작용으로 간실(木實)은 심실(火實)-심실은 비실(土實)이 되는데, 상극(相剋)작용에 따라 간실(木實)은 -비허(土虛)를 유발한다.

즉 토(土)를 실(實)하게 하는 상생의 흥분작용과 토(土)를 허(虛)하게 하는 상극의 억제작용이 서로 길항(拮抗)이 되어, 마찰적인 갈등이 생겨나서 토는 실해야 할지 허해야 할지 망설이는 상태가 된다.

이때 병변의 외(外)적인 요인이나 내(內)적인 요인에따라 급격히 실(實)해지거나 급격히 허(虛)해지게 된다.이와 같은 병인(病因)을 상생과 상극의 마찰적인 병인의 유발이라 할 수 있다.

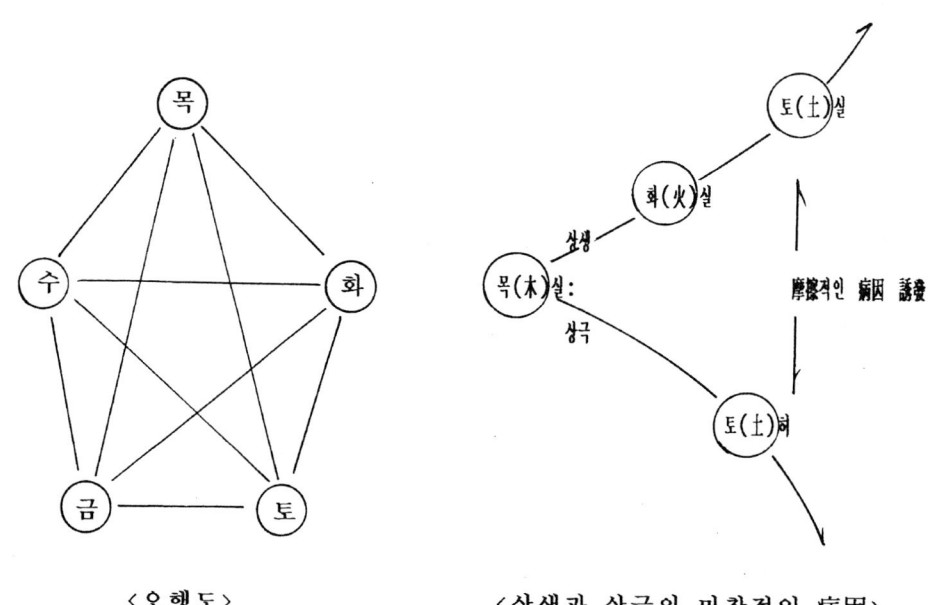

<오행도>   <상생과 상극의 마찰적인 病因>

바. 상생(相生) 상극(相剋)을 이용한 보법(補法)과 사법(瀉法)

상생(相生)과 상극(相剋)은 오행의 이론이지만 실제로 작용되는 억제와 흥분이라는 두 가지의 오행의 변화 기제(방법)는 음양론과 근접한 일면이 있어서 음양과 오행 또한 그 뿌리가 하나임을 알 수 있다. 상생과 상극의 흥분과 억제 작용은 나(我)를 기준으로 오행도(五行圖)의 시계방향으로 모(母)와 자(子)가 구별되고, 나(我)로 부터 하나씩 건너 뛰어 상극작용을 주게 되며, 상극작용을 받는 쪽 에서 볼때 나(我)라는 존재는 적(賊)에 해당 된다.

(1). 상생(相生)을 이용한 보사(補瀉)
보법;모(母)를 택하여 보(補)해준다.
사법;자(子)를 택하여 사(瀉)해 준다.

(2). 상극(相剋)을 이용한 보사(補瀉)
보법;적(賊)을 택하여 사(瀉)한다.
사법;적(賊)을 택해서 보(補)한다.

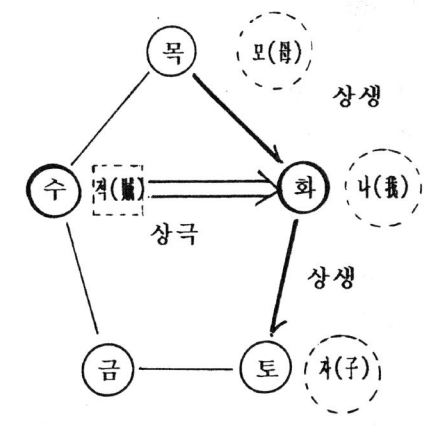

(3). 상생(相生)과 상극(相剋)을 이용한 보사(相生)
보법;모(母)를 보(補)하고 적(賊)을 사(瀉)한다.
사법;자(子)를 사(瀉)하고 적(賊)을 보(補)한다.

4. 광명침 오행침법의 보법과 사법의 처방(處方) 구성

가. 처방을 구성할 때는 먼저 해당 장부 내(內)에서 상생과 상극을 이용한다.
 -상생:실(實)은 그의 자(子)를 사(瀉)하고, 허(虛)는 그의 모(母)를 보(補)한다.
 -상극:실(實)은 그의 적(賊)을 보(補)하고, 허(虛)는 그의 적(賊)을 사(瀉)한다.
상생과 상극에서 각각 하나의 오유혈을 취하여 보사(補瀉)를 정한다.

나. 정해진 오유혈의 오행속성(五行屬性)과 동일한 장부(臟腑)의 동일한 오행(五行)을 취한다.
위에서 선정된 오유혈과 같은 장부의 오행을 장(臟)은 장(臟)끼리 부(腑)는 부(腑)끼리 하나씩 그대로 곁따라서 취혈하여 오행침을 보다 완벽하게 되도록 보조 해준다.
즉 <간경의 형화혈> 이라면 간의 형화혈 하나만 써도 되나 간의 형화혈의 오행이 화(火) 이므로 화에 속한 <심의 형화혈>을 곁따라서 취혈 하여 보다 완벽한 오행침이 되도록 한다는 것이다.

이때 소장도 심장과 함께 화(火)에 속하지만 화에 속한 소장을 택하지 않고 심장을 택하는 것은 먼저 나온 간이 장(臟)이기 때문에 장(臟)은 장(臟)끼리 오행의 이론을 적용 시키기 때문이다.
만약 이때 부(腑)인 소장(小腸)을 택했다면 음양관계(陰陽關係)에 따라 반대로 처방을 내린 결과가 되고 만다.
약식으로 오행침을 구사 하거나 여러 처방을 합하여 사용할 때는 해당 장부 경혈의 오유혈만을 사용할 수도 있다.

5. 오장육부(五臟六腑)의 오행(五行)을 이용한 허실(虛實) 보사(補瀉)

가. 간(肝)의 허실(虛實) 보사(補瀉)

간(肝)은 혈액을 생성 보관하고 모든 소화기에서 흡수한 영양 물질이 일단 간정맥(肝靜脈)인 문맥을 통하여 간으로 들어와 해독 작용과 동시에 적절한 상태로 보관되는 등 간(肝)의 통제를 받게된다.

또 간(肝)은 근(筋)의 피로나 눈의 병 그리고 손톱의 상태에도 영향을 주고, 또 간경(肝經)이 성기 주위를 돌아 몸으로 올라 가기 때문에 생식기 주위나 늑간신경(肋間神經)의 관할구역에 있는 병증상을 포함한다.

(1)실증: 화를 내기쉽고 담이 잘들며 복부팽만과
늑간 신경통이나, 수족의 경련, 불면증, 눈이 어지럽다.
또 생식기 병으로 고생하는 경우도 있고, 월경이상도
병발 하는 예가 있다.

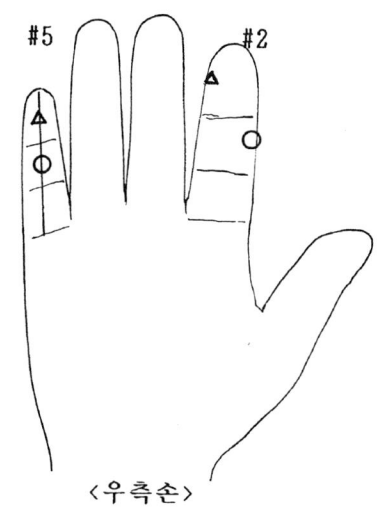

〈우측손〉

〈간 사법〉: 간.심경의 형화혈을 사하고/
　　　　　　간.폐경의 경금혈을 보한다.

(2)허증: 이명(耳鳴: 귀에서 소리가 남), 머리가 어지러움,
신체의 마비, 쉬 피곤함, 탈항(脫肛), 성욕감퇴 등이 유발됨.

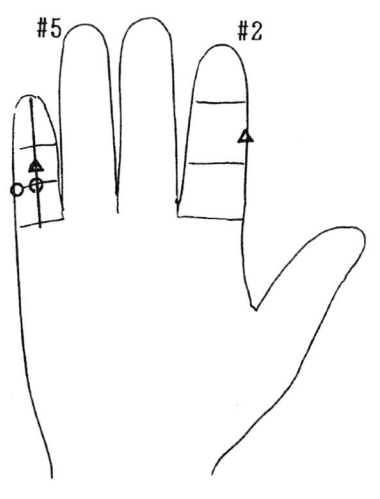

〈간 보법〉: 간.신경의합수혈을 보하고/
　　　　　　간.폐경의 경금혈을 사한다

〈우측손〉

가-1. 담(膽)의 허실(虛實) 보사(補瀉)

담(膽)은 담즙을 내어 지방의 분해 흡수를 돕는다. 또 담(膽)은 중정지관(中正之官)이라 하여 결단을 내리는 역할을 한다.
담경의 관련 부분은 담낭을 비롯한 눈, 운동기계의 근육, 머리등과 관련 있다.

(1)실증: 화를내기 쉽고, 편두통이나 불면증, 눈주위의 통증, 오한 발열등이 동반 하기도 하며, 입안이 쓰다.

<담 사법>: 담.소장경의 경화혈을 사하고/
　　　　　 담.대장경의 정금혈을 보한다.

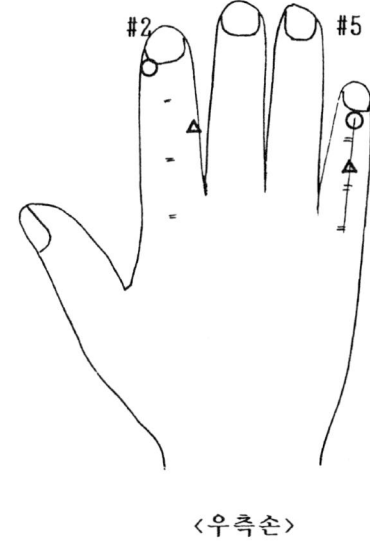

<우측손>

(2)허증: 머리가 어지럽고, 소화 불량이나 구토, 식욕감퇴, 눈이 침침하고, 수족의 근력(筋力)이 저하되고 무겁게 느껴진다. 혈압에 이상이 생긴다.

<담 보법>: 담.방광경의 형수혈을 보하고/
　　　　　 담.대장경의 정금혈을 사한다.

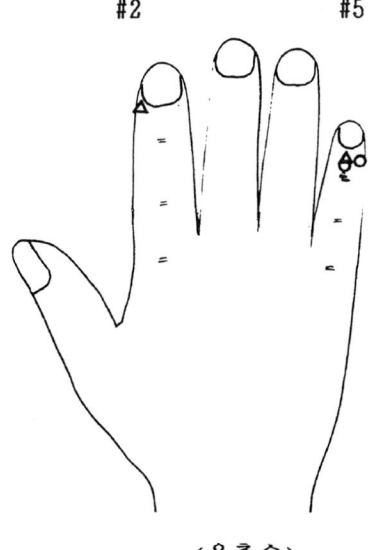

<우측손>

나.심(心)의 허실(虛實)과 보사(補瀉)

심장(心臟)은 모든 장기의 군주가 된다.온몸에 혈액을 공급하는 역할을 한다.
심장(心臟)의 병적인 상태는 가슴을 누르면 통증이 있고,얼굴색과 혀를 보아도 알 수 있다.
혀가 붉으면 심열(心熱)이 있고,담홍색이면 혈허(血虛)가 있고 더욱 심하면 혀가 굳게 되어 언어불능(言語不能)이 된다.

(1)실증:심열(心熱),불면증(不眠症),토혈(吐血),
심부전(心不全) 등이 있고 손발이 저린다.
또 맥이 빠르고 크게 뛴다.

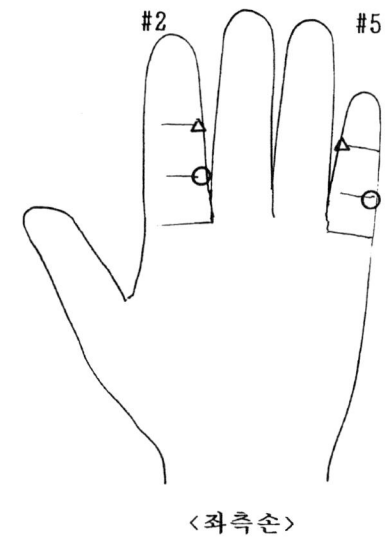

<좌측손>

<심 사법>:심.비경의 유토혈을 사하고/
　　　　　심.신경의 합수혈을 보한다.

(2)허증:노이로제,불면증(不眠症),건망증(健忘症)등
머리의 기능이 저조하고,식은 땀이 나거나,손바닥에
열이 나고, 언어장애(言語障碍)가 일어난다.
가슴이 벌렁거리고,맥은 느리고 약하다.

<심 보법>:심.간경의 정목혈을 보하고/
　　　　　심.신경의 합수혈을 사한다.

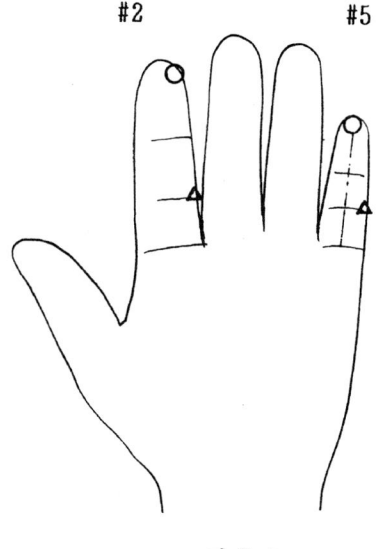

<좌측손>

나-1. 소장(小腸)의 허실(虛實)보사(補瀉)

소장(小腸)은 소화 흡수의 작용을 한다. 소장의 모혈(募穴)을 단전(丹田)이라 하는데 단전은 붉은 밭 즉 혈의 생성을 의미한다. 곧 소장의 흡수관에서 부터 조혈(造血)이 시작된다는 의미 라고 할 수 있다. 후차적인 조혈작용은 간, 지라, 골수 등에서 한다.

소장(小腸)의 병변은 귀, 눈, 혀 등에서도 나타난다.

(1) 실증: 소화불량과 함께 복부가 팽만하고, 통증이 있으며, 고환이 땅기고 허리가 아프다.
소변이 잘 나오지 않고, 두통이 병발하기도 하며, 손이 저린다.

<소장 사법>: 소장. 위경의 합토혈을 사하고/
　　　　　　소장. 방광경의 형수혈을 보한다.

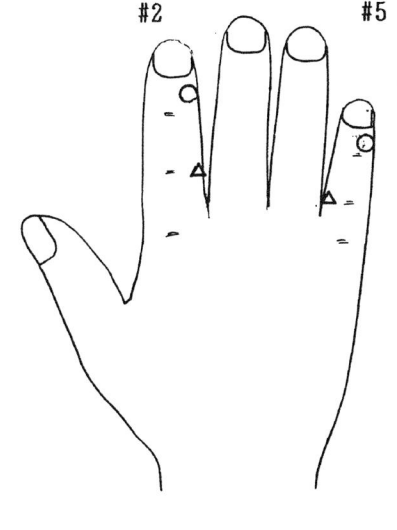

<좌우측 손>

(2) 허증: 하복부의 통증이 있으며, 빈뇨현상이 있다. 소변색이 붉은 색이다. 편두통, 이명(耳鳴), 난청(難聽) 증상이 나타나기도 한다.

<소장 보법>: 소장. 담경의 유목혈을 보하고/
　　　　　　소장. 방광경의 형수혈을 사한다.

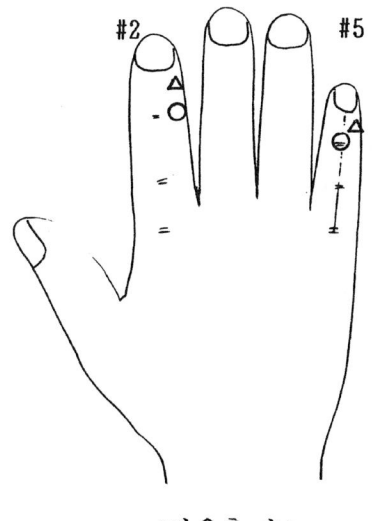

<좌우측 손>

다.심포(心包)의 허실(虛實)보사(補瀉)

심포(心包)는 심장(心臟)을 쌓고 있는 보자기라는 뜻으로 심장(心臟)을 군주(君主)와 같은 군화(君火), 심포(心包)를 재상(宰相)과 같은 상화(相火)라고도 한다. 심경은 바로 심장(心臟)을 의미하는 한편 심포(心包)는 심장(心臟)과 폐(肺) 등을 비롯한 혈(血)의 기화(氣化) 작용에 관련된 순환기계의 다양한 역활을 하는 가상적인 장기이다.
병세의 허실은 심경(心經)에 준하고 기의 순환을 비롯한 복합적인 병인으로 병세가 복잡 할 때 심포경(心包經)을 사용한다.

(1) 사법 : 심포.비경의 유목혈을 사하고
　　　　　심포.신경의 합수혈을 보한다.

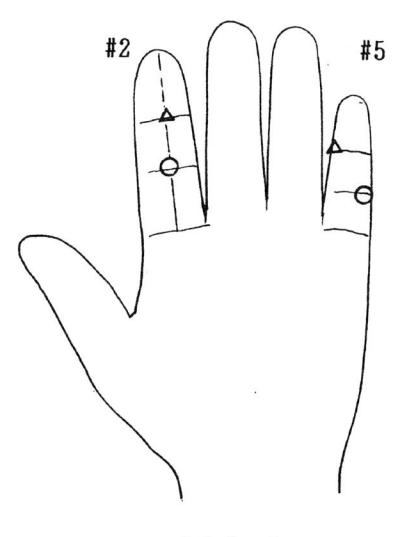

〈좌우측 손〉

(2) 보법 : 심포.간경의 정목혈을 보하고
　　　　　심포.신경의 합수혈을 사한다.

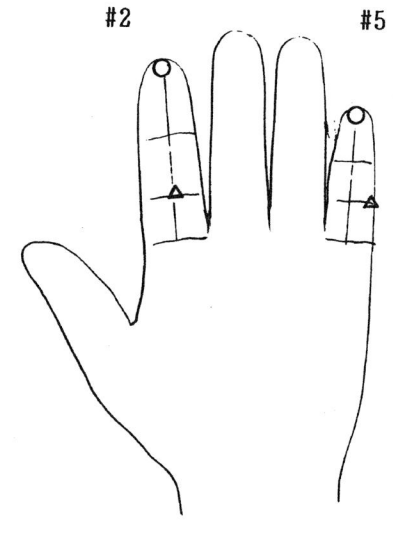

〈좌우측 손〉

*심포의 오행보사는 좌우측 손을 모두 이용한다.

다-1. 삼초(三焦)의 허실(虛實)보사(補瀉)

삼초(三焦)는 소장을 비롯한 음식물(飮食物) 즉 곡기(穀氣)의 소화흡수 작용과 흡수된 혈(血)을 분배하고, 또한 분배된 혈을 기화(氣化) 시키는 총괄적인 작용을 한다.

즉 상초(上焦)는 기(氣)의 작용을, 하초(下焦)는 혈(血)의 작용을, 중초(中焦)는 기혈(氣血)의 분배 작용을 의미 한다고도 할 수 있다.

그리고 삼초(三焦)는 소장경과 함께 제반 원기를 부양한다고 할 수 있다. 또 임파관이나, 유미관, 귀, 눈, 어깨 그리고 췌장의 기능과도 관련이 있다.

(1) 실증 : 번민(煩悶), 급성천식, 소화불량, 소변불통 원기 부족 등의 증상

〈삼초 사법〉 : 삼초.위경의 합토혈을 사하고 /
　　　　　　삼초.방광경의 형수혈을 보한다.

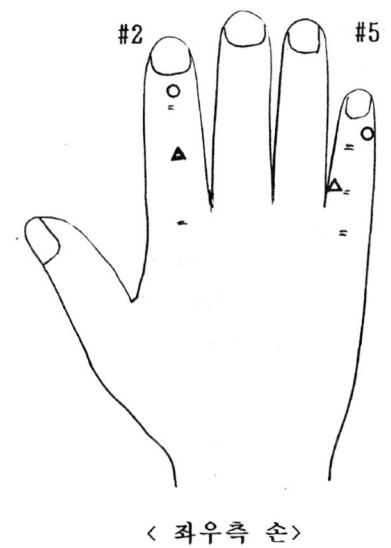

〈 좌우측 손〉

(2) 허증 : 정신불안, 복통(腹痛), 장명(臟鳴), 유뇨(流尿).

〈삼초 보법〉 : 삼초.담경의 유목혈을 보하고 /
　　　　　　삼초.방광경의 형수혈을 사한다.

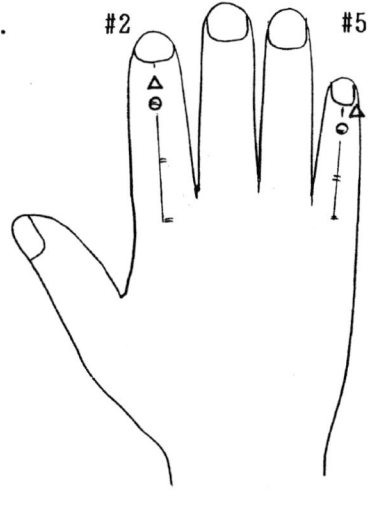

〈 좌우측 손〉

라. 비(脾)의 허실(虛實)보사(補瀉)

해부학적인 비(脾)는 비장(脾臟)과 췌장(膵臟) 두개가 있다. 먼저 비장(脾臟)은 지라라고도 말하는 순환기계의 비(脾)인데, 그 위치는 위(胃) 후벽 쪽에 있어서 위(胃)에 음식물이 들어 왔을 때 위(胃)에 혈류량을 증대하는 역할이 있다.

성인의 경우는 비(脾)의 기능이 많이 퇴화 되나, 태아 때는 조혈작용(造血 作用)과 혈액의 신진대사등 혈류량 조절에 깊은 관련이 있다.

한편, 동양의 장부학설에서 말하는 비(脾)는 췌장(膵臟)을 의미하기도 하는데, 췌장(膵臟)은 십이지장의 C자 안에 위치 하고, 그 기능은 인슐린 이라고 하는 내분비액을 내어서 탄수화물, 당을 분해 흡수하도록 도와 준다. 췌장(膵臟)의 기능저하는 당뇨병을 유발 시킨다.

그러므로 비(脾)는 음식물이 잘 부숙(腐熟) 하여 혈(血)로 변화시키고 심장의 기능을 도와서 혈이 잘분배 되도록한다.

비(脾)의 생리 변화는 입술과도 관련이 있으며, 우리몸의 기육(肌肉)과도 관계가 있다.

(1) 실증 : 몸이 둔하고 무거우며 통증이 수반된다. 발이 차고, 구토(嘔吐)의 증세가 있고, 위가 약하며 출혈성(出血性) 질병이 병발하기도 한다.

<비 사법> : 비.폐경의 경금혈을 사하고/
　　　　　 비.간경의 정목혈을 보한다.

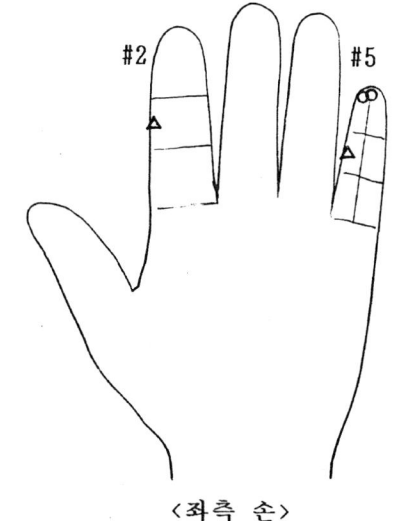

〈좌측 손〉

(2) 허증 : 안색(顔色)이 창백(蒼白)하며, 입술이 트고 야위어 수척 하거나, 부종(浮腫) 등으로 부어 있고, 사지(四肢)가 냉(冷)하며 항상 피곤을 느끼고 속이 쓰리다. 불면증 당뇨병(糖尿病)이 병발한다.

<비 보법> : 비.심경의 형화혈을 보하고/
　　　　　 비.간경의 정목혈을 사한다.

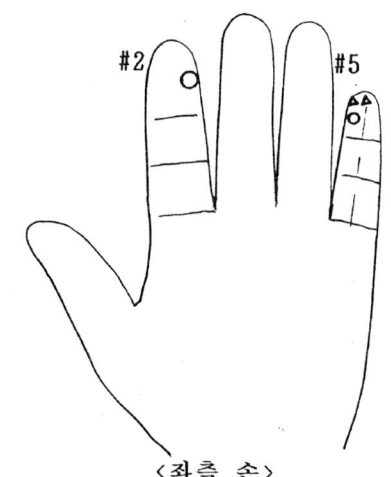

〈좌측 손〉

라-1. 위(胃)의 허실(虛實) 보사(補瀉)

음식물이 처음으로 들어와 머무는 곳으로 후천적(後天的)인 지기(地氣)의 바다이며, 수곡(水穀)이 흡수될 수 있도록 부숙(腐熟)시키는 곳이다. 위(胃)에서 분비하는 위액(胃液) 중에는 단백질을 분해하는 펩신이 들어 있다.

위(胃)의 경락은 얼굴과 발과 가슴을 두루 돌기 때문에 치통을 비롯한 입의 병과 코의 병과 안검(눈꺼플)의 병, 그리고 무릎 관절의 병, 유선(乳腺)의 병 등과도 관계가 깊다.

(1)실증: 위산과다, 위궤양, 위경련, 슬관절염 구순건조(口脣乾燥), 유선염.

<위 사법>: 위.대장경의 정금혈을 사하고 /
위.담경의 유목혈을 보한다.

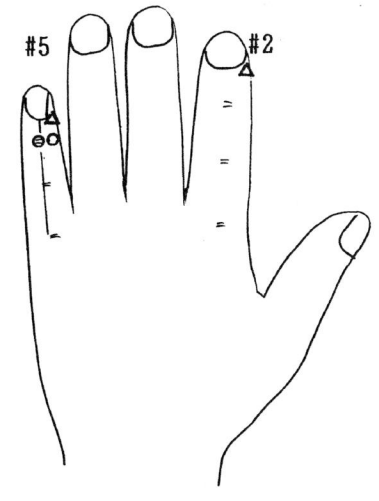

<좌측 손>

(2)허증: 위염, 안면 부종(浮腫), 식욕

<위 보법>: 위.소장경의 경화혈을 보하고 /
위.담경의 유목혈을 사한다.

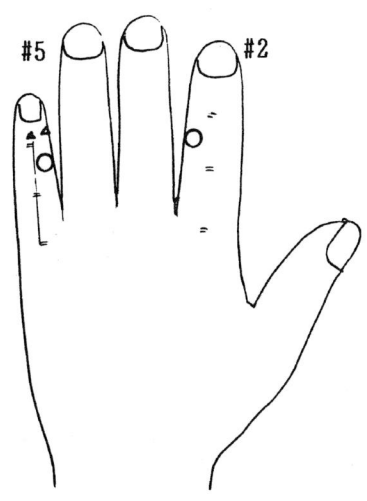

<좌측 손>

마. 폐(肺)의 허실(虛實) 보사(補瀉)

폐(肺)는 호흡을 주관하여 공기 중의 천기(天氣)를 모아 소화기를 통하여 흡수된 정화 물질과 화합하여 생명을 유지 시킨다. 또 폐(肺)는 피부 호흡과도 관련되어 피부와 모발, 땀 등과도 관련 된다.
폐(肺)와 코는 서로 이어져 있어서 코의 병과도 관련 된다.

(1) 실증: 기관지 천식, 가슴과 어깨의 통증, 인후통
편도선염, 몸에 열이나고 갈증이 생긴다.
맥박이 빨라지고, 크게 뛴다.

<폐 사법>: 폐.신경의 합수혈을 사하고/
       폐.심경의 형화혈을 보한다.

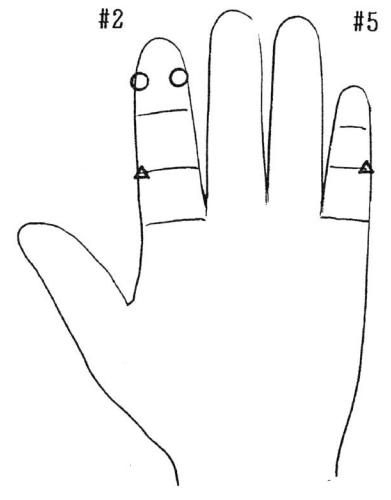

<좌.우측 손>

(2) 허증: 호흡이 약하여 온 몸에 천기(天氣)의 공급이
적어 사지가 저리나 수족은 냉하다.
식은 땀이 나거나 아침에 열이 나기도 한다.
얼굴이 창백하고 피부가 건조하여 피부병이 생기기 쉽고,
음성이 쇠약하다.

<폐 보법>: 폐.비경의 유토혈을 보하고/
       폐.심경의 형화혈을 사한다.

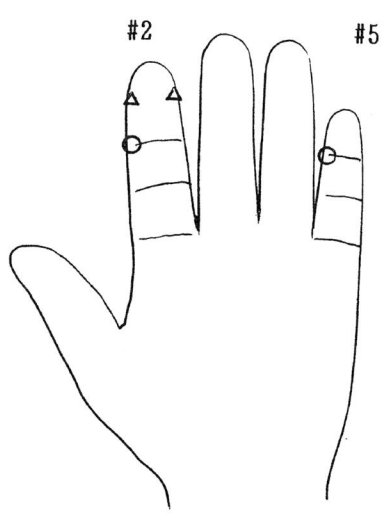

<좌 우측 손>

마-1. 대장(大腸)의 허실(虛實) 보사(補瀉)

대장(大腸)은 전도(傳導)의 관(官)이라고 하여 음식물의 찌꺼기를 배출하는 기능을 하므로 인체내의 독소(毒素)를 저하시킨다.
폐(肺)는 호흡을 통한 가스교환으로 체내의 독을 배출하고, 대장은 대변으로 체내의 독을 배출하여 배설(排泄)이라는 의미에서 같은 기능을 한다고 볼 수 있어, 폐(肺)와 대장(大腸)을 오행상 같은 금(金)에 속하고 장부(臟腑) 음양론(陰陽論)에서 폐(肺)와 대장(大腸)의 관계를 음양관계 라고 한다.
< * 화장실에서 대변을 볼때 담배를 태우면 폐(肺)를 사(瀉)하게 되어 음양관계(陰陽關係)에 있는 대장(大腸)은 반대로 보(補)가 되어 대변(大便)이 잘 나온다고도 생각할 수 있다.>
대장(大腸)의 병변은 피부나 코의 병, 입과 치아의병, 어깨의 통증등을 수반 할 수도 있다.

(1) 실증: 대소변의 불통(不通)이나, 혈변(血便).
머리가 무겁고, 눈에는 핏발이 서며, 혈압이 갑자기 상승되기도 한다.
어깨 신경통이나, 치통, 치질, 두통, 피부 소양증(搔痒症).

<대장 사법>: 대장.방광경의 형수혈을 사하고/
            대장.소장경의 경화혈을 보한다.

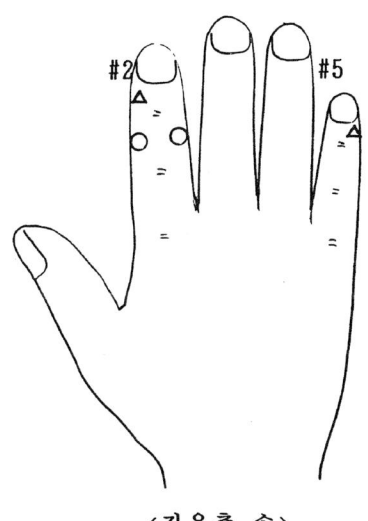
<좌우측 손>

(2) 허증: 만성설사와 원기 허손(虛損), 눈이 저리고 시림.

<대장 보법>: 대장.위경의 합토혈을 하고/
            대장.소장경의 경화혈을 사한다.

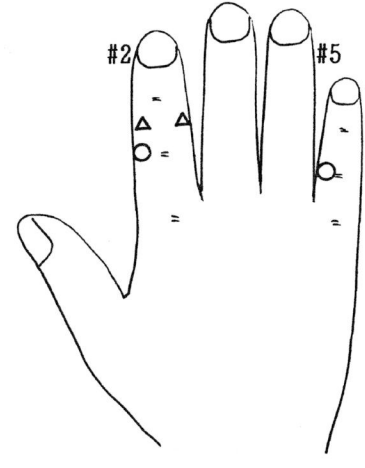
<좌우측 손>

마.신(腎)의 허실(虛實) 보사(補瀉)

신장(腎臟)은 사구체의 기능으로 혈중에 있는 노페물(老廢物)을 걸러 내는 역할을 하고 있는데, 좌측 신(腎)은 신장(腎臟)이라고 하고 특히 우측 신(腎)은 명문(命門)이라고 하여 별도로 칭하기도 한다.[명문(命門)이란(?)남자에 있어서는 정(精)을 간직하는 곳이요,여자에 있어서는 포(胞)가 된다고 한다.]

신(腎)은 부신(副腎)의 기능을 포함하고 있으며 그 병변은 대뇌(大腦),눈,코,귀와도 관련이 있으며 골수(骨髓)나 모발(毛髮)과도 관련이 있다.

(1)실증:음욕(陰慾)이 항진되는 병이지만 양위(陽萎)가 병발되어 그 실효성을 거두지 못하고 안달하는 증세로 정신불안,초조 임포텐스,몽정(夢精)이 있으며 기관지 천식,신장염(腎臟炎)전립선염.
또 눈이 어지럽고 발바닥에 열이나기도 한다.

<신 사법>:신.간경의 정목혈을 사하고/
　　　　　신.비경의 유토혈을 보한다.

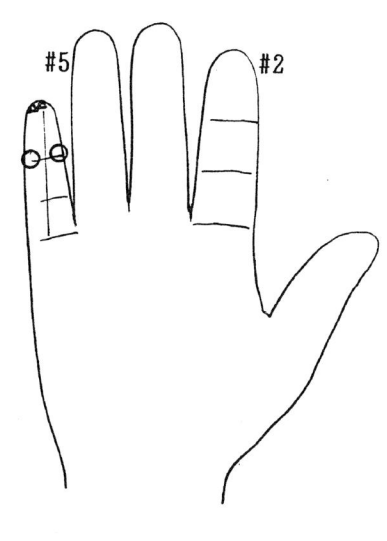

<좌우측 손>

(2)허증:이명(耳鳴),현운(머리가 어지럽고 눈이 침침함) 요통,발기불능(發起不能),위축신(萎縮腎),여성 불임증 원기부족,피로하기 쉬움,기억력 감퇴,뇌(腦)기능 저하. 발과 허리가 냉하다.

<신 보법>:신.폐경의 경금혈을 보하고/
　　　　　신.비경의 유토혈을 사한다.

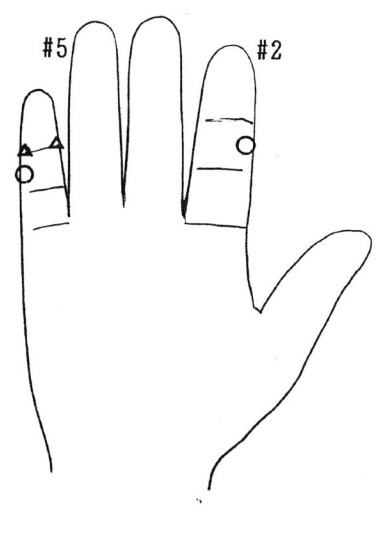

<좌우측 손>

바-1. 방광(膀胱)의 허실(虛實) 보사(補瀉)

방광(膀胱)은 신장의 말피기소체에서 걸러낸 소변(小便)을 저장하여 체외(體外)로 배출하는 기능을 담당하고 있는데 사람이 땀(汗)을 많이 내면 소변량이 줄어 들고 춥거나 활동이 적어 땀이 적으면 소변량을 증대하여 신체내의 수분대사(水分代謝)에 직접적인 관련을 맺고 있다.

방광경(膀胱經)은 신체의 뒷면에 거의 다 경혈이 분포되어 있는 것으로 보아 뇌하수체의 기능을 포함한 오장육부의 기능을 통제 하며, 귀, 코, 눈 등과도 관련 된다.

(1) 실증 : 소변이 짧거나 잘나오지 않고, 반면에 땀이 많다.
오줌소태(소변이 흐림) 등 열감(熱感)이 있으며, 혈뇨(血尿)가 있기도 한다.
항상 정신이 긴장되어 있고, 불안하며 후경부(後頸部)에 통증이 있다.

<방광 사법> : 방광.담경의 유목혈을 사하고/
　　　　　　방광.위경의 합토혈을 보한다.

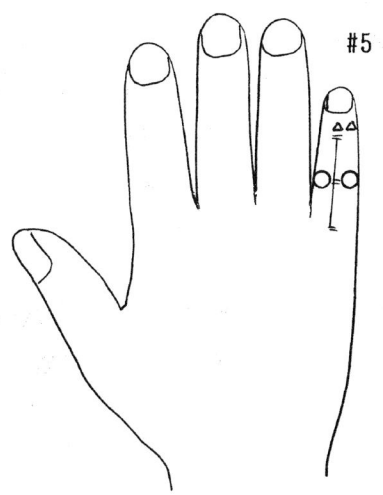

<좌우측 손>

(2) 허증 : 소변을 자주 보거나 잘 나오지 않음.
또 줄줄 흘러 내리거나 잔뇨감(殘尿感)이 있음.
그러나 뇨(尿)의 색깔은 비교적 맑은 편이다.
부종(浮腫)을 동반하는 예가 많고 후경부(後頸部)에 빈혈(貧血) 현상이 있다.

<방광 보법> : 방광.대장경의 정금혈을 보하고/
　　　　　　방광.위경의 합토혈을 사한다.

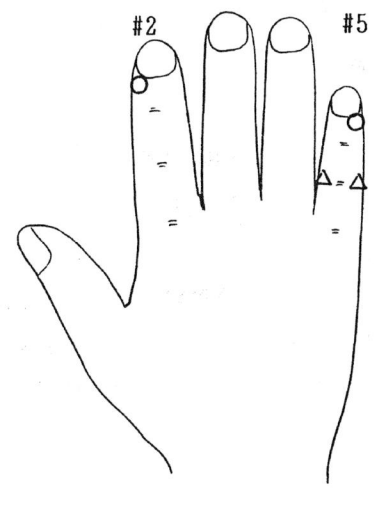

<좌우측 손>

6. 광명침 음양관계의 세구분

질병의 치료를 위해서 여러가지 방법이 제시될 수 있고 또 그러한 다양한 방법들이 각자 나름대로 일정한 치료효과도 나타내고 있다.

그러나 장부의 허실을 살펴서 그에 따른 변증적(辯證的)인 처방을 구성 해보면 더 한층 완벽한 치료에 접근하게 되는데 이때 가장 잘 적용될 수 있는 것이 오행처방(五行處方)이라 하겠다.

그런데 오행처방(五行處方)은 장부의 음양과 오행론에 의하여 치료하는 방법론인데 음양관계 내에서도 장부의 종류에 따라 서로 대립되는 면과 서로 보완되는 면이 있다.

음양관계에서 서로 대립(對立)되는 면이란(?)
장(臟)이요 음(陰)인 심장(心臟)과 부(腑)이며 양(陽)인 소장(小腸)에서 ─ 너무 과식하여 소장이 실한 증상이 나타나면 심장은 반대로 허한 현상이 나타나 심장의 상태가 좋지않게 되고, 반면에 과로나 스트레스 등으로 심장이 혹사되어도 음양관계에 있는 소장이 허해져 소화기능이 좋지 않게 되는 ─ 서로 상반되는 상태를 의미 한다.

한편 위(胃)와 비(脾)처럼 혹은 간(肝)과 담(膽)처럼 음양관계에 있으나 서로 대립되기 보다는 서로 기능적으로 보완관계(補完關係)가 되거나, 거의 일체화(一體化) 되는 장기들도 있다.

장부의 음양 오행표

장부	음양	오 행				
		목	화(상화)	토	금	수
장(臟)	음(陰)	간	심(심포)	비	폐	신
부(腑)	양(陽)	담	소장(삼초)	위	대장	방광

본 광명침에서는 음양관계(陰陽關係)의 서로 대립되는 면에 대하여 그 적용되는 정도에 따라 세 등급(첫째,둘째, 세째의 등급)을 정하여 설명하기로 한다.

가. 광명침 음양관계(陰陽關係)의 세 등급 이란(?)

첫째등급: 화(심/소장,심포/삼초)와 금(폐/대장), 음양관계가 명확한 음양 변화기(變化期).
둘째등급: 목(간/담)과 수(신/방광), 음양변화가 시작되는 음양 시종기(始終期).
셋째등급: 토(비/위), 음양변화가 거의 없는 음양 중앙기(中央期).

이와 같은 3등급은 우주변화(宇宙變化)를 순환관계(循環關係)로 보고 있는 동서양(東西洋)의 공통된 우주관(宇宙觀)에 입각한 것이기도 한 것이다.

우주의 변화는 시간(時間)과 공간(空間)이 연속적으로 이어져 변화되고 있지만 우리가 이를 이해 하자면 우리의 의식 속에 포착 되어야 하므로, 정지상태로 그 차원을 낮추어 관찰하거나 또 우주의 변화를 태극에 놓고 그 위에 오행을 배당하여, 이를 음양론(陰實은 陽虛하고 陰虛는 陽實하는 서로 반대관계)으로 이해 하고자 한다.

나. 태극도(太極圖)로 살펴본 음양관계의 세등급.

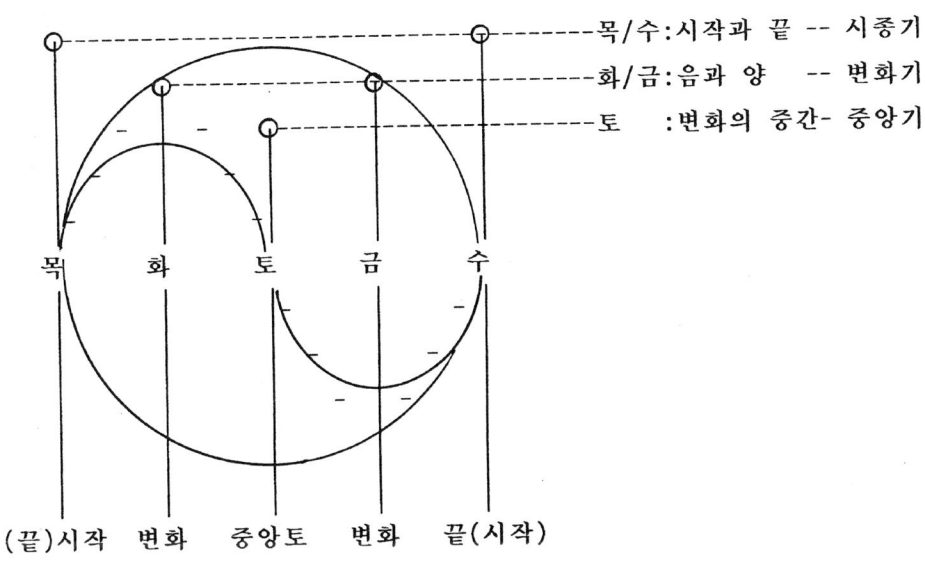

첫째 등급인 화(火)와 금(金)은 태극도에서 장부의 음양론의 적용이 명확하게 잘 된 경우(음과 양의 변화 폭이 가장 큰 변화기) 이다.
즉<폐와 대장><심장과 소장>이며 이때는 폐실(肺實)은 대장허(大腸虛)하고, 반대로 대장실(大腸實)은 폐허(肺虛)가 된다. 또 소장실(小腸實)은 심허(心虛)하고 심실(心實)은 소장허(小腸虛)하게 된다.

둘째 등급은 목(木)과 수(水)로서 변화의 처음과 끝이 되어 그 세력이 아직 크지 않아 음양의 구분력이 저조하다.
즉 간/담이 동시에 실하거나 허한 경우를 들 수있고, 신/방광에서도 음양구분이 명확하지 않은 경우가 있다.

셋째 등급인 토(土)는 중앙(中央) 토로서 음양의 변화에도 중용(中庸)의 위치를 견지하여 기존의 음양론이 잘 적용되지 않는 경우가 있다.
그런데 <비/위>는 장부의 중앙에 위치 하여 있어서 음양관계는 잘 적용되지는 않지만, 전체적인 장부(臟腑)의 변화를 주고자 할때 중심점을 잡아 돌려주는 힘점(Moment)이 될수 있어서 임상에서는 대단히 중요한 역할을 한다.

예컨대 장부의 병을 전통침법으로 치료하고자 할때 장부의 중심인 〈중완〉을 택하고, 좌우측 병이 있는 장기의 방향을 따져서 해당되는 쪽의 〈합곡〉혈을 취하여 치료의 기본을 정하는 치료법의 의의를 여기서도 찾아볼 수 있는 것이다.

다. 장기의 위치로 살펴본 음양관계의 세 등급

음양관계의 세 등급은 장부의 위치나 기능으로도 살펴 볼 수가 있다.

즉 셋째 등급인 〈간/담〉, 그리고 〈신장/방광〉은 서로 내부(內部)의 관(管)으로 연결된 하나의 장기로 간주해 볼 때 음양론의 적용(陰陽 虛實이 서로 반대됨)은 무리가 된다.

또 둘째 등급인 〈비/위〉도 서로 같은 구역에 위치해 있는 것으로 볼 수 있고, 기능상 협조관계가 있어서 음양관계의 적용이 무리가 된다.

그러나 첫째 등급인 〈심장/소장〉, 그리고 〈폐/대장〉은 서로 길항(拮抗) 되는 바가 크고 그 위치적으로도 상하(上下)로 명확히 구분 되어 음양론의 적용이 매우 유용함을 알 수 있다.
그러므로 음양론의 적용에 있어서 화(火).금(金)에서는 아주 분명하게 적용되며, 그 효과도 확실하다.

라. 음양관계의 세등급을 이용한 진단및 치료

본 광명침법을 이용하여 장부의 허실판단을 할때, 음양관계의 적용에 있어서 해당되는 장기가 어느 등급의 장기인가에 따라 장기의 허실관계가 달라진다.

(1) 체질분류에 따른 삼초체질

체질(體質)을 삼초(三焦)와 관련지어 따져보는 것은 인체의 장기의 발달을 장관(腸管)의 발달로 살펴보는 원리에서 우리의 인체가 입으로부터 먹이의 섭취와 호흡이 시작되어 몸속에서 이를 받아 들이고 내어 보내는 작용이 하나의 장관으로부터 발달하였다.
그래서 각 장기는 장관으로 부터 분화 됨을 착안하여 장기의 허실체질이 연속적인 관점에서 연구가 착수 되었다.(* 장관의 발달:제2장 제4절 〈삼초의 발생학적인 관점〉편 참조)

또 삼지(三指)의 삼초 호흡법과 5지(五指)의 오행배당이 순차적으로 된 것을 응용하여 삼초체질을 정하게 되었다.
예를 들어서 간(肝)과 심장(心臟)이 실(實)한 병증(상초실 체질)이 있는 사람이라면, 소장(小腸)은 허(虛)하고 그밖의 장기는 허할 수도 있고 실할 수도 있으나, 폐(肺)는 허(虛)하고 대장(大腸)은 실(實)하다.
또 비(脾)와 폐(肺)가 실(實)한 병증(중초실 체질)이 있는 사람이라면 대장(大腸)은 허(虛)하고 그 밖의 장기들은 허할 수도 실할 수도 있으나, 심장(心臟)은 허(虛)하고 소장(小腸)은 실(實)하다.

또 신(腎)이 실(實)한 병증(하초실 체질)이 있는 사람은 수극화(水克火)하여 심허(心虛)를 유발하고 심허는 음양(陰陽)관계에 따라 소장실(小腸實)을 유발한다.

또 소장실은 화극금(火克金)하여 대장허(大腸虛)를 유발하고 대장허는 음양(陰陽)관계에 따라 폐실(肺實)을 유발한다.

(2) 삼초진단의 현대적 의의

진단을 위한 삼초체질은 광명호흡법의 삼초 호흡과도 관련지어 엄지(木)와 검지(火)를 상초, 중지(土)와 약지(金)을 중초, 소지(水)를 하초로 간주하여 장부의 허실배당을 상생과 상극의 원리와 음양관계의 3등급중 첫째 등급인 화(火)와 금(金)에 가중치(加重値)를 적용하여 고안된 것이다.

이 삼초 체질론은 현대인들의 병을 잘 대변하고 있다.

(가) 상초 체질(木火體質)은 생존경쟁이 심한 현대 생활에서 남에 뒤지지 않기 위하여 화(熱)를 내서 무리하게 일을 해내기 때문에 간(肝)과 심장(心臟)이 실하기 쉬운 체질이다.
그러므로 간실(肝實)과 심실(心實)이 유발된 유형이다.

(나) 중초 체질(土金體質)은 먹거리는 풍성해졌으나 공기는 오염됐으니 많이라도 먹어서 몸을 보하고자 하여 폐실(肺實)과 비실(脾實)이 유발되는 유형이다.
심리적으로는 과욕(過慾)과도 관련이 있는 병세라고 할수 있다.

(다) 하초 체질(水體質)은 개방화 시대를 맞이하여 여러가지 사회 환경적인 자극들이 남녀노소를 불문하고 성적인 분위기에 달뜰수 있는 풍토가 되어 신실(腎實)이 유발된다.
신실은 반드시 성적(性的)으로 갈망하는 것만을 의미하기보다는 자신이 의도(意圖)하는 것이 무의미한 것으로 느껴지기 시작하면서도 타성때문에 어쩔수 없이 그것에 마음을 빼앗기는 경우에 유발되는 유형의 병이다.

(3) 삼초체질의 오행처방

삼초체질에 따른 오행처방은 환자의 현재의 건강상태에 따라 보법(補法)위주로 치료 할 수도 있고 사법(瀉法)위주로 치료할 수도 있다

삼초증의 일반적인 오행처방

체질	사법	보법	비고
상초증	간/심사법(대장사법)	소장보법(폐보법)	*화극금
중초증	비/폐사법(소장사법)	대장보법	
하초증	신사법(소장사법)	심보법	*수극화

*본 체질론은 추후에 임상가들만을 위한 책자를 별도로 발간하여 상세히 설명하기로 하겠다.

7. 처방을 결정하는 방법

장부의 진단은 수 많은 책들에서 언급 되고 있다.
5색(五色)을 비롯한 오행을 이용하여 진단하는 방법.
자세의 시진(示診)-어깨가 올라가있으면 폐가 나쁘고 가슴이 움추려 있으면 심장이 나쁘고 허리가 굽어져 있으면 소화기가 않좋고 어깨가 기울어져있으면 간이나 비장이 나쁘다.
또 오성(五聲)의 이용과 문진(問診), 진맥(診脈)을 해보거나 경락의 줄기를 압진(壓診)하여 진단하는 방법, 그리고 위에서 잠깐 설명한 삼초체질론에 입각한 진단, 또 5운(五運) 6기(六氣)를 따지는 진단법 등이 많이 있는데 이러한 장부허실에 따른 처방의 결정에 있어서도 좌측과 우측에 치우쳐 위치한 장기에 따라 좌측에 있는 장기는 좌측 편에서 우측에 치우친 장기는 우측에서 치료함이 보다 효과적이라고 말할 수 있다.

가. 좌병(左病) 좌수(左手), 우병(右病) 우수(右手)의 원칙

여러가지 진단 결과에 따르는 처방의 적용이 장부(五臟六腑)의 좌우편재(左右偏在)에 알맞게 좌.우측 손에다 처방이 내려져야 한다.
(1) 좌측 손에 내려져야할 처방: 좌폐(左肺) 심장(心臟) 췌(膵) 비장(脾臟) 좌신(左腎).
(2) 우측 손에 내려져야할 처방: 우폐(右肺) 간(肝) 담(膽) 위(胃) 우신(右腎).
(3) 좌.우측에 내려도 될 처방: 소장(小腸) 방광(膀胱) 대장(大腸).
 (가) 소장과 삼초는 대체로 좌측 손에 처방을 정한다 (좌측에 있는 심장과 음양 관계에 있으므로)
 (나) 방광은 신장의 좌우 압통의 차이에 따라 통증이 있는 같은 방향에 처방을 정한다.
 (다) 대장은 대장과 음양 관계에 있는 폐의 좌.우 압통점을 눌러 보아 상기(나)와 같이 압통처에 처방을 정한다.
 *폐의 압통점을 찾을 때에는 간단히 중수골 상응점 즉 제1-2중골 사이에서 압통점의 좌우 차이를 비교하면 되고, 이를 확인 하고자 한다면 등(背部)의 2-3번 흉추에서 약 4-5센티 떨어진 곳 〈폐유〉을 눌러서 좌우 압통차이를 비교하거나 〈중부〉〈운문〉이라는 쇄골하단 좌우를 눌러서 진단하거나 또 폐경의 〈공최〉혈을 눌러 좌우차를 비교하여 좌.우의 방향을 정하여 치료를 한다.

 (라) 또 대장의 상행(上行)결장의 이상이나 충수염은 우측에서, 하행(下行)결장이나 직장(直腸)의 병, 치질(痔疾) 등은 좌측에서 처방을 내린다.
 (마) 위(胃).비(脾)는 좌측에서 치료를 하나, 위의 유문부나 십이지장 궤양과 십이지장의 담도 연결부의 결석(結石) 등은 예외적으로 우측으로 보아 치료 해야 된다.

나. 여러 장기의 병이 합병 되어 있으면 합방(合方)하여 치료를 한다.

(1) 전체적인 병세가 실증(實症)인 사람은 사법(瀉法)을 위주로 합방 하고, 허증(虛症)인 사람은 보법(補法)을 위주로 합방 한다.
 예컨대 심실(心實)인 사람을 치료하고자 할때 심사법(心瀉法)을 적용하고 있으나, 심장과 음양관계에 있는 소장보법(小腸補法)이 적용될 수 있다.
그런데 그 사람의 신체적인 조건이 열이 나고 맥박도 빠른 상태라면 사법(瀉法)인 심사법(心瀉法)을 써야 한다는 뜻이다.
이때 간(肝)도 함께 실(實)한 상초체질(上焦體質)인지 살펴서 간사법(肝瀉法)도 함께 써서 더욱 다각적인 치료를 행하여 치료효과를 증대 시킬 수 있다.

(2) 경맥의 영수보사(迎隨補瀉)법과 오행보사(五行補瀉)는 함께 사용하지 않는다.
경맥(經脈)의 영수보사는 기의 흐름방향을 따라 실시하는 보사법(補瀉法)인데 반하여 오행침의 오행보사는 각 혈들의 오행속성(五行屬性)에 따라 실시하는 오행보사이기 때문에 이들을 동시에 사용하게 되면 서로 간섭현상(干涉現狀)이 생겨 오히려 해가 되는 경우도 있다.
특히 자기(磁氣)를 이용한 영수보사(迎隨補瀉)와 오행보사(五行補瀉)을 함께 사용하면 부작용이 발생할 확률이 높다. 왜냐하면, 같은 병에 대해서도 오행혈(五行穴)의 보사혈(補瀉穴)에 따라 N.S극을 부착한 결과와 영수보사(迎隨補瀉)시의 N.S극을 부착한 결과가 서로 상이한 경우가 많기 때문 이다.(본 내용은 자기(磁氣) 이용 편에서 더 자세히 언급 하고 있으니 제1장 제2절을 참고)
예컨대 오행보사법으로는 사법(瀉法)인데 이를 영수보사법으로 이해하면 보법(補法)이 되는 경우도 있다.

제 4 장

광명 손지압법

제1절. 광명 손지압의 특징

제2절. 광명 손지압의 종류와 실기

제3절. 상지(上肢)의 동맥

제4절. 손바닥과 손등의 신경(神經)분포

제5절. 손의 골격(骨格)구조

깍지손 지압법

삼지(三指)의 지압법

삼초(三焦) 지압법

광명 손지압법

제 4장. 광명 손지압법

지압(指壓)은 동서양(東西洋)을 막론하고 질병의 치료와 건강증진을 위하여 많이 애용되고 있다. 서양에서는 각종 맛사지나 카이로푸라틱, 오스테오파시등 인체의 골격(骨格)의 정위(正位)나 근육(筋肉)계의 피로회복(疲勞回復), 그리고 혈액(血液)및 임파의 정상적인 순환을 유도하는 방향으로 연구 개발 되고 있다.
한편 동양에서는 경락체계(經絡體系)를 바탕으로, 기혈순환(氣血循環)을 촉진시키고, 이를 오장 육부의 병을 포함한 난치병의 치료이론과 기법에 대해서도 많이 연구하고 있다.

제1절. 광명 손지압의 특징
광명 손지압법은 말초 부위의 혈액 순환과 말초신경의 자극으로 기대되는 원격치료(遠隔治療)의 원리에 따라 질병의 치료와 건강증진의 효과를 얻게하는 손 지압법이다.
광명 손지압의 지압부위는 광명침 상응점(相應點)을 응용하여 정했으며, 이러한 상응점의 압통 소재가 바로 진단도 되고, 치료도 되는 것이 <증상 즉 요법(症狀 卽 療法)>인 것이다.
즉 광명 손지압법은 지압을 해 나가다가, 특정한 부위가 다른곳 보다 더 아프게 느껴진다면, 바로 그 부분이 상응(相應)하는 지체 부위(肢體 部位)나 해당 장기(臟器)가 이상이 있다는 뜻이 되며 바로 아프게 느끼는 그 부위를 어떤 방법을 사용하여 아프지 않도록 해주면 상응되는 지체나 해당 장기의 이상도 해결 된다.

광명 손지압은 자기 스스로 자신을 지압할 수도 있고 타인의 손을 지압하는 방법도 있다.
서로를 위하여 <광명 손지압>을 해줄 때 이웃사랑을 실천하는 하나의 방법이 되며, 우리 사회는 보다 건강하고 명랑한 사회가 되는데 작은 도움이 되리라 본다.

제2절 광명 손지압의 종류와 실기
1. 깍지손 지압법

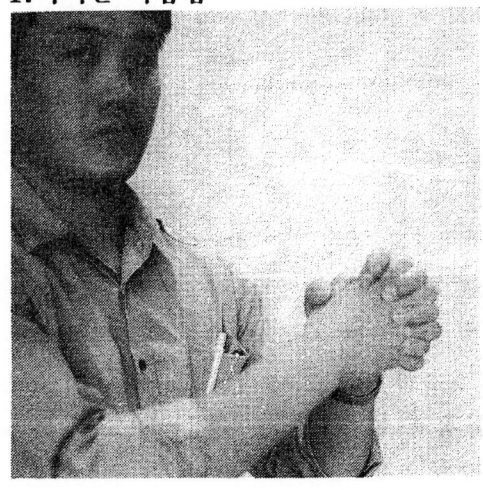

가. 먼저 양 손가락을 서로 깊숙이 깍지 끼어 양손가락이 서로 만나 교차되는 부분에 힘을 주어 마찰 지압을 한다. 이때는 손가락 뿌리에 근접한 손가락 측면에 지압이 잘 된다.

나. 서로 깍지낀 상태에서 손가락을 구부려 손끝에 힘을 주어 닿는 부분은 손등의 각 중수골 하단이 되는데 이곳에 반대측 손가락 끝을 이용하여 강하게 가압 하든가 세차게 서로 문지르거나, 한손씩 간헐적으로 힘을 가해서 지압해 준다.

다. 서로 깍지낀 상태를 좀 느슨하게 하여 양손의 손끝이 반대측 손가락 뿌리에 접촉되게 하여 지압한다.

라.깍지손 지압법의 마무리 지압으로 깍지손 기지개지압을 실시한다.
 양 손을 깍지낀 상태에서 손 바닥이 바깥을 향하도록 하여 몸의 전면으로 뻗으면서 숨을 들이마시고(흡식), 다시 뻗었던 손을 몸으로 회수 하면서 숨을 내쉬는(호식)동작을 반복 한다.
 이와 같은 동작을 가슴을 펴면서 머리 위로 깍지낀 손을 올렸다 내리는 동작으로도 할 수 있다.

2. 삼지(三指)의 지압법

삼지(三指)라 함은 엄지와 장지 소지를 말하는데, 이 삼지는 뒤에 나오는 삼초(三焦)와도 관련된 개념(엄지는 상초, 장지는 중초, 소지는 하초를 표상함)으로서 엄지는 머리와 뇌를 상응하고, 이와 상하대칭(上下對稱)이며 다리에 상응하는 소지,또 엄지와 소지의 중간에 위치한 제2의 팔인 장지를 지압해 주므로써 몸의 상,중,하 삼초를 대표하는 지압이 되는 것이다.
삼지를 지압하는 지압의 순서는 상초와 하초를 먼저하고 마지막에 중초를 하는 엄지-소지-장지의 순서로 하고 다음과 같이 지압한다.

[삼지의 지압요령]
(1)엄지 손가락의 손톱이 있는 부분부터 지압을 행한다.
손등을 위로 향하게 하여 집게손(구부린 검지 손가락 측면과 엄지손가락 지문부가 서로 대항되어 집게가 되도록 함)으로 엄지 손가락 상하를 맞잡아 손끝 부분부터 전후로 굴리듯이 지압하여 손가락 뿌리 쪽으로 올라가면서 지압한다.
(2)손가락 뿌리를 지압한다.
손가락 뿌리에 이르러서는 지압 하는 손의 검지와 엄지 손가락의 끝으로 지압 받는 손가락의 뿌리 양측면에 꼭 밀착하여 지압해 준다.
(3)다시 시술받는 손을 뒤집어 손바닥이 위를 향하게 하여 손가락 뿌리에서 부터 손가락 끝 쪽으로 집게손으로 지압해 내려간다.
(4)소지와 장지도 같은 요령으로 지압 해준다.
*집게손으로 강하게 지압을 하고자 할 때에는 집게손의 엄지 첫번째 관절 부분의 내측 뼈가 직접 지압 부위에 접촉 되도록 하면 강한 자극을 줄 수 있다.

2-1. 삼지의 운기 지압법

운기(運氣) 지압법이란(?)
지압을 하면서 동시에 호흡을 동조시켜 지압의 효과를 증대 시키는 방법이다.
손가락에 운기지압을 적용시키고자 할때는 손가락을 손등쪽으로 신전 시키면서 호흡을 들이 마시는 흡식(吸息)을 유지하고, 최대로 신전 되었을 때 잠시 호흡을 멈추는 정식(停息)을 유지하며, 다시 손가락을 이완 시키면서 호흡을 내쉬는 호식(呼息)을 유지 한다.
삼지의 지압을 행하면서 호흡과 함께 운기지압을 해주면 더욱 효과가 좋다.

[삼지의 운기 지압 요령]
-손가락을 아래 그림처럼 신전시키면서 흡식하고 최대로 신전되었을 때 정식하며 이완 시키면서 호식한다.
-지압하는 순서는 엄지-소지 -장지 순서로 한다.

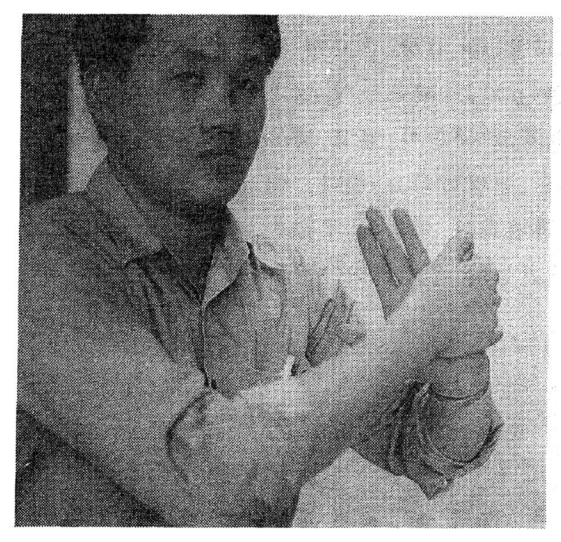

<소지의 운기 지압>   <장지의 운기 지압>

3. 손바닥 삼초(三焦) 지압법

손바닥에서 말하는 삼초 구역이란 상초 중초 하초구역을 의미 하는데 그 위치는 다음과 같다.
  가. 상초구역: 엄지측 중수골 내측 중간부위.
  나. 중초구역: 장지측 중수골 내측 중간부위/주먹을 가볍게 쥐었을 때 장지끝이 닿는 부분.
  다. 하초구역: 소지측 중수골 내측 중간부위/주먹을 가볍게 쥐었을 때 소지끝이 닿는 부분이다.

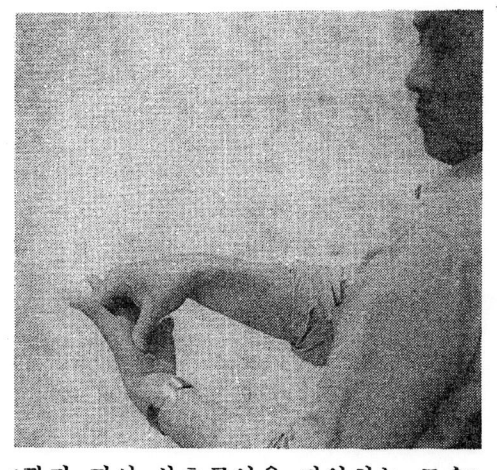

<깍지 끼어 상초구역을 지압하는 모습>

[손바닥 삼초지압 요령]
(1). 손바닥과 손등을 맞잡아 지압하는 요령
  먼저 상초구역에 시술하는 손의 엄지 손가락을 대고 그 밖의 손가락은 모두모아 시술받는 손등에 대어 엄지와 대항 되도록 하여 엄지 손가락으로 지압해 준다.
  하초구역과 중초구역도 같은 요령으로 지압해 준다.

(2). 깍지를 끼어 엄지 손가락으로 지압하는 요령.
  먼저 상초구역에 시술하는 손의 엄지 손가락을 대고 그 밖의 손가락으로는 시술받는 엄지를 포함한 손가락들과 깍지를 끼어서, 누르고 있는 엄지손가락과 서로 대항되도록 하여 엄지로 지압을 실시한다.
같은 요령으로 하초구역과 중초구역도 실시해 준다.
위의 두가지 삼초지압을 할 때에도 호흡에 맞춰서 운기 지압을 하고자할 때는 호식때 가압하고 흡식때 이완시키는 방법으로 하여준다.
두손의 지압 순서는 남좌 여우(男左 女右)순으로 한다.

*남좌 여우(男左 女右)란(?) 어떤 치료를 하고자할 때 통상 남자는 좌측부터 여자는 우측부터 실시해 주고, 중풍 등의 병이 나타날 때에도 통상 남자는 좌측부터 여자는 우측부터 병세가 나타난다는 생각이다. 이는 음양설(陰陽說)의 좌양우음과도 관련이 있고, 뇌 신경학(腦 神經學)에서는 대뇌의 좌반구와 우반구의 기능적인 역할 차이로도 설명한다고 한다. 예컨데 신체 우측을 지배하는 대뇌 좌반구는 언어 글쓰기 읽기 계산하기등 단편적인 기능이 우수한 반면, 신체의 좌측을 지배하는 대뇌 우반구는 감정 통합능력등 종합하는 기능이 우수하여 남성적인 야망과 경쟁심이나 사고력 위주 한다는 설이 있다.

4. 광명 손지압법.

지금까지 설명한 깍지손 지압법이나 삼지의 지압법 그리고 삼초의 지압법은 자기 자신을 혹은 다른 사람을 도와 줄 수 있는 간단한 지압법이다. 그런데 광명침 상응요법과 경맥요법 그리고 기의 흐름의 방향을 숙지하고 이를 종합적으로 응용하여 손만을 지압하면서도 그 효과가 전신에 미칠 수 있고 또 피시술자의 상태를 파악하여 증상을 개선할 수 있는 광명 지압법을 소개한다.
광명 손지압은 〈손에 손잡고, 이웃 사랑, 그리고 온 누리사랑〉을 실천하는 지압법이다.

[지압요령]
(가) 상대방의 한손을 시술자의 두손으로 부드럽게 감싸쥔다.
   (남자는 좌측 손부터, 여자는 우측 손부터)
(나) 손등을 위로향하게 하여 손등 가운데 부터 양측 가장자리 까지 시술자의 양 엄지손가락과 엄지측 중수골 전체에 힘을 균등히 주어서 3-5회 가량 잘 쓸어 내린다.
   이때는 상대의 등 허리 엉덩이 전체를 지압해주는 마음으로 행한다(손등은 인체의 등 허리 엉덩이 등을 상응 함).
(다) 다시 손바닥을 위로 향하게 하여 상기 (나)와 같은 요령으로 잘 쓸어 내린다.
   이때는 상대의 가슴과 배 전체를 지압해 주는 마음으로 행한다(손바닥은 인체의 가슴과 배를 상응함).
(라) 다섯 손가락 모두를 지압해준다.
   삼지의 지압법과 같은 요령으로 지압을 하지만 그 순서는 엄지부터 소지까지 순차적으로 실시한다. 즉
   -상대의 엄지손가락 손톱부분에 시술자의 엄지손가락 첫째 관절부 내측을 대고, 집게손 지압법

으로 엄지 손가락 뿌리 부분까지 지압해 나아가고
- 뿌리 부분에서는 엄지와 검지 손가락으로 상대의 엄지 뿌리 양측에 대고 지압을 해주고 또 동시에 다른 손가락들로 상대의 엄지를 잡아 돌리면서 대항 되도록 지압을 해준 후,
- 다시 엄지손가락 내측도 뿌리 부분부터 손끝 방향으로 같은 요령으로 지압해 준다.
- 계속해서 다른 손가락들도 이와 같이 순차적으로 실시해 준다.

(마). 손가락 운기(運氣) 지압법

각 손가락을 호흡과 함께 지압을 해주면 더욱 효과적이다.
- 먼저 흡식(吸息)으로 하면서 상대방의 손가락 안쪽 뿌리부분에 시술자의 엄지를 대고 다른 손가락으로는 이를 대항 되도록 손등쪽 중수골 위에 받쳐대어 그대로 손가락 끝방향으로 엄지손가락을 밀어올려 손가락이 손등쪽으로 제켜지게 한다.
- 지압하는 손이 손끝에 이르렀을 때 잠시 호흡을 멈추게 한다(停息).
- 이완 시키면서 호흡을 조용히 내쉬게 한다(呼息).
이때 보조하는 손은 피시술자의 손목이나 손등을 부드럽게 파지하여 안정감을 갖도록 해준다.

*동작과 동작을 이어주는 기본동작

각 지압의 동작과 동작의 이어지는 상태가 원만하지 않거나 시간적인 여유를 얻고자 할 때는 앞에서 설명한 (나),(다)의 동작 즉 손등과 손바닥의 지압을 반복하면서 다음 동작을 준비한다.

(바). 손등의 중수골 사이의 지압법

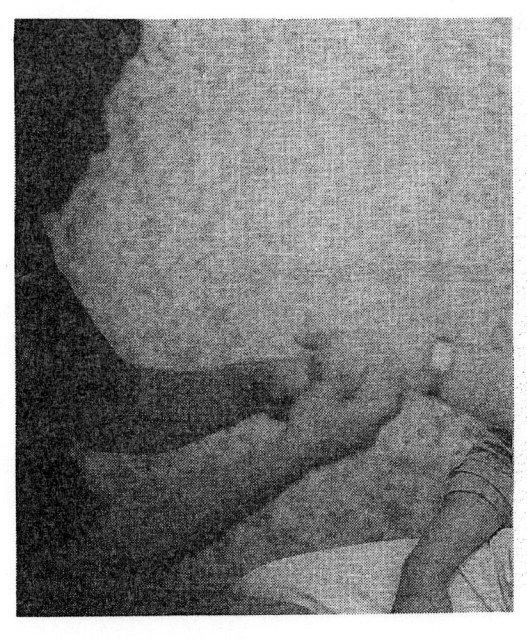

손등은 광명침 상응요법에 있어서 우리 몸의 등에 해당되어 전통적인 침법에서는 방광경의 유혈에 해당되며 지압에 있어서는 척추 지압에 해당된다.

바로 이 손등을 잘 지압하기 위해서 먼저 상대의 손가락 검지,중지,약지,소지를 가지런히 모아 시술자의 보조수로 감싸쥐고 상대의 주먹이 쥐어지는 방향으로 굴곡시키면서 이와 대항하여 지압하는 손의 엄지를 중수골 사이에 생긴 골에 대고 골 전체를 미끌려 내려주듯이 지압해 준다.

이때 지압하는 방향은 수지골측 중수골 사이에서 부터 수근골측 방향으로 지압해 준다.

지압의 순서는 엄지와 검지측 중수골 사이부터 시작하여 소지 와 약지측 중수골 방향으로 지압해 나아간다.

(사). 손바닥의 중수골(中手骨) 위의 지압법

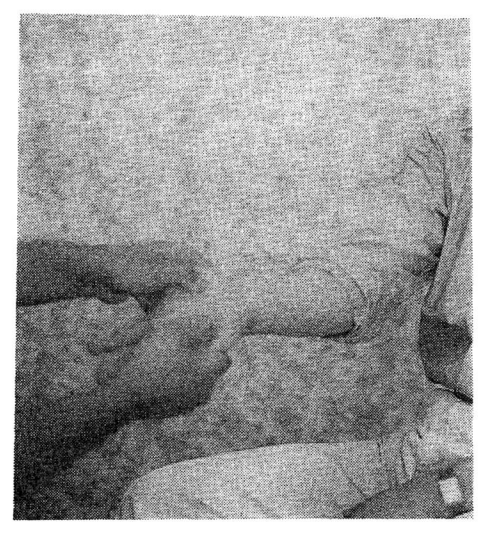

손바닥은 광명침 상응요법에 있어서 우리 몸의 가슴과 복부에 해당되어 이곳에 있는 요혈 중에는 전통적인 침법에서 5장6부의 진단과 치료시 기본이 되는 경혈인 모혈이 있어서 이곳은 침과 뜸및 지압치료시 아주 중요한 경혈이 된다.

바로 이 손바닥을 잘 지압하기 위해서 상대의 손을 보조수와 지압수로 쌍모지를 만들어 상대의 손바닥 수근부 정중선에 갖다대고 중지의 중수골 방향을 따라 미끌리듯이 지압하여 중지의 뿌리까지 오게 한다.

이어서 시술하는 한쪽 손의 모지로 상대의 엄지측 수근부 부터 시작하여 반원을 그리듯이 검지측 중수골 하단(수지골 방향)까지 지압해 내려 간다.

계속해서 다른 한쪽 손의 모지로 소지측의 중수골 수근부부터 시작하여 반원을 그리듯이 약지측 중수골 하단까지 지압해 내려 간다.

(아). 손목의 마무리 지압

손목 수근부의 양경과 음경을 각기 지압하여 광명 지압을 마무리 한다.

먼저 상대의 손등을 한손으로 파지하여 손목을 구부려주듯이 힘을 가하고 동시에 다른 한 손의 모지로는 손목 양경 중앙부에 갖다 대어 서로 대항 되도록 지압해 준다.

다시 손을 뒤집어서 손목 음경에 대해서도 같은 방법으로 마무리 지압을 해준다.

이 지압은 손지압의 효과가 몸으로 잘 퍼져 나가도록 밀어 준다는 기분으로 한다.

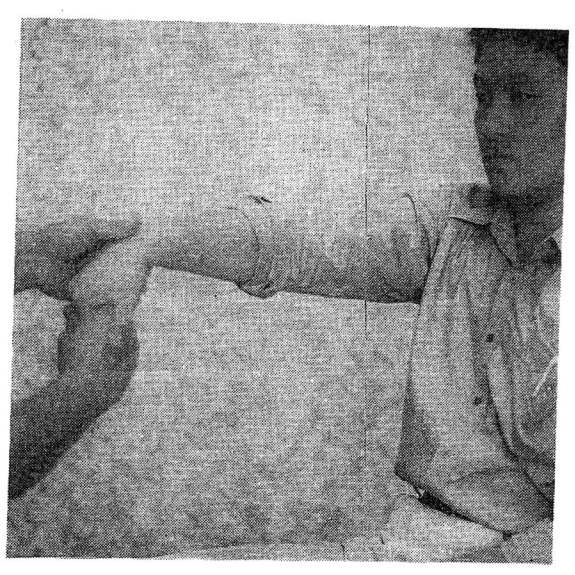

〈손목 양경의 마무리 지압〉

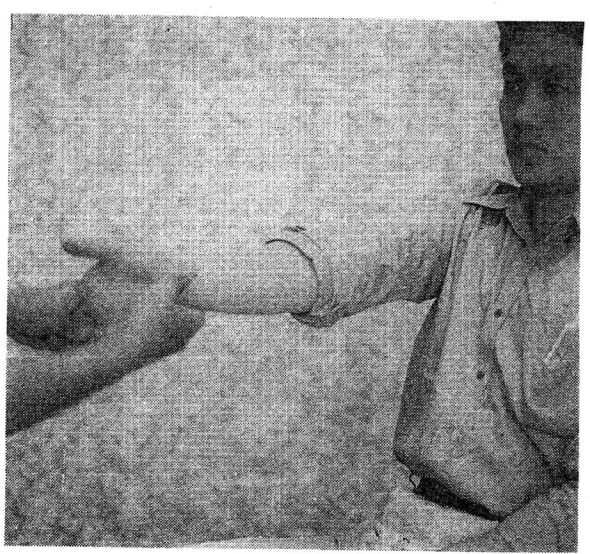

〈손목 음경의 마무리 지압〉

제3절 상지(上肢)의 동맥(動脈)

상지에 분포하는 주된 동맥은 쇄골하동맥(鎖骨下動脈)이다. 이 쇄골하 동맥(鎖骨下動脈)은 목의 뿌리부분에서 제1 늑골(肋骨)의 외측연을 지나, 액와로 들어와 액와 동맥(腋窩 動脈)이 된다.
액와 동맥은 대원근 하연에서 액와를 나와 상완에 분포하여 상완동맥(上腕動脈)이 된다.
상완 동맥은 팔오금의 주름 아래 약 1촌처에서 요골및 척골 동맥으로 나뉘어지며 이 동맥들은 전완을 가로질러 손바닥으로 들어가 각각 동맥궁(動脈弓)을 이룬다.

척골동맥(尺骨動脈)은 엄지손가락 쪽으로 달려 요골동맥(橈骨動脈)의 가느다란 동맥인 천장지(淺掌指)와 만나서 천장동맥궁(淺掌動脈弓)을 형성한다.
요골동맥(橈骨動脈)은 엄지손가락 근위단 외측에 움푹파인 부분의 바닥을 가로 질러 손등에 이른 후 첫번째 중수골 간극을 통하여 손바닥으로 들어 간다.
손 바닥에서의 요골동맥(橈骨動脈)은 천장동맥궁(淺掌動脈弓)의 근위쪽 1 Cm 되는곳에서 척골 동맥의 가느다란 심장지(深掌指)와 만나서 심장동맥궁(深掌動脈弓)을 형성한다.

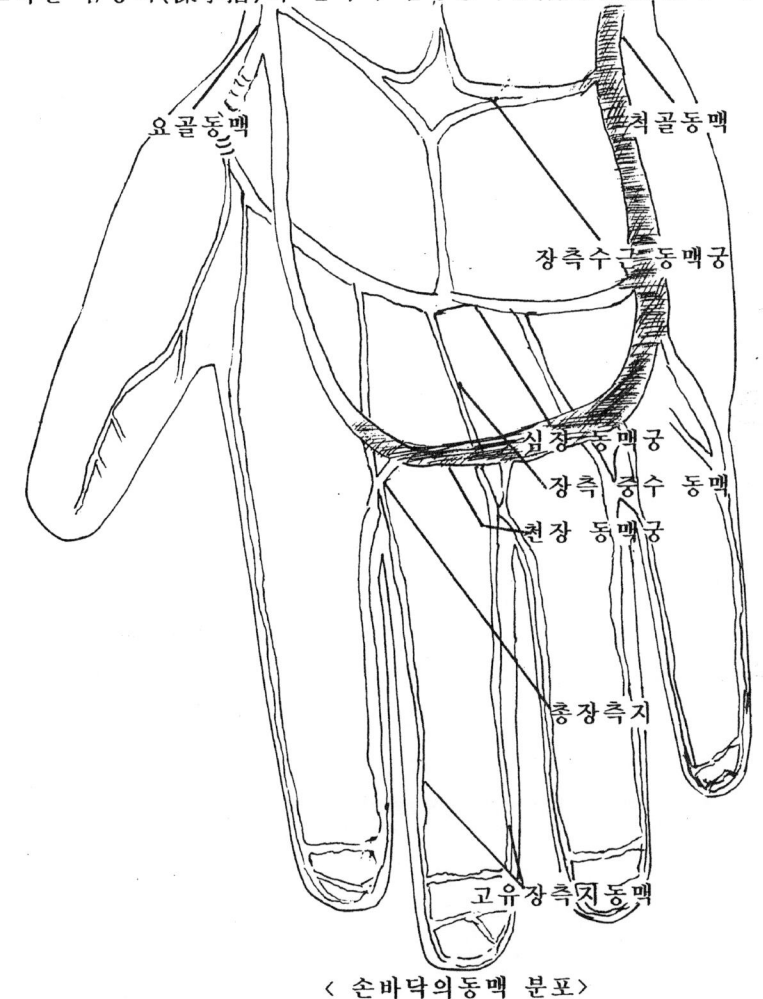

< 손바닥의동맥 분포 >

상지의 문합(吻合)과 동맥궁(動脈弓)

1. 요골동맥(橈骨動脈)과 척골동맥(尺骨動脈)을 잇는 심장동맥궁(深掌動脈弓)이 있고, 이 심장동맥궁은 전완의 골간 동맥, 손등과 손가락의 동맥과도 문합(吻合)을 이룬다.
2. 요골 동맥(橈骨動脈)과 척골 동맥(尺骨動脈)중 어느 하나를 묶어도 혈액 순환이 가능한데 그 까닭은 두 동맥이 손바닥 동맥궁과 수근(手根) 동맥궁에 의하여 연결 되어 있기 때문이다.

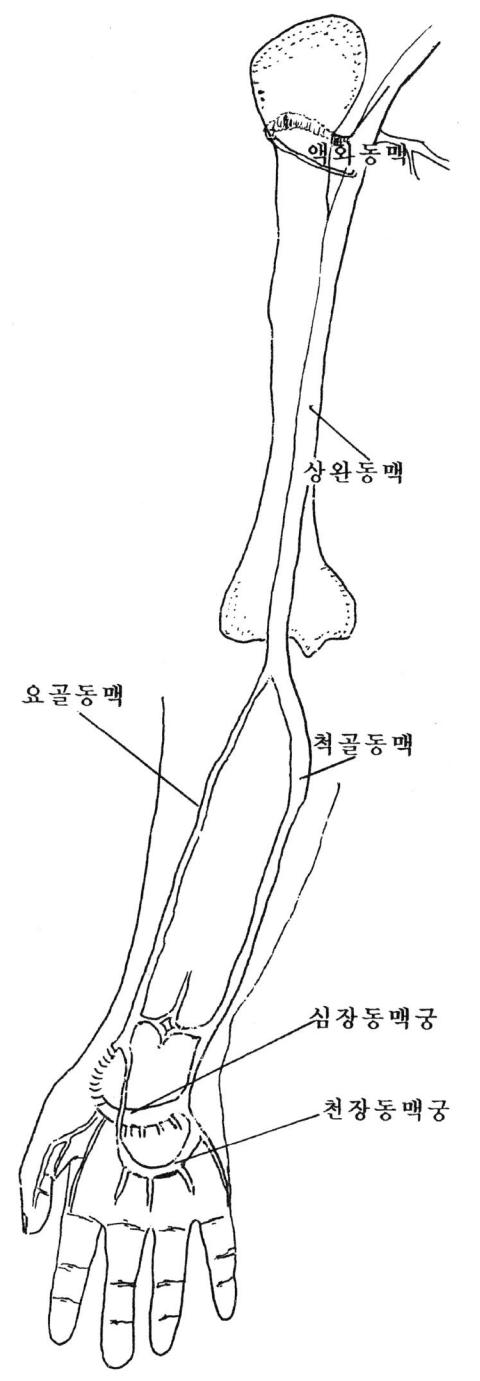
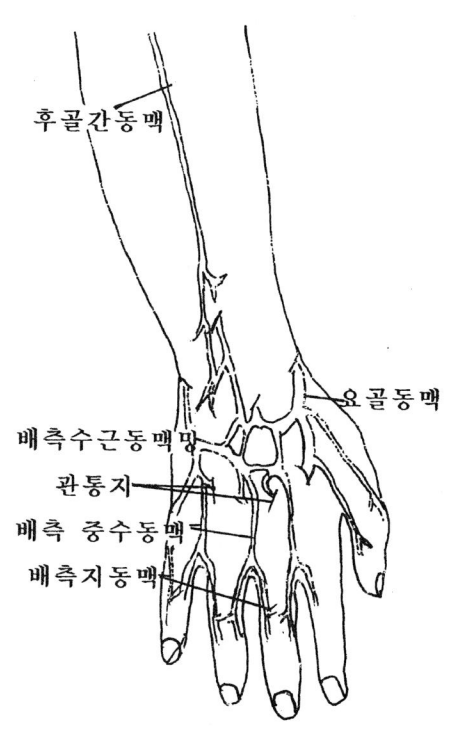

제4절 손바닥과 손등의 신경(神經) 분포(分布)

손등의 피신경(皮神經) 분포: 손등과 손가락에서 요골 신경과 척골 신경이 거의 대칭을 이루며 분포 한다. 요골신경(橈骨神經)은 엄지 손가락 끝 까지와 제2.3지의 1/2까지 뻗어 있는데, 척골신경(尺骨神經)도 소지의 끝까지와 3.4지의 1/2까지 뻗어 있다.

손바닥의 피신경분포: 정중신경(正中神經)은 손바닥에서부터 나와 2.3지와 4지의 반에 해당되는 구역에 분포되어 있다. 5지 전체와 4지의 한쪽 면에 척골신경 이 분포되어있다.

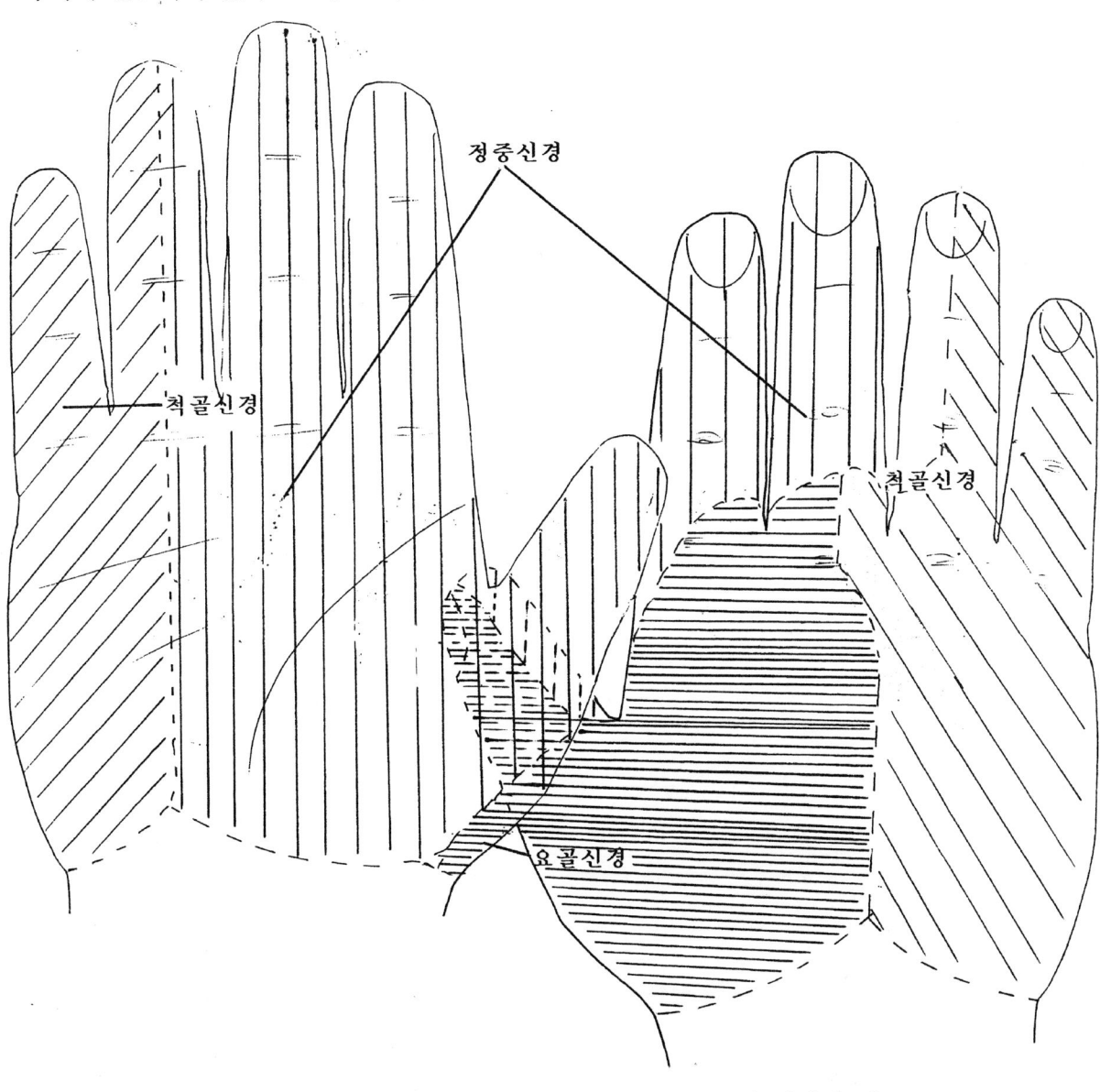

〈손바닥의 피신경 분포〉   〈손등의 피신경 분포〉

손바닥은 엄지측 수근부 하단에서 약간 요골신경의 영향을 받고, 엄지와 2.3지, 4지의 반쪽지는 정중신경의 영향을 받고, 5지와 4지의 반은 척골신경의 영향을 받는다.

제5절 손의 골격구조(骨格構造)

손끝에서 부터 수지골(말절골,중절골,기절골)이 있고 손바닥과 손등에 해당되는 중수골,그리고 손목에 연결되는 수근골(유구골,유두골,소능형골,대능형골,주상골,월상골,두상골,삼각골 계 8개)이 있다.

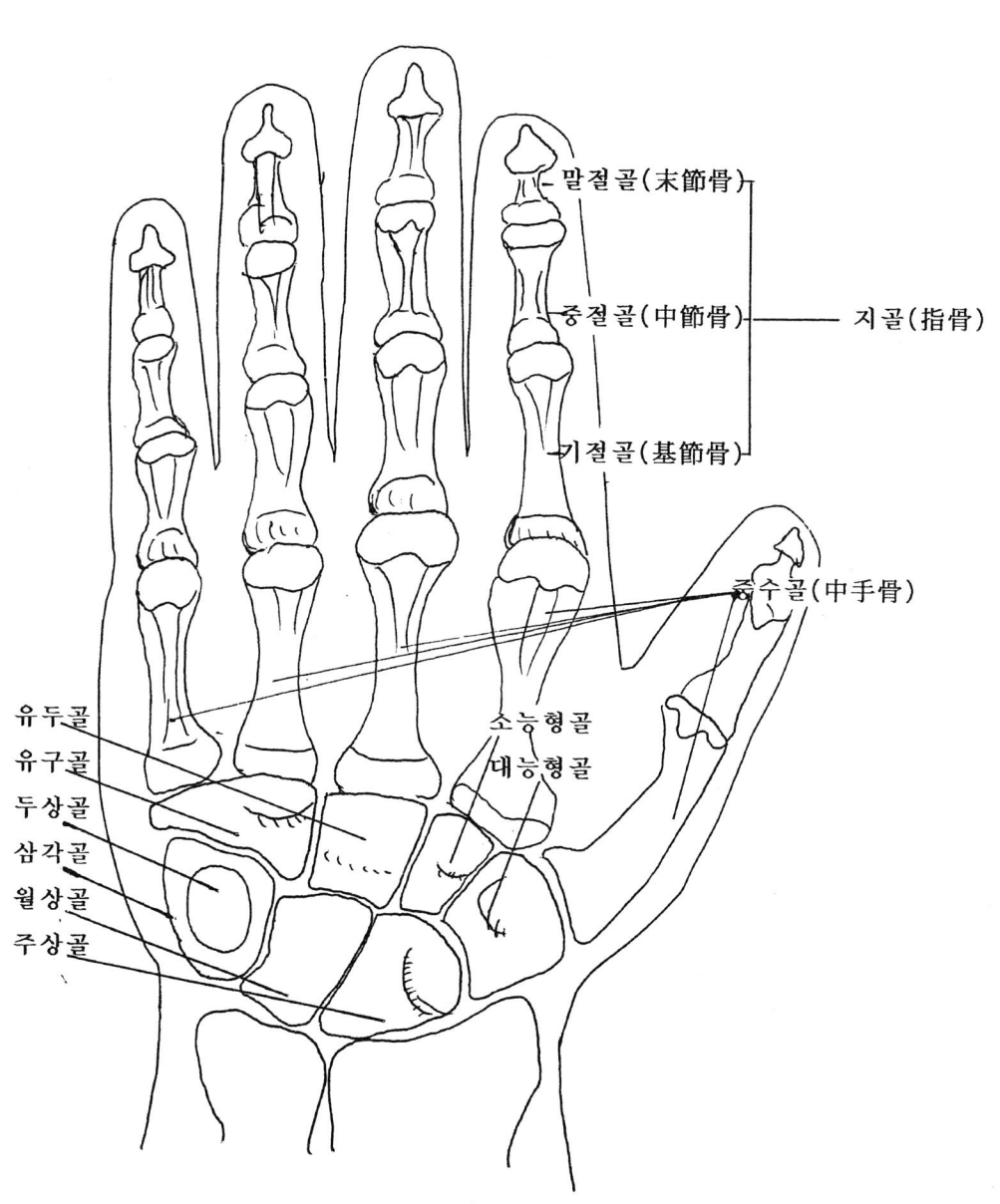

〈손바닥에서 본 골격도〉

제 5 장

광명 호흡법
(呼吸法)

제1절. 광명호흡법의 특징

제2절. 광명호흡법과 장기(臟器)와의 관계

제3절. 광명호흡법의 종류와 실제

오장육부(五臟六腑)의 광명호흡법

광명 손호흡법(呼吸法)

깍지손 호흡법(呼吸法)

락맥(絡脈) 호흡법(呼吸法)

제5장 광명호흡법

광명호흡법은 호흡을 들어마실때 가슴이 펴지면서 신체가 신전(伸展)되고, 신체를 신전 시켰을때 심장으로 부터 말초에 이르는 혈액순환이 촉진되는 원리를 이용한 것이다.
그런데 신체를 쭉 펴주면 정맥(靜脈)혈액이 순환(循環)되기보다는 순환압력(循環壓力)이 높은 동맥(動脈)의 혈액순환이 촉진되고, 다시 이완시키면 정맥의 순환이 순조롭게 된다.
이러한 신체의 신전(伸展)과 혈액순환의 관계에 경락학설을 접목하여 광명호흡법을 창안하였다.

광명호흡법은 심호흡(深呼吸)과 함께 대기(大氣)중에서 얻어지는 천기(天氣)를 축적하여, 누구나 손쉽게 건강을 증진시키며, 병에 이미 침습된 사람은 병기(病氣)를 약화(弱化)시켜서 효과적인 투병(鬪病)을 할 수 있는 방법이라 하겠다.

제1절. 광명호흡법의 특징
광명호흡법은 신체의 동작과 함께하는 동적(動的)인 호흡법이며, 인체의 세로로 이어지는 기(氣)의 흐름인 경맥(經脈)을 중시하는 경맥호흡법(經脈呼吸法)이며, 기의 흐름을 유도하는 운기호흡법(運氣呼吸法)이다.

1. 광명호흡법은 동적인 호흡법이다.
사지(四肢)를 쭉펴면서 숨을 들이 마시는 흡식(吸息)을 유지하고, 사지를 완전히 편 최대 신전 상태에서 호흡도 잠시 멈추는 정식(停息)을 유지하며, 다시 신체를 이완(弛緩) 시키면서 호흡을 내쉬는 호식(呼息)을 유지한다.<*이때 정식(停息)은 지식(止息)과는 달리 호흡이 신체의 신전과 이완동작 사이에서 잠시 멈춰지는 것으로서, 심신의 안정을 얻는 휴식(休息)을 의미한다.>

2. 광명호흡법은 경맥(經脈)을 이용한 호흡법이다.
사람이 기지개를 켤때처럼 두손을 하늘로 향하고 두발은 아래로 쭉 뻐칠때 신체의 상하로 이어지는 기(氣)의 흐름이 있는데 이를 경맥(經脈)이라 한다.
(*경맥에 대한 더 자세한 내용은 본책자 제3장 경맥요법편을 참고 하기 바란다.)
광명호흡법은 6장6부(六臟六腑)의 12경맥(十二經脈)의 이론에 따라 사지의 세로로의 흐름을 중시하여 신체를 신전시키는 호흡법이다.

3. 광명호흡법은 운기 호흡법이다.
우리몸의 생명을 유지하는 힘을 기(氣)라고 하는데 기에는 땅과 그의 소출인 음식으로 부터 흡수되는 지기(地氣)와 하늘과 대기(大氣)에서 호흡으로부터 얻어지는 천기(天氣)가 있다.
광명호흡법은 천기를 흡수하면서 인체의 경맥을 따라 운기(運氣)시키므로서 기의 흐름을 촉진시킬수 있는 운기호흡법인 것이다.

제2절. 광명호흡법과 장기와의 관계

본 호흡법이 신체의 안쪽에서 바깥쪽으로 신전시키는 동작과 함께 하는 호흡법이라 하였다.

신체의 안쪽에는 6장(六臟)의 경맥(經脈)이 몸통과 사지에 세로로 뻗어 있고, 신체의 바깥쪽에는 6부(六腑)의 경맥이 세로로 뻗어있다.

그러므로 신체의 안쪽에서 쭉 뻗어 신전시키면서 흡식을 하고, 다시 이를 이완시켜서 호식과 함께 신체의 바깥쪽이 부드럽게 신전되게 하므로, 신체의 음경(陰經)인 장(臟)의 경맥과 신체의 양경(陽經)인 부(腑)의 경맥이 교대로 신전시켜지게 된다.

이와같이 인체의 안쪽과 바깥쪽이 교대로 신전되어, 사지에 배당된 각 경맥에 해당된 장부(臟腑)의 기능을 강화 시킬 수 있게 된 것이다.

경맥을 신전시켜서 장기의 기능을 강화하는 본 호흡법을 실시해 보면, 각 경락을 신전시키는 자세가 자연스럽게 그에 해당되는 장기(臟器)의 형상(形象)이나 위치(位置), 또는 기능적구조(機能的 構造)등과 연관을 맺고 있음을 발견하게 된다.

1. 폐(肺)의 광명호흡법과 장기와의 관계

폐의 광명호흡법은 양팔을 수평으로 벌린 상태에서 손바닥이 하늘을 향하면서 팔을 아래로 내려뜨린 자세가 된다. 이는 마치 신체의 흉곽 내에서 기관지에 연결되어 좌우(左右)로 처져있는 폐의 형상과도 유사하며, 이와 같은 동작은 자연스럽게 수태음 폐경(手太陰 肺經)의 줄기를 신전시키게 되어 폐가 강화됨을 알 수 있다.

2. 심장(心臟)의 광명호흡법과 장기와의 관계

심장의 광명호흡법은 양팔을 수평으로 벌린 상태에서 손바닥이 전면을 향하도록하여 머리위로 치켜올리는 동작이다. 이는 마치 혈액이 심장을 나와 대동맥궁(大動脈弓)과 총경동맥(總頸動脈)으로 뻣쳐 올라가는 형상과도 유사하며, 이와같은 동작은 자연스럽게 수소음 심경(手少陰 心經)의 줄기를 신전시키게 되어 심장이 강화 될 수 있음을 알게 된다.

3. 신장((腎臟)의 광명호흡법과 장기와의 관계

신장의 광명호흡법은 양팔을 부드럽게 아래로 내려뜨린 후, 손목을 손등쪽으로 재키고, 편안하게 벌린 양다리를 구부렸다가 다시 일어서는 자세가 된다. 이는 마치 신장(腎臟)과 방광(膀胱)을 상하(上下)로 길게 잇는 두개의 수뇨관(水尿管)을 연상케 한다. 또 앉았다 일어서는 굴신(屈伸) 자세에 의하여 신장의 기능이 촉진되는 원리를 이해할 수 있게 된다.

4. 간장(肝臟)과 비장(脾臟, 膵臟)의 광명호흡과 장기와의 관계

간장과 비장의 광명호흡법은 좌우 한쪽 손과 다리를 옆으로 벌리는 동작이 된다.

이와같은 동작에 의해서 좌우(左右)로 치우친 장기의 경맥이 신전되고, 좌우에 편재(偏在)한 장기가 강화 될 수 있음을 알게 된다.

제3절. 광명호흡법의 종류와 실제
광명호흡법은 전신(全身)이나 혹은 신체의 일부분을 움직이면서 호흡과 함께 특정 장기의 경맥을 강화시키는 호흡법으로 다음과 같은 종류가 있다.

1.광명호흡법의 종류
가.기초호흡법:광명 경맥호흡법
나.응용호흡법:
 (1)광명 손 삼초(三焦)호흡법
 (2)광명 락맥(絡脈)호흡법
 (3)광명 깍지손 삼초(三焦)호흡법 - 기지개 호흡법이라고도함

위와 같은 광명호흡법은 일반장소,예컨대 가정이나 직장 어느 곳에서든지 실시해 볼 수 있고,환자인 경우는 병실에서 누워서 <손 호흡법>이나 <깍지손 호흡법>을 실시하여 건강을 회복하는데 도움을 얻을 수 있다.
본 책자에서는 광명호흡법의 개념만을 설명하고, 추후 광명호흡법만을 다루는 책자를 별도로 발간하여 본 호흡법을 보다더 자세히 소개하기로 하겠다.

2.광명 경맥호흡법의 실제

광명호흡법은 기본 준비동작(準備動作)으로부터 시작하여, 흡식(吸息) 정식(亭息) 호식(呼息)과 함께 각 경맥(經脈)의 줄기를 따라 신전(伸展)과 이완(弛緩)을 반복하는 호흡법이다.

가.광명호흡법의 기본 준비동작
광명호흡에 있어서의 준비동작은 양다리를 어깨넓이로 벌려 편히 선자세에서, 양손을 부드럽게 펴서 손바닥이 몸의 전면(前面)을 향하게 하며,몸과 손사이는 손바닥 길이만큼 거리를 두고, 양손의 간격은 주먹하나 정도의 간격을 유지한다.

이와같은 자세는 양손과 몸사이에 기를 간직하는 자세인데, 기를 풍선에 담아 조심스럽게 양손으로 감싸서 몸과 사이에 두고서,광명 호흡법을 실시할 기본 준비동작으로 취한다.
이때 손의 위치는 상(上) 중(中) 하(下) 세곳에 두는데 그 위치는 다음과 같다.
(1)상초 기본 준비동작:양 젖가슴 사이 정중앙(단중혈)에서 기본 준비동작을 취한다.
 심장(心臟)과 심포(心包)와 폐(肺)의 광명호흡시 사용하는 기본준비 동작이다.
(2)중초 기본 준비동작:배꼽과 명치의 중간지점(중완혈)에서 기본 준비동작을 취한다.
 간장(肝臟)과 비(脾)의 광명호흡시 사용하는 기본 준비 동작이다.
(3)하초 기본 준비동작:배꼽과 성기(性器)의 중간지점(관원혈)에서 기본 준비동작을 취한다.
 신장(腎臟)의 광명호흡시 사용하는 기본 준비 동작이다.

나. 각 경맥의 광명호흡법

인체를 잘 관찰해보면 손등처럼 검은색을 띤 부분과 손바닥처럼 하얀색을 띤 부분이 있다.
검은 부분은 햇빛에 의하여 그을려진 부분 즉 양경(陽經)이라고 하고, 그 반대측 이면(裏面)을 음경(陰經)이라 한다.
또한 5장 6부(五臟六腑)를 말할때 5장(五臟)은 음(陰)이라 하여 신체의 안쪽에 경맥이 분포되어 있고 6부(六腑)는 양(陽)이라 하여 신체의 바깥쪽에 경맥이 분포되어 있다. 그러므로 5장과 6부가 서로 음양관계(陰陽關係) 혹은 표리관계(表裏關係)에 있다라고 한다.
그런데 본호흡법이 신체를 신전시키는 호흡법으로, 안에 있는 것을 바깥으로 펼치는 동작이 되므로 당연히 음경에 해당되는 5장(五臟)즉 간(肝) 심(心臟) 비(脾臟, 膵臟) 폐(肺) 신(腎臟)의 경맥(經脈)이 주로 강화 되게 된다.

(1). 폐경의 광명호흡법

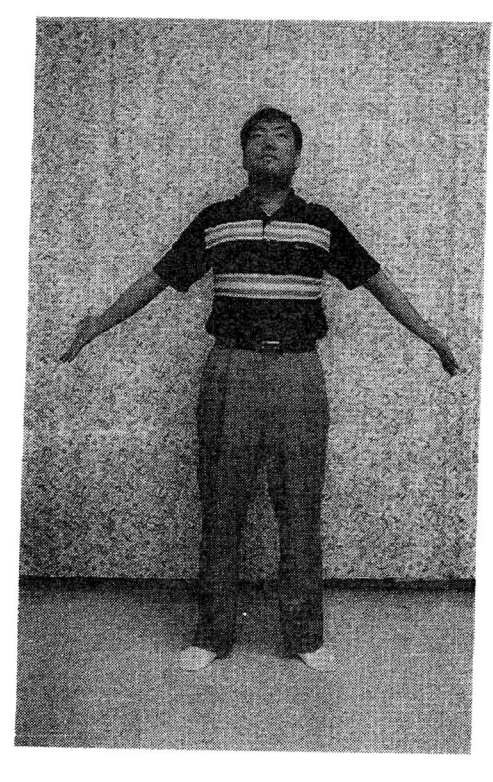

[흡식]:
-상초의 기본 준비동작에서 양 팔을 옆으로 벌리다가 팔의 위치가 거의 몸의 측면에 다달을때 손바닥을 재켜 바깥을 향하면서 뒤로 그리고 아래로(後下方) 신전 시킨다.

-팔의 방향과 엄지의 <소상>쪽이 신전되어 하나의 줄기위에 일치할수 있도록 가볍게 힘을 넣어 쭉 뻗으면서 가슴을 쫙 편다.

[호식]:
신전된 손바닥과 팔과 몸을 천천히 이완시켜 준 비동작으로 복원시킨다.

[원리및 의의]
(가) 손바닥의 엄지측이 잘 신전되게 하여 수태음폐경(手太陰肺經)이 원활하게 흐르도록 한다.
(나) 신전시킨 팔의 형상이 폐의 장상(藏象:장기의 생긴모양)을 나타내고 있으며, 또한 생각으로도 폐가 튼튼해지고 있음을 생각한다.
(다) 흡식의 동작이 가슴을 넓어지게하여 폐활량(肺活量)이 증대 된다.

(2). 심장경의 광명호흡법

[흡식]:-상초의 기본 준비동작에서 양 팔을 옆으로 벌리다가 팔의 위치가 거의 몸의 측면에

다달을때 손바닥을 제쳐 바깥을 향하면서 그대로 머리 위로 올려 신전시킨다.

-팔의 방향과 새끼손가락 끝의 〈소충〉쪽이 신전되어 하나의 줄기 위에 일치할 수 있도록 가볍게 힘을 넣어 쫙 뻗으면서 가슴을 앞으로 향하여 내민다.

[호식]:
신전된 새끼 손가락과 팔과 몸을 천천히 이완시켜 준비동작으로 복원 시킨다.

[원리및 의의]
(가)손바닥과 팔의 소지측이 신전 되게하여 수소음심경(手少陰心經)이 원활하게 흐르도록 한다.
(나)양팔을 신전시키면서 위로 쳐든 동작에서 혈액이 심장을 나와 대동맥궁(大動脈弓)과 총경동맥(總頸動脈)이 온 몸으로 쭉 뻗어 용솟음치고 있음을 느낄 수 있다.

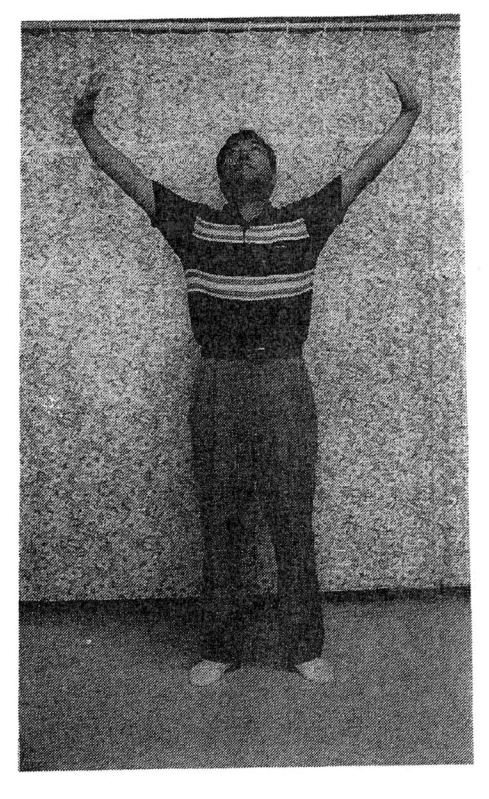

(3). 심포경의 광명호흡법

[흡식]:
-상초의 기본 준비동작에서 양팔을 수평상태로 유지하며 옆으로 벌려서 뒤로 제킨다.
-손바닥은 앞을 향하게 하면서 팔은 반듯이 수평을 유지하여 상하(上下) 어디에도 치우치지 않도록 한다.
-팔의 방향과 가운데 손가락 끝〈중충〉이 이어지는 줄기를 신전 시키면서 하나의 줄기위에 일치할수 있도록 가볍게 힘을 넣어 쭉 뻗으면서 가슴을 쫙 편다.

[호식]:
신전된 중지 손가락과 팔과 몸을 천천히 이완시켜 준비동작으로 복원시킨다.

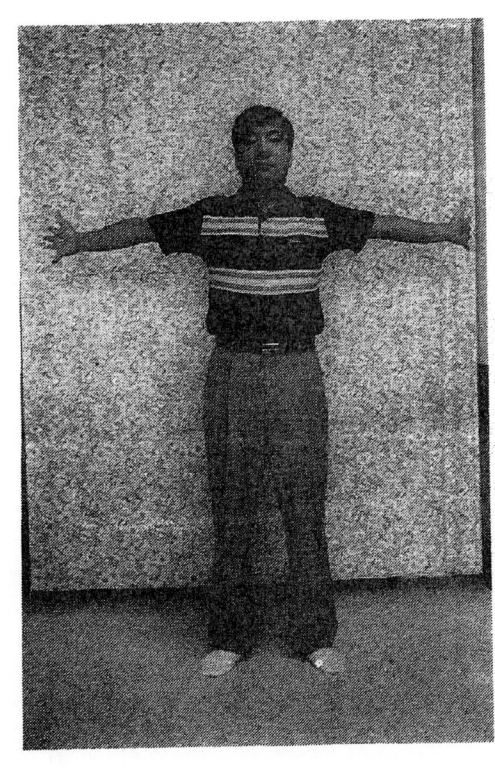

[원리및 의의]
(가)손바닥의 가운데 손가락측이 잘 신전되게하여 수궐음심포경(手厥陰心包經)이 원활하게 흐르도록 한다.
(나)가슴을 활짝펴는 동작이 폐와 심장 그리고 횡격막(橫隔膜)을 강화시킨다.
(다)양팔을 벌려 신전시킬때 상하(上下) 어디에도 치우치지 않게하여 심장과 폐의 기능적인 균형(均衡)을 유지시킨다.

*심포는 심장과 폐를 포함한 흉곽(胸廓)을 의미하기도 한다. 그런데 흉곽은 상하를 묶어서 만든 자루와도 같이 생각할 수 있는데 이와같은 자루를 옆으로 잡아 당겨 자극시켜 주므로서 그안에 있는 심장과 폐가 강화될수 있고, 또 이 두 장기(臟器)가 서로 바란스(均衡)를 유지하는데 도움을 줄수 있다.

(4).비경의 광명호흡법

[흡식]:
- 중초 기본동작에서 좌측 팔을 그대로 대각선 방향으로 내려 엄지측<소상>과 이어지는 폐경의 줄기를 신전시켜 준다.
- 좌측으로 신전시킨 팔의 동작과 함께 몸통을 돌리는 동작이 이뤄지며 이때 좌측 상복부를 내밀어 보이는동작을 취한다.

[호식]:
신전된 좌측팔과 몸을 천천히 이완시켜 준비동작으로 복원시킨다.

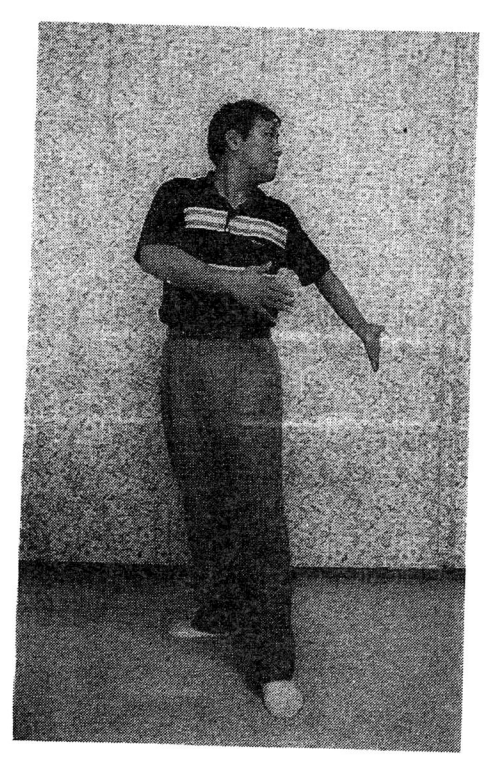

(4)-1.발을 함께 사용하는 비경의 광명호흡법:

팔의 동작과 다리의 동작을 함께하면 더욱 효과적이다. 어느쪽 다리를 구부리는가에 따라 전굴자세와 후굴자세가 정해 진다.
비경의 광명호흡법에서는 오른발을 구부릴때는 후굴자세로 하고 왼발을 구부릴때는 전굴자세로 하게된다.

*전굴자세와 후굴자세란?
다리를 앞이나 뒤로 구부려 앞을 향하여 주춤섯을때 앞다리에 체중의 2/3이상을 실고 주춤서면 전굴자세라 하고, 뒷다리에 체중의 2/3이상을 실고 주춤서면 후굴자세라 한다.

[흡식]:

-(가)후굴자세:
　편히선 자세에서 오른발은 45도 정도 구부리고 체중의 2/3를 실어 몸을 지탱하고 왼발은 엄지 발가락 내측 <은백>에 이어지는 줄기를 따라 쭉편다.

-(나)전굴자세:
　편히선 자세에서 왼발을 1보가량 앞으로 나아가 앞발을 90도로 구부려서 그곳에 체중의 2/3를 실어 몸을 지탱하고, 엄지 발가락 내측<은백>에 이어지는 줄기를 따라 외측으로 외선(外旋)시킨다.

[호식]:
　편히선자세로 이완시킨다.

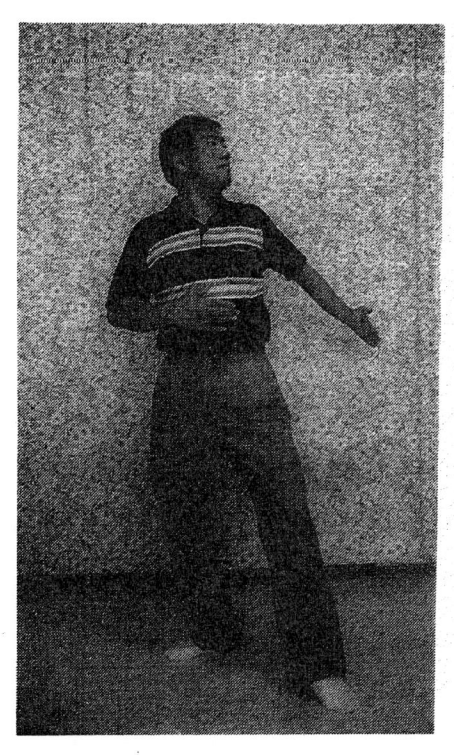

<후굴자세를 취한 비의 광명호흡>

(4)-₂. 보조수 오른팔을 함께 사용하는 비경의 광명호흡법:
왼팔의 움직임에 따라 오른팔도 함께 움직여 주면 동작이 보다 부드럽고 자연스럽게 이어진다.

[흡식및 호식]
상기 (4). 및 (4)-₁.과 같이 하면서 단지 오른팔은 손바닥이 왼팔과 마주 대하는 방향으로 하여 왼팔의 움직임에 따라 불수의적(不隨意的)으로 따라 움직여 준다.

[원리및 의의]
(가)비의 광명호흡법은 왼쪽에 치우친 위장과 췌장(12지장의 만곡부에 위치) 그리고 비장(위 후벽에 위치) 등의 장기를 강화시킨다.
(나)비의 광명호흡법이 왜 팔의 폐경(肺經)과 관련을 맺고 있는가?
　폐경과 비경(脾經)은 손과 발의 태음경(太陰經:人體의 안쪽 모서리)에 분포되어 있다.즉 손에는 수태음폐경(手太陰肺經)이, 발에는 족태음비경(足太陰脾經)이 있다.
　이와같이 동일한 태음경에 속하는 경맥은 서로 관련성이 있어서 상하(上下) 상대성침법(相對性 鍼法)등을 이용할때에도 많이 쓰이는 치료법이 된다.그러므로 엄지 손가락측 폐경을 신전시키면 엄지 발가락측 비경을 신전시키는 효과도 기대할 수 있게 된다.

*왼쪽의 비경에 대한 광명호흡법은 오른쪽의 간경의 광명호흡법과 짝이되어 교대로 실시할수 있다.

(5).간경의 광명호흡법

[흡식]:

-중초 기본동작에서 우측팔을 그대로 대각선 방향으로 내려 손바닥 중지측 끝단<중충>과 이어지는 심포경의 줄기를 우측(右側)으로 돌리면서 신전시켜준다.

-우측으로 신전시킨 팔의 동작과 함께 몸통 돌리는 동작이 이뤄지며 이때 우측 상복부 (上腹部)를 내밀어 보이는 동작을 취한다.

[호식]:
신전된 우측팔과 몸을 천천히 이완시켜 준비 동작으로 복원 시킨다.

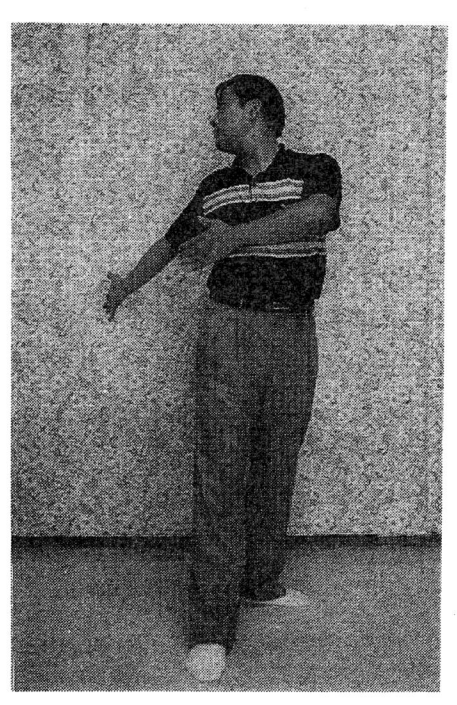

(5)-1.발을 함께 사용하는 간경의 광명호흡법:
팔의 동작에 다리의 동작도 같이 하면 더욱 효과적이다. 어느쪽 다리를 구부리는가에 따라 전굴자세와 후굴자세로 할 수 있다.
간경의 광명호흡법에서는 왼발을 구부릴때는 후굴자세로 하고 오른발을 구부릴 때는 전굴 자세로 하게된다.

[흡식]:

-(가)후굴자세:편히선 자세에서 왼발은 45도 정도 구부리고 체중의 2/3를 실어 몸을 지탱 하고 오른발은 엄지발가락 내측 <대돈>에 이 어지는 줄기를 따라 쭉 편다.

-(나)전굴자세:편히선 자세에서 오른발을 1보 정도 앞으로 나아가 90도 정도 구부려서 체중 의 2/3를 실어 몸을 지탱하고,엄지발가락 내측 <대돈>에 이어지는 줄기를 따라 외측으로 외선 시킨다.

[호식]: 편히선 자세로 이완시킨다.

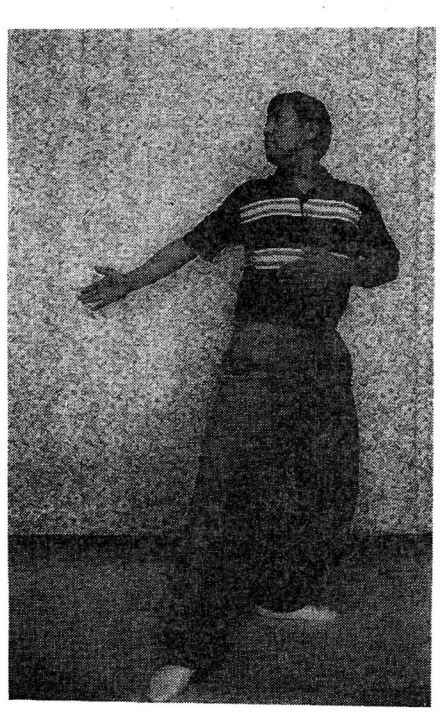

<후굴자세 간의 광명호흡법>

(5)-₂. 보조수 왼팔을 함께 사용하는 비경의 광명호흡법:

오른팔의 움직임에 따라 왼팔도 함께 움직여 주면 동작이 보다 부드럽고 자연스럽게 이어진다.

[흡식및 호식]:

상기 (5). 및 (5)-₁과 같이 하면서 단지 왼팔은 손바닥이 오른팔과 마주대하는 방향으로 하여 오른팔의 움직임에 따라 불수의적으로 따라 움직여 준다.

[원리및 의의]

(가)간의 광명호흡법은 오른쪽에 치우친 간장과 담을 강화시킨다.
(나)간의 광명호흡법이 왜 팔의 심포경과 관련을 맺고 있는가(?)
　심포경과 간경은 손과 발의 궐음경(厥陰經:인체의 음경 정중앙)에 분포되어 있다.
　즉 손에는 수궐음심포경(手厥陰心包經)이 발에는 족궐음간경(足厥陰肝經)이 있다.
　이와같이 동일한 궐음경에 속하는 경맥은 상호 관련성이 있어서 상하(上下) 상대성침법(相對性針法)등을 이용할 때에도 많이 쓰이는 치료법이 된다.
　그러므로 중지 손가락측 심포경을 신전시키면 엄지 발가락측 간경을 신전시키는 효과도 기대할 수 있게 된다.

＊우측의 간경에 대한 광명호흡법은 좌측의 비(脾)의 광명호흡법과 짝이되어 교대로 실시할수 있다.

(6). 신경의 광명호흡법

[흡식]:

-하초 기본동작에서 양팔을 부드럽게 내리면서 양손은 손목을 뒤로 재켜 손바닥이 땅을 향하게 하여, 그대로 무릎을 90도 가량 구부려 앉으면서 1차 흡식을 한다.
-이때 손목을 뒤로재킨 손바닥은 새끼손가락끝 〈소충〉과 이어지는 줄기를 신전시킨다.
-양 다리와 발바닥의 〈용천〉과 새끼발가락끝의 〈지음〉에 이어지는 줄기를 신전시키면서 동시에 구부렸던 다리를 일으켜 세워 2차 흡식을 완료한다.

[호식]:
양손과 다리를 기본동작으로 이완시킨다.

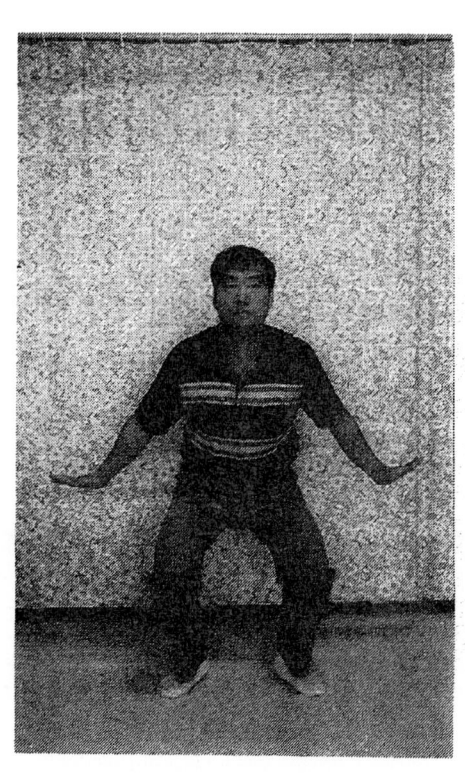

(6)-1. 좌우 전굴자세 신경의 광명호흡법

좌우측 발을 교대로 전굴자세를 취하여 신경의 광명호흡법을 실시하면 좌신(左腎)과 우신(右腎)에 대하여 교대로 신전시키는 효과가 있다.

[흡식]:
- 하초 기본동작에서 좌측 발을 1보 앞으로 나아가 좌측 전굴자세를 취하면서 좌측 발의 〈용천〉과 새끼발가락의 〈지음〉에 이어지는 줄기를 신전시킨다.
- 양손은 하방(下方)으로 내리면서 손목을 뒤로 재껴 손바닥이 땅을 향하게 하여 새끼 손가락 끝단〈소충〉과 이어지는 줄기를 신전시킨다.

[호식]:
- 손을 이완시켜 기본 준비자세로 둔다.
- 우측 발을 끌어당겨 기본 준비자세로 한다.

*전굴자세 신(腎)의 광명호흡을 계속하고자 하면 계속해서 우측-좌측 전굴자세로 이어서 하게 된다.
이때는 한걸음씩 전진하게 되는데 공간이 좁을 때에는 〈뒤로돌기 전굴자세〉로 원위치로 올 수 있다.

[원리및 의의]
(가) 하지(下肢)를 굴곡하여 앉았다 일어서는 종적인 자세가 마치 신장과 방광을 상하(上下)로 연결하는 수뇨관(水尿管)의 형상과도 비슷한 형상적인 연관이 있다.
(나) 좌측과 우측 전굴자세의 신경(腎經) 광명호흡법은 좌측과 우측 신장을 따로따로 신전시키고 강화시킬 수 있다.

다. 응용 호흡법

응용(應用) 호흡법이란(?) 앞절에서 설명한 광명호흡법이 온전한 광명호흡법이나 이를 응용하여 간단하게 실시하거나 효과적으로 실시하는 호흡법들이다.
예컨대 간편하게 손에서만 실시 하는 〈광명 손호흡법〉이나, 〈깍지손 호흡법〉이 있으며, 특히 광명호흡법이 세로로 이어지는 기(氣)의 줄기인 경맥(經脈) 호흡법인데 반하여 이들 경맥간의 횡(橫)적인 관계를 보완하는 〈락맥(絡脈)호흡법〉들이 있다.

(1). 광명 손호흡법

손에서 우리몸 전체를 상응하는 상응점들을 찾을 수 있다고 설명하였다. 그래서 손의 경맥을 신전시켜서 호흡과 함께 운기(運氣)하면 원격치료(遠隔治療)의 원리에 따른 효과를 기대할수 있다.

광명 손호흡법은 엄지와 중지 새끼 손가락 3개를 이용한 <삼초(三焦) 호흡법>과 다섯손가락 모두를 특별한 순서에 따라 움직이면서 호흡하는 <5지(五指)의 호흡법>이 있다.

(가)손 삼초 광명호흡법

광명침에서 삼초의 상응점을 <엄지 손가락><중지 손가락><새끼 손가락>이 연결된 손바닥측 중수골(中手骨)위에 정한다고하였다.삼초 호흡법은 이 삼초구역과 삼초구역이 연결된 3손가락을 신전시키면서 호흡과 함께 하는 것이다.

[손 삼초 광명호흡법의 실시요령]
-상초 광명손호흡법:엄지손가락을 손등쪽으로 재껴 신전 시키면서 흡식(吸息)하고 최대로 신전된 상태에서 정식(停息)하며, 이완시키면서 호식(呼息)한다.

-하초 광명손호흡법:새끼손가락을 손등쪽으로 재껴 신전 시키면서 흡식(吸息)하고 최대로 신전된 상태에서 정식(停息)하며, 이완시키면서 호식(呼息)한다.

-중초 광명손호흡법:중지손가락을 손등쪽으로 재껴 신전 시키면서 흡식(吸息)하고 최대로 신전된 상태에서 정식(停息)하며, 이완시키면서 호식(呼息)한다

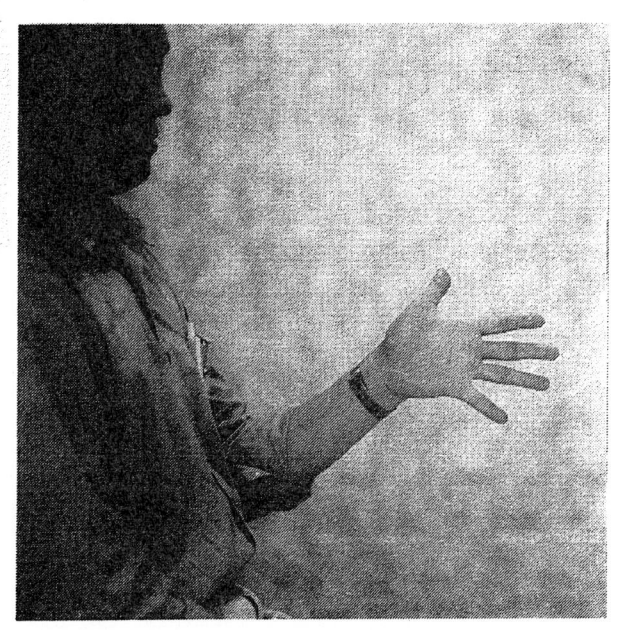

<상초 광명 손호흡법>

(나)5지의 광명호흡법

광명침에서 5지(五指)는 머리와 사지(四肢)로 상응된다고 하였다.손가락 다섯개를 상기 (가)와 같은 방법으로 신전 시키면서 실시하는 호흡법이 5지의 광명호흡법이다.5지의 호흡법은 먼저 머리인 엄지손가락을, 두번째로 다리와 제2의다리인 새끼손가락과 약지손가락을,셋째로 팔과 제2의 팔인 검지와 중지를,넷째로 제2의 팔과 제2의다리인 검지와 중지를 동시에 실시해 준다.
* 5지의 상관성은 본 책자 제2장 상응요법편 <5지의 가동Test>편을 참고하기 바란다.

[5지의 광명 호흡법의 실시요령]
-엄지손가락을 손등쪽으로 재껴 신전시키면서 흡식하고 최대로 신전된 상태에서 정식하며, 이완시키면서 호식한다.
-새끼손가락을 손등쪽으로 재껴 신전시키면서 흡식하고 최대로 신전된 상태에서 정식하며, 이완시키면서 호식한다.

-새끼손가락과 약지손가락을 동시에 손등쪽으로 재껴 신전 시키면서 흡식하고 최대로 신전된 상태에서 정식하며, 이완시키면서 호식한다.

-검지손가락을 손등 쪽으로 재껴 신전 시키면서 흡식하고 최대로 신전된 상태에서 정식하며, 이완 시키면서 호식한다.

-검지손가락과 중지손가락을 동시에 손등쪽으로 재껴 신전 시키면서 흡식하고 최대로 신전된 상태에서 정식하며, 이완시키면서 호식한다.

-중지와 약지손가락을 동시에 손등 쪽으로 재껴 신전시키면서 흡식하고 최대로 신전된 상태에서 정식하며, 이완시키면서 호식한다.

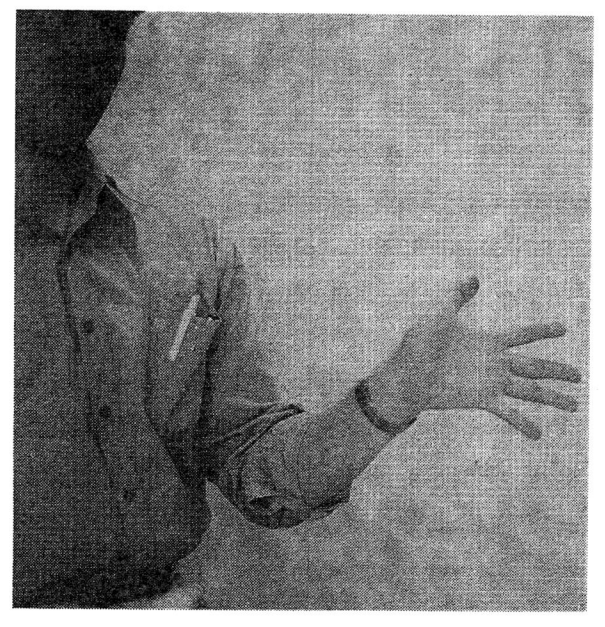
〈중지와 약지를 동시에 신전시키는 5지의 호흡〉

(다) 광명 손호흡법의 의의
-광명 손호흡법은 〈광명 경맥호흡법〉을 할수 없는 상태에서 간이로 할수 있다. 예컨대 병실이나 사람들이 많은 공공장소 등지에서는 간단히 손을 이용하여 실시하는 광명 손호흡법이 용이하다.
-손 삼초 광명호흡법은 장부(臟腑)를 삼초로 구분하여 강화하는 오장육부(五臟六腑)호흡법이다.
-5지의 광명호흡법은 사지 경맥에 대한 호흡법이다. 광명침법을 적용하기 전에는 반드시 본 호흡법을 실시하기 바란다. 왜냐하면 5지(五指)를 계통별(系統別)로 구분해주고 훈련(訓鍊)시켜서 손을 이용한 원격치료(遠隔治療)에 대한 반응도(反應度)를 증대시켜주기 때문이다.
-본 호흡법은 재활의학(再活醫學) 측면에서도 꼭 이용해 주었으면 좋겠다. 만약 중풍(中風)이나 경추(頸椎)의 손상등으로 상지마비(上肢麻痺) 후유증(後遺症)이 있을때 본 호흡법을 반복 해주면 상지에 분포된 척골신경(尺骨神經) 요골신경(橈骨神經) 정중신경(正中神經)의 기능적인 훈련효과가 있고, 각 신경들의 역할구분이 세분화 되어 손을 포악(抱握)할때나 신전시 보다 자유러워 질 수 있다.

(2). 깍지손 광명호흡법
기지개를 켤때 깍지를 끼어 기지개를 켜는 경우도 있다.
깍지끼어 기지개를 켜면 경맥(經脈)의 순환이 좋아지며, 손과 신체가 신전되어 동맥(動脈)의 순환이 좋아진다.
그러므로 깍지를 끼어 머리위로 또 앞으로 그리고 아래로 신전시키면서 호흡과 함께 해보면 상초 중초 하초에 대한 효과적인 호흡법이 된다.

[깍지손 호흡법 실시요령]
준비 자세:
깍지손을 만들어 가슴앞에 합장하듯이 준비한다

-상초 호흡:
깍지낀 손을 회전하여 손바닥 쪽이 하늘을 향하도록 머리 위로 올리면서 흡식을 한후 최대로 신전 되었을때 정식하고 이완시켜 기본 준비자세를 취하면서 호식한다.

-중초 호흡:
깍지낀 손을 회전하여 손바닥 쪽이 전면을 향하도록 가슴 앞으로 밀치면서 흡식을 한 후 최대로 신전되었을때 정식하고 이완시켜 기본 준비자세를 취하면서 호식한다.

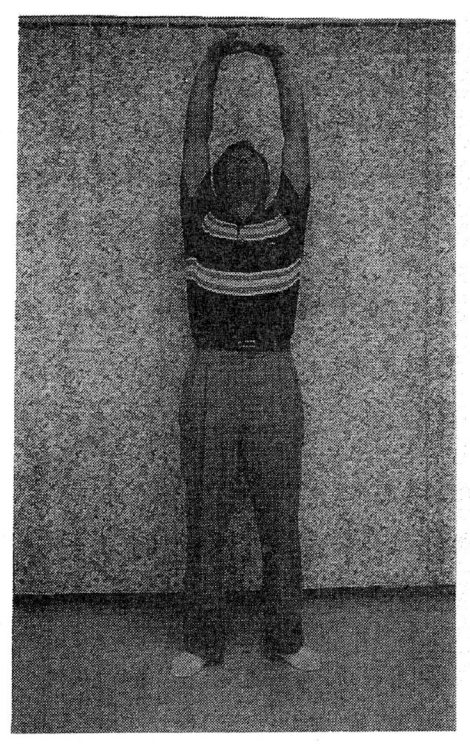

-하초 호흡:깍지낀 손을 회전하여 손바닥쪽이 땅을 향하도록 아래로 내려 누르면서 흡식을 한후 최대로 신전되었을때 정식하고 이완시켜 기본 준비자세를 취하면서 호식한다.

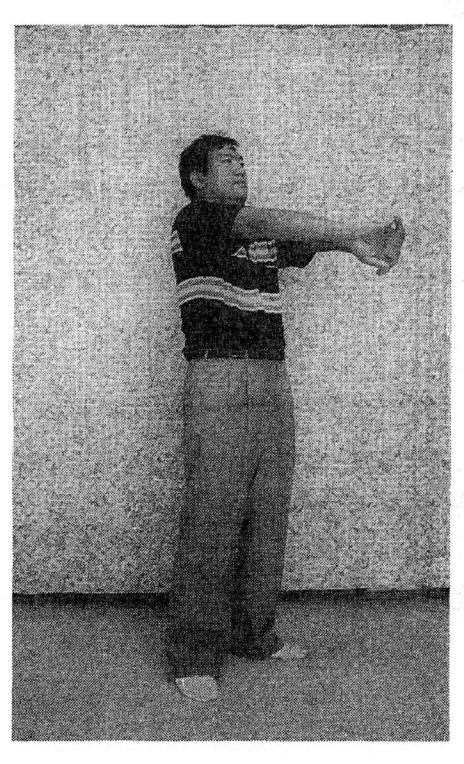 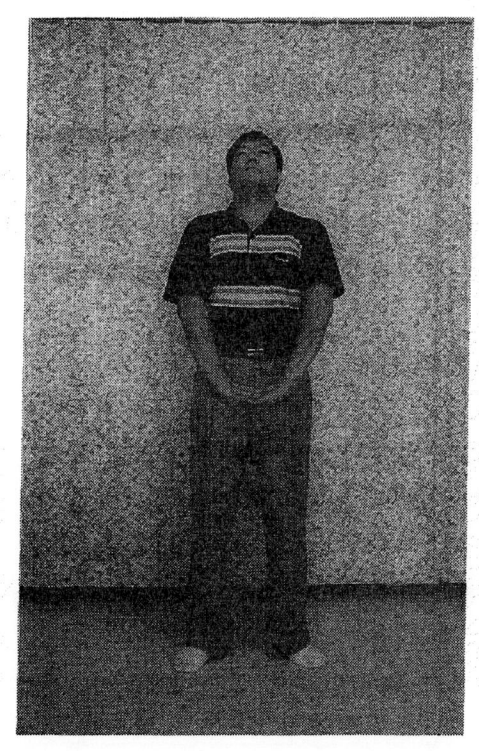

[깍지손 호흡법의 의의]
-깍지손 호흡법은 가장 손쉬운 기분 전환의 방법이다.
 어떤 일에 몰두하다가 잠시 기분을 전환할때나 책상에 앉아 일을 하거나 공부하다가 따분해질때 가장 손쉽게 기분을 전환할 수 있는 방법이다.
-깍지를 끼어 신전시키는 동작은 양손 열손가락을 동시에 신전 시켜주는 방법으로 온몸의 혈액순환에 대단히 유익한 효과를 나타내며 〈깍지손 지압법〉과 함께 병용하면 경맥의 순환이 촉진되어 비만증(肥滿症)이나 당뇨(糖尿), 고혈압(高血壓)등 신진대사(新陳代謝)와 관련된 병들에 대하여 큰 효과를 기대할 수 있다.

(3)락맥호흡법
경맥(經脈)에서부터 가지를 쳐서나오는 기(氣)의 분지가 있는데, 이들은 종(縱)으로 주행하는 경맥들을 횡(橫)으로 서로를 이어주기 때문에 이를 락맥(絡脈)이라 한다.
그러므로 락맥은 경맥들과의 관계를 긴밀하게 해주는 역할을 하고, 어떤 경맥이 사기(邪氣)의 침습으로 제 기능을 다하지 못할 때에는 락맥에 의해서 연결되어 경맥의 흐름을 보조(補助)한다.
예컨대 폐(肺)와 대장(大腸)처럼 음양관계(陰陽關係)에 있는 경맥이 락맥으로 이어져 이를 보조해주거나 폐(肺)와 비(脾)처럼 6경(六經)의 동경맥(同經脈)이 서로 락맥으로 이어져 이를 보조해준다. 또 경맥의 기가 심부(深部)로 흐름에 반해, 락맥은 표층(表層)으로 기의 흐름이 유지 되어 경락(經絡)이 합동하여 신체의 표리(表裏)가 상호(相互) 잘 소통되게 한다.

[락맥호흡법의 실시요령]
락맥호흡법(絡脈呼吸法)은 광명 경맥호흡법을 실시하면서 최대로 신전시켜, 정식(停息)을 할때 최대로 신전된 팔이나 다리를 반대 방향으로 비틀어 신전시켜 줌으로써 순간적으로 표리관계(表裏關係)에 있는 경맥이 신전 되도록 한후, 이완시키는 호흡법이다.
*여기서는 락맥호흡법의 전체를 설명하지않고 하나의 예만들어 설명하겠다.

[폐의 락맥호흡법]
-흡식:
상초 기본 준비동작에서 양팔을 옆으로 벌려 수평에 이르렀을때, 팔을 옆으로 신전하여 내리면서 엄지손가락 끝단 〈소상〉쪽으로 신전되도록 힘을 가볍게 넣어 쭉 뻗는다.
-정식및 락맥호흡:
최대로 신전 되었을때 정식을 하고, 그 상태에서 손목을 360도 회전시켜 검지손가락 끝단 〈상양〉이 부드럽게 신전되도록 한다.
-호식:다시 이완시켜 기본 준비 동작으로 환언한다.
*락맥호흡은 동맥의 문합(吻合)과 피부로 부터 얕게 흐르는 정맥의 순환및 신체 각부의 세로로 이어지는 운동근인 경근(經筋)호흡법인 것이다.

제 5-1 장

광명 정체 요법
(正體)

제1절. 광명 정체(正體)요법의 기초 이론

제2절. 광명 정체(正體)요법의 실제

제3절. 추골변위(椎骨變位) 측정(測定)장치와
       척추(脊椎) 지압(指壓)운동기의 소개

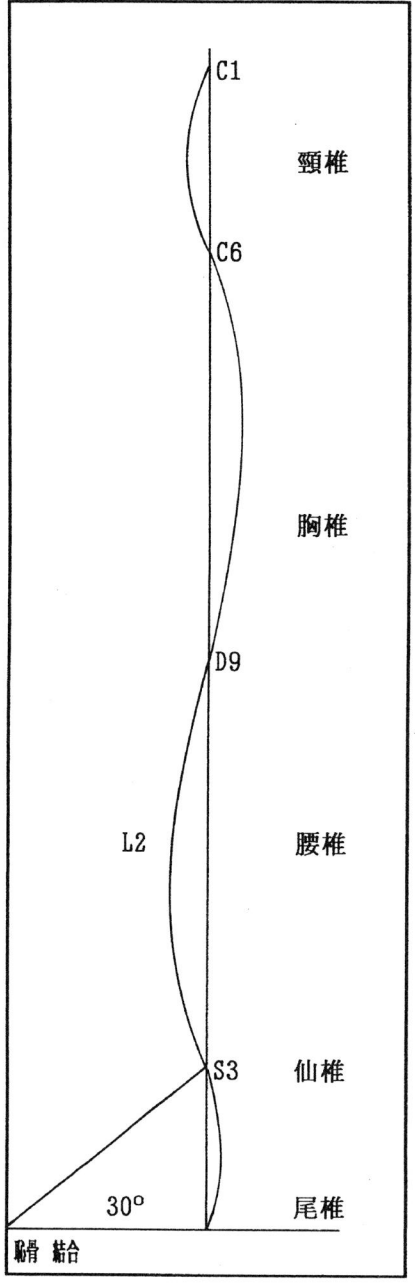

제5-1장. 광명 정체(正體) 요법

인체에 있어서 척추(脊椎)는 건축물에 있어서의 대들보와 같다고 한다.
그래서 척추가 바르지 못하면 자세가 틀어지고, 자세가 틀어져 있으면 정신자세(精神姿勢)도 바르게 유지하기 힘들고, 정신이 바르지 못하여 불안정하면 장기(臟器)의 병이 생기거나 신체적인 고질병(痼疾病)이 나타나게 된다.

그런데 척추가 아무리 튼튼하더라도 척추를 받치고 있는 골반(骨盤)이 경사져 있거나 불안정하면 시간이 지남에 따라 척추의 변형(變形)도 진전되어 자세는 점차 왜곡된 상태로 변하게 된다.
즉 건축물(建築物)에 있어서 대들보를 아무리 좋은 재료를 사용하여 견고하게 하여도 기초 다지기가 잘 안되어 있으면 그 대들보도 쉽게 무너지고 마는 이치와 같다.
우리 주위에서 큰 건물을 짓고 있는 것을 살펴보면, 터잡기를 한 후 기초 다지기를 할때 전봇대 만큼이나 큰 쇠 파이프를 커다란 기계식 망치로 땅속 깊숙이 박고 있는 모습을 자주 볼 수 있는데 우리 인체에서도 척추가 대들보라면 골반은 기초가 되고, 기초공사의 철파이프는 골반과 연결되어 체중을 지면(地面)에서부터 지탱해 내는 두다리에 해당된다고 하겠다.
인체에서 두 다리는 족관절(발목), 슬관절(무릎), 그리고 고관절(대퇴부와 장골이 엉덩이 환도처에서 결합)등 3개의 큰 관절로 이루어져 있다고 볼 수 있다.

본 장에서는 광명 정체요법의 기초 이론을 체중(體重)의 역학구조(力學構造)에서부터 정립하게 된다. 즉 지렛대의 원리를 응용하여 골반의 변형이 고관절의 변형으로 부터 시작되는 예를 언급해보기로 한다.
또 가정에서도 할 수 있는 정체요법 몇가지를 소개하여 광명침이나 광명호흡법 등과 함께 보다 효율적인 건강관리와 더불어 치료작용이 가능하도록 하는 바른 자세 유지에 대하여 설명하기로 한다.

제 1절. 광명 정체요법의 기초이론

1. 직립(直立) 보행(步行)하는 인간과 동물의 골반구조 비교
인간이 동물과 달리 뒷발로 서게 됨으로써 동물적인 면에서 취약점(脆弱点)이 많아지게 되었다. 예컨대 달리기에 있어서 몸집이 비슷한 크기의 네발 동물보다 느리고, 신체의 방어(防禦)라는 측면에서도 적(敵)으로부터 우뚝 솟아 있어서 취약점이 많다고 하겠다. 또 척추 골반 구조에 있어서도 취약점이 많다고 하겠는데 그것은 다름아닌 <척추 디스크> 라는 병이다.
집에서 기르는 개나 고양이, 닭이나 염소, 돼지나 소가 디스크 때문에 앓아 눕는 것은 아마 아무도 보지 못했을 것이다. 그것은 동물들이 네발에 골고루 체중을 분산시키는 경우이거나, 닭처럼 두다리에 체중을 싣고 있는 경우에도 상체(上體)가 작은 특별한 구조로 적응되고 있기 때문이다.

그런데 인간은 요추(腰椎) 5번과 선골(仙骨)에 하지부(下肢部)를 제외한 전체의 체중을 싣고,선골에서는 다시 장골(腸骨)과 관절(선장관절)로 이어져 있는 장골에 체중을 전달하고 있으며,장골에서는 대퇴골(大腿骨)의 상부에 형성되어 다리의 가동성을 높이기 위한 구관절(球關節)인 고관절(股關節)로 이어져 있다.

그렇기 때문에 인간은 직립된 상태에서 척추와 척추사이의 연골인 디스크에 무리가 되고,또 체중을 지탱하는 선장관절(仙腸關節)및 고관절에 자주 문제를 일으키게 된다.또 어떤 때는 무거운 짐도 들게 되어 이러한 취약점은 더욱 심화되게 된다.

인체의 취약점은 여자의 경우 가장 힘들게 느끼는 출산(出産)의 고통도 바로 직립보행으로 부터 기인(起因) 한다고 하겠는데,인간의 직립구조(直立構造)로 부터 골반의 전하방(前下方) 수축(收縮)은 산도(産道)의 협착(狹窄)을 유발하여 출산시 느끼는 극심한 고통인 산통(産痛)을 일으킨다고 볼 수 있다.

이와같은 내용을 종합해 볼때 인간이 두팔의 자유를 얻어 문명(文明)을 발전시키는 대신에 신체적인 불편을 느끼는 인체의 구조는 옛 성현의<만족한 돼지가 되기보다는 불만족한 인간이 되기를 원한다>는 말을 떠올리게 한다.

2.골반변형의 기전(機轉)

인간의 골반이 똑바르게 유지되고자 하면 골반과 연결되는 고관절의 연결상태가 아주 중요한 의미를 내포하고 있다.

고관절의 골두는 *관골(치골,장골,좌골로 구성된 엉덩이 한쪽 측면의 뼈를 말함)의 측면 장골(腸骨)에 형성된 관절와(關節窩)에 대퇴골두(大腿骨頭)가 이상적으로 연결되어 있어야 하고,좌우의 연결상태가 역학적(力學的)인 대칭(對稱)으로 균형을 유지 해야 하며,관절 주위의 근(筋:筋肉)과 건(腱:힘줄 인대)도 충분히 단련되어 있어야 한다.

만약에 좌우의 고관절의 연결상태가 비대칭이 되면 체중을 지탱하는 골반에서 미끄럼이 생겨 골반의 경사(傾斜)가 이루어 진다.

골반의 경사는 골반 위에 차곡차곡 쌓여 있듯이 형성된 척추가 좌우로 측만(側彎)되는 자세의 변형이 나타나게 되고, 또 골반의 전후 왜곡(歪曲)은 척추의 전방(前方), 혹은 후방변위(後方變位)를 초래하게 된다.

여기서는 먼저 <골반 변형의 유형>을 한쪽다리 고관절의 탈구가 원인이 되어 체중의 중심으로부터 좌우 다리에 걸리는 힘이 차이가 나타남에 따라 골반의 변형이 일어나는 상태,즉 <짝힘의 원칙:지렛대의 원리>으로부터 골반이 변형된 유형을 나누어 유형별 설명을 하겠고,또 골반변형으로부터 시발되는 <좌우 측만의 원칙>을 인체의 복원성(復原性)과 관련하여 설명해 보겠다.

가. 골반 변형의 유형

흔히 들리는 바로는 반드시 누워 다리길이를 살펴보고 한쪽다리가 길면, 긴쪽의 골반이 쳐져 있다고도 하고, 또 어떤 부류에서는 아니다 긴다리쪽 골반이 올라가게 된다고도 한다.
그렇다면 과연 어떤 이론이 맞다는 것일까(?)
본인의 생각은 둘다 맞는 이야기 이지만 어떤 조건하(條件下)에 맞는 말이다.
그러면 어떤 경우에 골반의 고저(高低)와 다리의 장단(長短)이 정해지는가 살펴보기로 한다.

〈골반 변형의 유형과 원인〉

골반변형의 유형	변형의 원인
1. 긴다리측 골반이 올라간 경우.	긴다리측 고관절이 아탈구 되어 위에서부터 체중이 작용하면 짝힘의 작용으로 변위측 골반이 올라 가게 된다. 즉 몸의 정중선과 고관절은 약 150도의 각도로 비스듬히 연결되어 있는데 아탈구가 나타나면 같은 각도로 고관절이 빠지므로 다리 길이는 아래로 쳐져 길어 지게 되고, 몸의 정중선으로부터는 보다 멀어져 지렛대의 영향을 받아 변위측 골반이 올라가게 된다.(*대퇴골과 대퇴골두는 약 130도 각도를 유지함)
2. 긴다리측 골반이 내려간 경우.	고관절의 아탈구 현상이 없이 선장관절의 급성변형의 경우. 예컨대, 계단이나 난간에서 떨어져 한쪽 엉덩이 쪽으로만 엉덩방아를 찧었거나, 무거운 짐을 힘껏 들어 올리다가 허리나 엉덩이에서 뚝소리가 나면서 변형된 경우. 선장관절의 변형이나 골반전체의 변형이 나타나면 다리는 그대로 잘 연결되었기 때문에 다리 길이가 곧 골반의 경사를 의미하고, 이때는 짧은 다리쪽 골반이 올라 환측이 된다.
2-1. 긴다리측 골반이 내려간 또 다른 경우.	한쪽의 고관절이 아탈구 되어 다리길이가 아탈구 된 만큼 하방으로 길어 졌으나, 아탈구측에 염증 등이 있어서 통증이 수반되면, 의식적으로 정상적인 고관절 방향의 다리에만 체중을 유지하기 때문에, 오히려 건측(健側)의 골반이 올라가는 경우도 있을 수 있다.
3. 기타의 경우 (다리길이로 골반의 경사를 말할 수 없는 경우)	가. 양측 고관절에 모두 아탈구가 나타난 경우 나. 다리를 구성하는 뼈 자체의 길이가 다른 경우 　영양의 불균형이나 뼈의 성장점 이상, 골절 등의 경우 다. 퇴행성 변형을 일으키는 경우 　골조송증으로 뼈가 닳아 짧아지거나 통증이 있을때

*유형1과 유형2의 구별법:고관절의 탈구 여부를 보아 다리길이와 비교해 본다.
고관절의 탈구는 반듯이 바로 누운자세로 누워 다리의 외선도나 근의 탄력을 보아 판단 한다.고관절이 탈구된 측은 부자유스럽거나 축 처지게 된다

*유형2와 유형2-1의 구별법:먼저 병력을 물어보아 엉덩이 한쪽이나 무거운 짐을 들어 무리가 된 적이 있었는가 물어보아 유형2와의 관련성을 살펴보고,유형2-1에 속하는 경우는 <환도처에 힘을 주어 눌러보면 열감이나 극한 통증이 나타나게 된다.

나 고관절-골반 변형의 짝힘 원칙
짝힘이란 주변에서 보는 지렛대의 원리를 말한다.
지렛대의 원칙이란(?)어떤 물체에 걸리는 힘은 그 힘점에 연결된 지렛대의 거리에 반비례 한다는 것이다.
우리 생활 주변에서 지렛대의 원리를 이용하는 기구는 수도 없이 많이 찾아 볼 수 있다.예컨대 수도꼭지를 비롯한 각종 밸브의 잠그는 손잡이,자동차의 헨들,공사장에서 쓰이는 지렛대,종이에 구멍을 뚫는 펀치,무게를 정확히 알아볼때 한쪽에는 무게를 알고자 하는 물건을 놓고, 다른 한쪽에는 같은 무게의 추를 얹어 놓아 무게를 정확하게 달때 사용하는 저울 등이 있다.

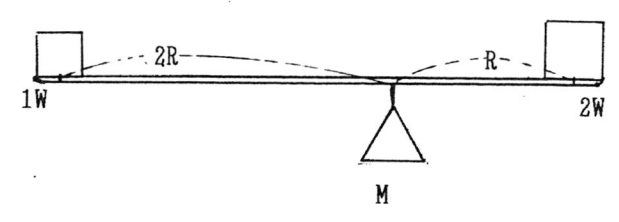

힘점에서부터 2배의 거리에 있는 곳의 무게는 1/2의 무게에 의하여 수평이 된다.
R:거리
W:무게
M:힘점

<지렛대를 이용한 저울의 원리>

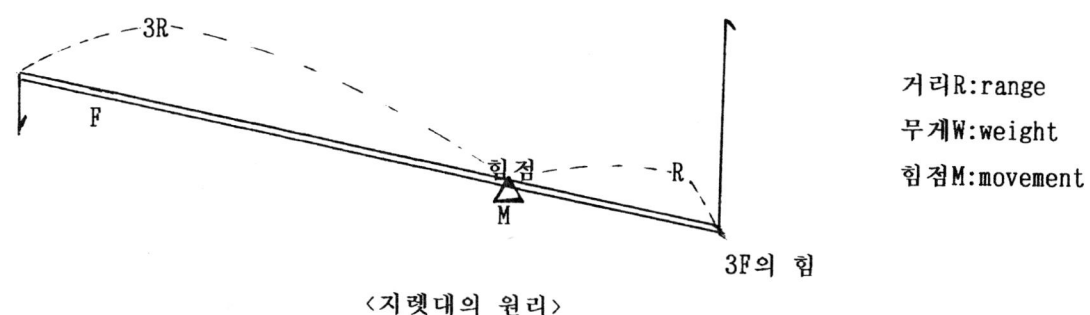

거리R:range
무게W:weight
힘점M:movement

<지렛대의 원리>

이와 같은 원리를 응용하여 골반의 좌우측 경사를 고관절의 변형으로 부터 시작되는 원리를 알아보도록 하겠다.
대퇴 상부와 장골 측면에 관절을 이룬 고관절은 장골측의 관골구에 밀착이 되어 바로 선자세에서 신체의 정중선과는 90도나 180도가 아닌 하방으로 약 140-150도 각도로 결합된 구조가 된다.

그러므로 고관절이 아탈구된 상태는 관골구의 밀착면으로부터
옆으로도 벗어날 뿐아니라 하방으로도 벗어나 다리의 길이가
길어진 결과가 된다. 반대로 아탈구되어 길어진 다리쪽이 몸의
정중선으로부터 많이 벗어나 있기 때문에 짝힘의 원리에 의하
여 체중의 수직압을 탈구측이 보다 적게 받고, 탈구되지 않은
쪽에 보다 체중압을 많이 받기 때문에 건측 골반은 내려가고,
환측 골반은 올라가게 된다.

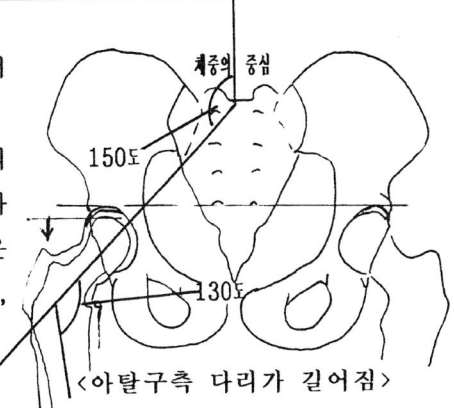
〈아탈구측 다리가 길어짐〉

글로써만 설명하면 실감이 나지 않으므로 하나의 실험을 같이 해보자.
볼펜이나 나무젓가락 등 비슷한 막대 4개를 준비하여 골반처럼 가로로 하나를 놓고, 그 아래에
일정한 거리에 두다리와 같이 두개의 막대를 놓되 아탈구된 고관절과도 같이 그 중하나를 좀더
긴거리에 놓이도록 한다.
그와 수직이 되도록 가운데에 하나를 놓아 체중을 실어 보듯이 가만히 하방으로 힘을 가해본다.
체중의 중심으로부터 거리가 먼쪽(아탈구된 쪽)에는 적은힘이 걸려 그대로 있게되고, 체중의 중
심과 가까운쪽은 힘이 많이 걸려 하방으로 밀려나게 된다.
그러므로 고관절이 탈구된 측의 골반이 올라가게 된다는 원리를 이해 할 수 있을 것이다.

〈고관절 아탈구로부터 시작된 골반의 경사〉

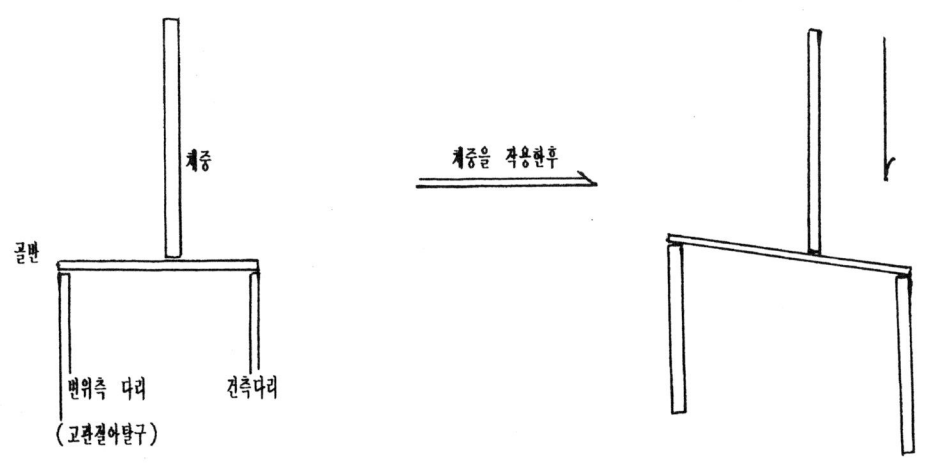

고관절이 편위된측의 골반이 올라가게 된다.

*상기와 같은 원칙이 적용되는 경우는 만성화된 자세변형(유형분류에서는 유형1에 해당됨)으로부
터 진전되는 대부분의 요통, 좌골신경통의 경우라고 하겠는데 이는 반드시 운동기계의 질환뿐만
아니라 심장질환, 소화기계의 질환, 부인과 질환등 신체의 전체적인 영역에 대하여 영향을 주게
된다.

다. 골반(骨盤)의 경사(傾斜)로 부터 시작되는 척추 측만(側彎)의 원칙-측만 홀수의 원칙

척추와 골반을 설명할때에는 인체를 건축물과 자주 비교를 하게 되는데, 골반의 경사를 건축물의 기초가 비스듬히 있는 상태에서 건물이 지어진 경우와 비교해 보게 된다.

즉 건축물에 있어서 경사진 기초 위에 구조물을 올리다보면 구조물이 높이 쌓아 올라가기도 전에 무게중심(中心)이 기초(基礎)의 범위(範圍)를 벗어나게 되어 붕괴되고 만다.(피사의 사탑도 좀더 쌓아 올리면 무게의 중심이 기초의 범위를 벗어나 반드시 붕괴되고 말것이다.)

그런데 생체(生體)이며 유기체(有機體)인 우리 인간은 고관절의 변형이나 골반자체의 경사에 의하여 척추가 좌우로 만곡된 상태(側彎)가 되더라도 건축물처럼 무너지지 않고 전체적인 외모는 직립된 자세를 유지 하게 된다.

인체의 서있는 자세에서 골반이 다소 경사진 경우에도 한쪽으로 치우쳐 자세가 틀어지면 반대 방향으로 다시 복원성(復原性)을 주게 되어 직립이 가능하도록 자세를 유지하고 있는데, 이를 잘 관찰 해보면 골반의 경사는 반드시 어깨의 경사와 서로 반대가 되어 나타나게 된다.

즉 골반이 좌측이 올라가 있으면 어깨는 좌측이 내려가 있게 되며, 반대로 우측 골반이 올라가 있으면 우측어깨가 내려간 자세를 유지하여 전체적인 균형을 유지하고 있다.

그런데 이와 같은 척추의 측만은 반드시 1회, 혹은 3회, 5회등 홀수로 이루어짐을 알 수 있다.
이와같은 현상은 인체를 안정되게 유지 하려면 골반과 반대 방향으로 어깨가 경사면을 이뤄져야만이 자세의 뒤틀림이 보상(補償) 되기 때문이다.
만약 골반도 왼쪽이 올라가고 어깨도 왼쪽이 올라가 있다면 그는 왼쪽에서부터 오른쪽으로 기울어져 자빠지고야 말기 때문이다. 이와같이 척추의 측만이 홀수로 나타나는 현상을 본 광명 정체요법에서는 <측만 홀수의 원칙>이라 명명 하기로 한다.

<척추 측만의 원칙>

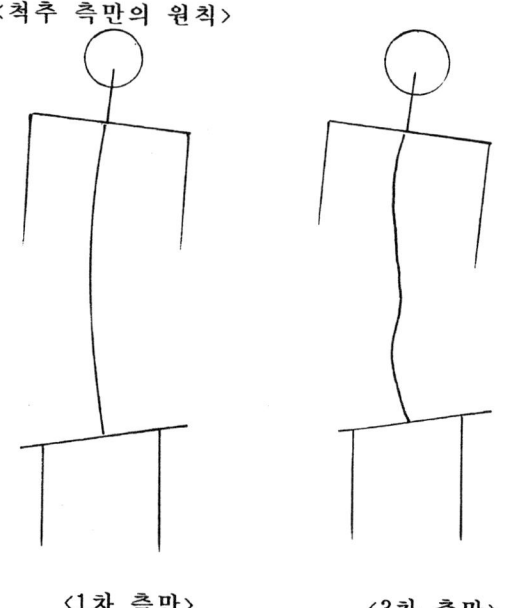

<1차 측만>   <3차 측만>

척추의 측만이 되는 사람을 관찰 해보면, 작은 측만이 여러번 나타나는 경우는 근력이 좋은 사람에게서 주로 발견하게 된다.

근력이 좋은 사람은 신체의 좌우 뒤틀림에 대한 복원력이 강하게 작용되기 때문에 측만과 반대 방향으로 작용하는 힘이 강하게 신속히 진행되다보니 복원력이 좀 지나쳐 반대 방향으로까지 측만이 되어, 또 다시 반대로 복원성이 작용되는 등 일련의 자세를 유지하려는 힘이 반복되는 결과라 하겠다.

한편 단1회로 완곡한 측만을 나타내는 경우는 대개 병약한 사람이나 원기가 부족한 층에서 많이 발견되게 되는데, 이와같은 완곡(婉曲)한 측만자는 신체의 좌우에 편재(偏在)한 장기에 병변이 유발되게 된다.

예컨대 좌측(左側)에는 심장(心臟), 췌장(膵臟), 위(胃), 비(脾)가 있고, 또 우측(右側)으로 치우친 장기로는 간(肝)이 있는데 척추의 측만된 내측(內側)에서는 압박요인(壓迫要因)의 작용을 받게되고, 측만의 외측(外側)에서는 견인요인(牽引要因)이 작용되게 되어 장기의 기능항진(機能亢進)이나 기능억제(機能抑制)의 작용이 있어서 한쪽으로 치우친 장기들에 대한 병증의 유형이 나타나는 근본원인을 제공한다고 하겠다.(본장의 제4절에서 〈척추의 변형과 장기의 이상〉 편에서 보다 자세히 언급한다.)

라. 선장관절(仙腸關節)의 변형

골반의 변형은 반드시 고관절에 의해서만 나타나는 것은 아니라 골반(骨盤) 자체의 급성(急性)변형에 의해서도 나타나게 된다.

상기 유형분류에서 유형2와 같이 한쪽으로의 충격에 의해서도 급성 변형될 수 있고, 족관절의 염좌(捻挫;삠)나 슬(膝;무릎)관절통에 의해서도 나타날 수 있다. 한쪽 다리의 불편은 환측에 체중을 적게 지탱하게 되어 선장관절의 이상을 초래 하거나 척추의 측만이 진행되어 장기의 압박과 견인 요인에 의하여 장기의 병까지도 속발(續發)되기 때문에 다리의 병은 빨리 치료를 해주어야 하는 것이다.

또한 이러한 선장관절의 변형은 불편한 신발이나 장시간 불편한 자세로 앉아 있는 경우에도 취약하다고 하겠다. 아가씨들이 방바닥에서 다리를 비틀어 한쪽 엉덩이만 바닥에 대이게 앉아있는 자세나 걸상에 다리를 한쪽으로만 오래도록 꼬아 앉게 되는 경우에도 선장관절의 변형을 야기하는 나쁜 자세로 간주 된다.

선장관절의 변형을 보다 더 자세히 이해하자면 선장관절의 관절면의 이중성에 대하여 이해 하여야 한다.

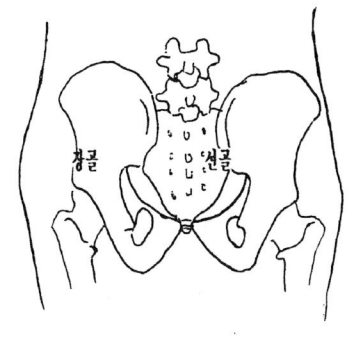

선골이 역삼각형의 모양으로 장골사이에 박혀 있듯이폭 끼어 있다.
선골은 다섯개의 추골이 거의 일체화 되어 있다.
장골은 허복부를 형성하여 앞쪽으로는 장기를 퍼 받히듯이 형성되어 있고, 후편으로는 선골과 강한 인대로 관절을 이루어 선골 상단에 걸리는 체중을 장골 측면에 형성된 고관절에 전달한다.

〈선장관절의 후면에서본 선골과 장골〉

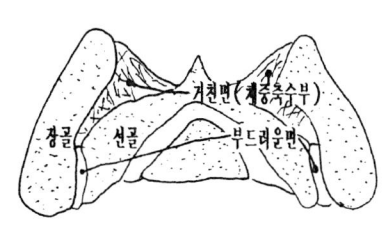
<선장관절의 횡단면>

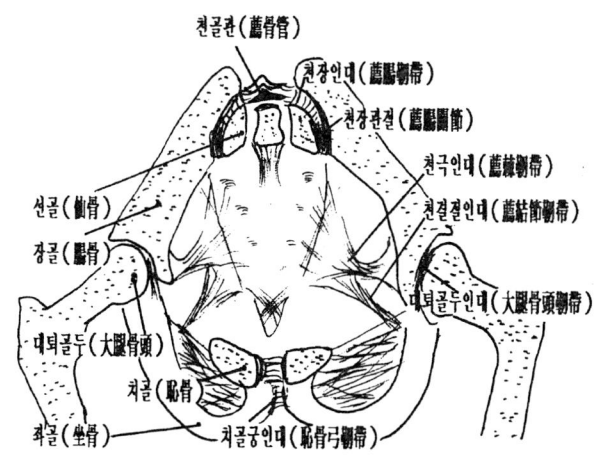
<전면에서본 장골, 선골, 고관절>

선장관절의 후상단(後上端)은 거친 면(面)으로 형성되어 있어서 선골과 장골이 강한 인대로 결합되어 거의 일체화(一體化)되어 체중을 지탱하는 구조로 되어 있고, 그 내부 하단은 약간 매끄러운 면(面)이 마치 장화와 같은 모양으로 형성되어 있어서 복식호흡(腹式呼吸) 등에 의해서도 요추(腰椎)의 전만(前彎)과 함께 약간의 가동성이 주어질 수 있고, 여자(女子)가 출산(出産)시 치골결합(恥骨結合)이 분리(分離)되면서 이 부드러운 면도 벌어지게 된다.

(1) 선장관절(仙腸關節)의 상하변형(上下變形)

허리가 아픈 사람의 X-Ray를 관찰해 보면 골반의 좌우측의 높낮이에 차이가 나는 경우가 많다. 이런 경우는 척추의 정중선으로부터 꼬리뼈도 틀어져 있게 된다.
이와같은 병변은 대부분이 한쪽으로 엉덩방아를 찧은 적이 있는 경험이 있었거나 무거운 짐을 들어 올리다가 잘못되어 통증이 유발된다.

그런데 선장관절의 상하 변위는 반드시 선장관절에 직접적인 충격 외에도 고관절이 외선되어 팔자 걸음을 걷듯이 대퇴골이 벌어져 있게 되어도 척추의 중심으로부터 좌우측 대퇴 골두까지의 거리가 다르면 골반은 상하로 왜곡될 수 있음을 위에서 설명하였다.

(2) 장골(腸骨)의 전후방변형(前後方變形)

선장관절의 변형이 나타나면 골반의 상하 변형과 함께 장골이 전후로도 변형되기 쉬운데 장골의 전후방 변형은 관골(장골 치골 좌골으로 된 골반의 좌우측)의 측면에 형성된 관골구(관골과 고관절이 연결되는 관골측의 면)와 관절을 이루며 붙어있는 고관절(股關節)의 외선(外旋)에 의하여 변형되는 경우가 많다.
고관절이 외측으로 벌어진 외선의 경우에는 장골이 전방으로 변형되기 쉽고, 고관절이 내선되면 장골은 후방으로 변형되기 쉽다.

이러한 변형의 원인은 고관절과 대퇴골의 특수성 때문이다.

즉 대퇴골의 연장선과 관골구에 관절을 이룬 대퇴골두가 약 130도의 각도를 이루고 형성되어 있기 때문에 만약에 대퇴골이 벌어져 있게되면 대퇴 골두가 형성된 방향으로 관골구 내에서 밀어내는 요인이 있어서 장골이 전방으로 변위 되게 된다.

그러므로 바로누운 자세(바닥에 등을 대고, 얼굴을 위로 향한 자세를 <바로 누운자세>라고 하겠다)에서 한쪽 대퇴부가 벌어져 있으면 그 방향의 장골이 전방변형된 경우로 의심해볼 수 있다.

이를 하나의 실험을 통해서 위와 같은 결과를 이해하고, 기억해 보도록 하겠다.

반듯이 선자세에서 한손을 허리띠 후방(장골뒷쪽)에 대고 그대로 장골이 앞으로 밀려 나가도록 밀어 본다면 같은 방향의 대퇴골이 벌어지게 된다.

(3)장골과 고관절의 변형및 교정원칙(矯正原則)

앞에서 설명한 장골의 전방으로의 작용은 고관절을 외선 시킨다고 하였다.

반대로 고관절을 내선시켜보면 장골은 뒤로 밀려나가게 되는가(?)임상결과를 통해서 경험한 바로는 고관절을 내선 시켜도 장골은 뒤로 물러날 줄을 모르는것 같다. 그래서 본인은 장골이 너무 전방으로 와 있거나 전방 변위에 따른 불균형의 시정이 요구될때는 직접 장골에 손을 대어 후방으로 밀어 내주는 방법을 사용하고 있다.(자세한 기법은 제2절에서 언급하겠다.)

즉 고관절의 이상은 장골을 변위시킬 수 있고,장골의 변위도 고관절을 주로 외선 시키는 변위를 일으킬 수 있으나,일단 장골의 변위를 바로잡기 위해서는 고관절을 만져서 교정하기보다는 장골을 전후방으로 직접 교정함이 쉽다고 하겠다.

3.고관절의 변위를 알아내는 방법

관골구에 고관절이 연결되는 힘은 먼저 대퇴골두인대(大腿骨頭靭帶)와 관절포(關節包)에 의하여 관절의 틀이 형성되어 있다.

고관절의 후면에서는 이상근 상하쌍자근 외폐쇄근 장요근 소둔근 중둔근 대내전근 그리고 대둔근이 주위를 쌓아 엉덩이의 모양을 갖추고 있으며,고관절 전면에서는 치골근 장내전근 단내전근 대내전근 소요근과 대요근 그리고 봉곤근과 대퇴직근 등이 직접 혹은 간접으로 관골과 선골및 대퇴부에 붙어 고관절을 지지하고 있다.

그런데 고관절의 변위가 나타나게 되면 고관절 자체에는 직접적(直接的)인 감각(感覺)신경이 없다고는 하지만 변위(變位)된 측의 근육의 근력(筋力)이나 혈액순환 등이 정상 상태를 벗어나게 되므로 다음과 같은 가동실험(可動實驗)을 통하여 변위를 알아 볼 수 있다.

즉 고관절을 굴곡(屈曲)시키거나 대퇴부를 외선(外旋)시켜보아서 가동성에 있어서 부자유스럽고, 근력(筋力)의 저하(低下)로 인하여 가동성(可動性)및 복원성(復原性)이 떨어지게 되면 고관절의 변위를 예측할 수 있게 된다.

다음은 고관절 변위를 예측하는 몇가지 방법을 소개 한다.

가. 고관절 변위의 굴곡검사법

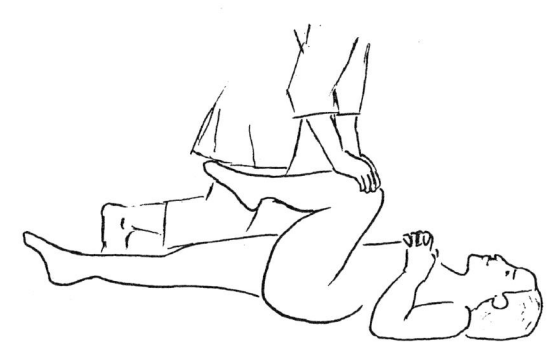

바로 누운상대의 발목과 무릎밑 부분을 받쳐 대고, 무릎을 구부려 반대측 젖가슴 방향으로 접근시켜 본다.

고관절을 굴곡시킬 때에는 반드시 반대측 젖가슴 방향으로 굴곡하여 힘을 가해야 한다.

굴곡을 시켜보는 방향이 틀려서 외측으로 힘을 가하게 되면 고관절을 후하방에서 쌓고 있는 여러 근육들에 대한 작용보다는 근이 취약한 방향으로 힘이 작용되어 오히려 고관절을 변위시키는 결과가 될 수 있는 우려가 있다.

〈판단〉 굴곡이 부자유스러운 방향의 고관절의 변위를 의심해 볼 수 있다.

나. 무릎의 고저차이 비교법

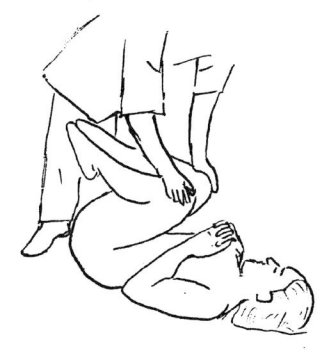

바르게 누워서 무릎을 바닥과 수직이 되게 세워 무릎의 고저 차를 비교해 본다.

무릎이 높아진 쪽의 고관절 전방 변위를 의심해 볼 수 있다.

또 고관절의 전후 유격을 알아보기 위하여 일정한 높이의 장애물(두께 2-3Cm의 책을 이용)을 좌우측 고관절 아래에 교대로 받쳐서, 무릎의 높이를 측정하여 본다.

고저차의 변화를 많이 나타내는 측의 고관절 변위를 의심해 볼 수 있다.

다. 다리의 길이를 비교하여 진단하는 방법

바로 누운 상태에서 다리의 길이를 비교해 본다. 이때 기준이 되는 곳은 안쪽 복사뼈(내과첨)를 살펴보면 용이 하다.

통상 긴다리측 고관절에 변위가 많으나, 앞에서 설명한 유형 2(선장관절의 변형에 의한 다리길이)와 같은 예외가 있다.

라. 엉덩이 하단선으로 진단하는 법
엎드려 누운상태에서 엉덩이 아래의 주름을 비교해 본다.주름이 깊은 쪽의 고관절이 전방으로 내전되어 있고,아래로 쳐진 주름이 있는 측의 고관절이 아탈구가 아닌가 의심할 수 있다.

바.〈환도처〉를 눌러서 진단하는 법
고관절의 후방에 해당되는 엉덩이 환도 부분을 눌러보면서 좌우의 차이를 비교해 본다.
고관절의 변위가 있는 경우는 통증이 나타나기도 하고,근력이 저하되어 눌렀다가 손을 떼었을때 근의 탄력성이 떨어진 반응이 나타난다.

4.올바른 자세의 기준
올바른 자세에 대한 기준은 먼저 척추의 전후의 만곡도를 들수 있고,기타 선골각도나 전상장골극과 치골결합의 위치,미골단의 위치 등이 있다.

가.인체의 이상적인 전후만곡

경추 7개는 전방으로 만곡이 되어 있어서 머리에 충격이 가지 않도록 잘 받치고 있다.
전만은 경추 4번에서 가장 전방으로 만곡되어 있다.

흉추 12개는 갈비뼈가 부착되어 흉곽을 이루고 있으며, 흉곽 내에 폐와 심장을 담고 있고,호흡을 돕기 위하여 갈비뼈 사이에 사근(斜筋)이 부착되어 있고 횡격막과 함께 흉곽을 넓혀주는 역할을 하므로 흉추는 후방으로 만곡되어 있다.(후방 만곡범위:경추7번-흉추 9번)

요추는 상체의 체중에대한 완충작용을 위한 전방만곡과 허리의 전후 좌우 굴곡과 회전이 용이한 구조로 되어 있다.
요추 2-3번에서 가장 전방으로 만곡된다.

선골과 미골은 골반을 형성하고 있다.선골 3번-미골단까지 후방으로 만곡을 이루고 있다.

나. 골반의 바른 위치

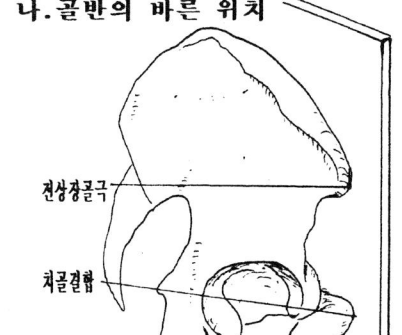

전상장골극
치골결합

사람이 서 있을때 전상장골극과 치골결합의 상단은 동일한 수직선상에 있게 된다.

이때 미골단의 위치는 치골체의 1/2지점에 머물게 된다.

다. 선골각

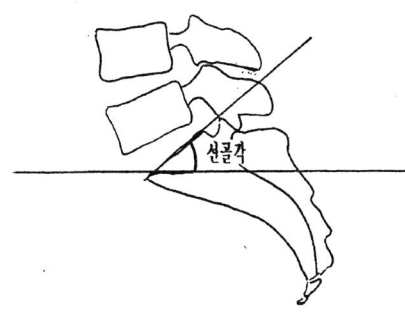

선골각

요추 기저부 즉 선골 상단의 연장선과 수평선이 이루는 각도 통상 30도 내외가 된다.

제2절. 광명 정체요법의 실제

바른 자세를 유지하여 척추신경(脊椎神經)의 소통을 좋게하고, 척추의 뒤틀림으로 부터 유발되는 오장육부(五臟六腑)의 질병을 치료하기 위한 광명 정체요법(正體療法)은 여러가지 방법이 있다. 본 책자에서는 누구나 쉽게 실행해볼 수 있고, 좀더 생각해 보면 어려운 질병에도 도움이 될 수 있는 바른자세(正體)요법의 원리와 그 응용 방법들을 소개하기로 한다.
세부적인 내용을 전개하기 전에 먼저 전체적인 내용을 소개 하겠다.

광명 정체요법에서 이용하는 바른자세 유지법은 상당히 광범위 하다.
간단히 누워서 몸을 새우등처럼 구부려서 방바닥에 등을 대고 전후로 구르면서 척추를 스스로 지압하는 새우등운동을 비롯하여, 허리에 알맞게 만들어진 베개(腰枕)를 허리 아래에 받쳐대고 바로 누워 일정시간 동안 있으므로써 허리의 신전(伸展)과 함께 전후(前後)의 만곡도(彎曲度)를 유지 시키는 방법이 있고, 또 골반과 고관절 강화를 위한 각대요법(脚帶療法)과 굴신운동(屈伸運動)이 있다.
좀더 나아가서 흉추(胸椎)와 요추(腰椎) 그리고 고관절(股關節)과 골반(骨盤)을 교정하는 시술 방법도 몇가지 소개 하고자 한다.

1. 새우등 운동과 요침법(腰枕法)

새우등운동과 요침법은 신체의 배부(背部)을 단련(鍛鍊)시키고 신전(伸展)시켜서 척추 전체가 바르게 유지 될 수 있도록 해준다.
새우등운동은 인체의 배부(背部)를 뒤에서 신전 시켜 주고, 요침법은 전방으로 구부려지게 신전 시키는 원리로서 특히 올바른 신체의 만곡도(彎曲度)를 유지하게 하고, 척추뼈가 체중에 의하여 수직으로 압력을 받고 있는 상태에서 항상 무리가 되는 척추 사이의 연골(디스크)을 신전상태로 쉬게 해주는 가장 좋은 방법이라 할 수 있다.

인체의 만곡은 경추(頸椎)에서부터 미추(尾椎)에 이르기까지 전후로 일정한 만곡도를 유지하고 있는데, 이와 같은 만곡도는 인체공학적(人體工學的)인 배려라 할 수 있다.
인체를 살펴볼때 그 생김마다 각각 고유한 의미가 있다. 인체의 척추도 어떤 곳에서는 앞으로 또 어떤 곳에서는 뒤로 만곡을 이루고 있다.

예컨대 경추 7개가 수직(垂直)으로만 쌓여져 있다면 어디를 가다가 이마를 부딛칠뗀 한 경우는 거의다 실지로 이마를 부딛쳐 우리는 늘 상처를 달고 다니게 될지도 모른다. 그러나 경추가 전방(前方)으로 만곡(彎曲)을 이루고 있어서 상하(上下)로 완충작용(緩衝作用)을 하고, 또 급작스런 상황에 대한 회피동작(回避動作)을 이롭게 하는 배려가 있다.

흉추에 있어서도 흉추골 12개가 12개의 갈비뼈에 의하여 흉곽(胸廓)이 형성되어 심장과 폐를 보호하고, 갈비뼈 사이의 늑간근(肋間筋)과 흉곽 하단의 횡격막이 조화를 이루어 호흡운동을 해야 하므로 흉추에서는 뒷쪽으로 불룩한 후만(後彎)이 형성되어 진다.

또 요추 5개는 상체의 체중을 지탱하고, 좌우의 회전성(回轉性)을 좋게 하기 위하여 요추자체도 튼튼 하고 굵게 형성되었으며, 요추사이의 디스크도 두껍고 크게 형성되었으며, 상체의 체중을 상하로 받아들이는 완충작용과 전후로의 굴곡과 좌우로의 회전이 용이하도록 하기 위하여 요추 2.3번에서 앞으로의 전만을 유지 하고 있다.

선골(仙骨)과 미골(尾骨)은 하복부(下腹部)에 있는 장기(臟器)를 아래에서 떠 받치는 작용과 체중을 다리에 전달 시켜주는 구조가 필요하여, 몸의 전면 안쪽으로 오목하게 굽어져 있다.

그러므로 5종류의 척추뼈가 전후로 만곡을 이루는 모습이 경추는 전만으로, 흉추는 후만으로, 요추는 다시 전만으로, 선골과 미추는 후만으로 전후의 만곡이 교대로 이루어져 있다.
그런데 인간이 노약해 지거나, 병약해 지게 되면 이와같은 만곡도가 균형을 잃게 되고, 이상만곡이 나타나게 되는데 이를 바로잡는 데에 가장 쉬운 방법이 바로 새우등 운동과 요침법이다.

가. 새우등 운동

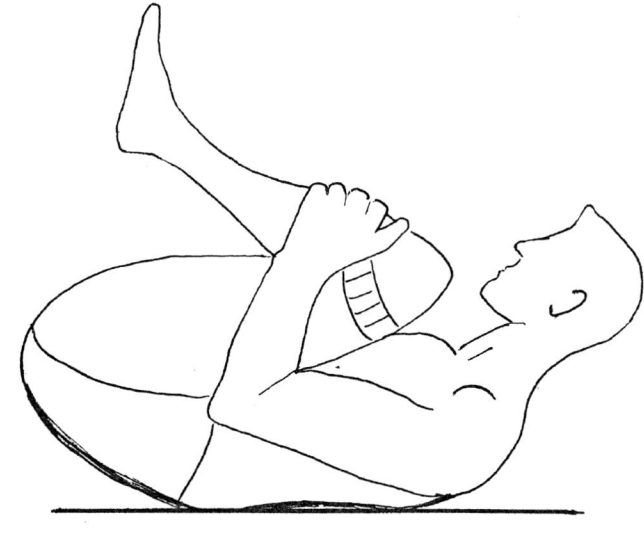

신체를 어떤부분을 펼쳤을 때 즉 신체의 피부면이 쫙펴져 주름이 지지 않을 때 그 부분에 대한 기혈의 순환이 가장 좋게 된다.
척추에 있어서도 척추전체를 새우의 등과 같이 구부리면 척추신경을 비롯한 척수액의 흐름이 촉진되는 자세가 된다.
이러한 자세에서 전후로 굴리듯이 배부를 바닥에 대고 지압을 해주면 그 효과는 더 한층 좋게 된다.
〈치료효과〉
1) 배골전체의 맛사지 효과.
2) 뇌 척수액의 순환촉진으로 뇌기능 촉진.
　　(머리가 맑아지고, 신체가 새로와 진다.)
3) 흉추나 요추의 전방 변위된 부분이 새우등 운동으로 교정되는 경우가 많다.(대개 4,5번 흉추의 전방변위로 기관지 천식이나, 심장과 관련된 병이 많은데 이에 도움을 줄 수 있다.)

나. 요침법

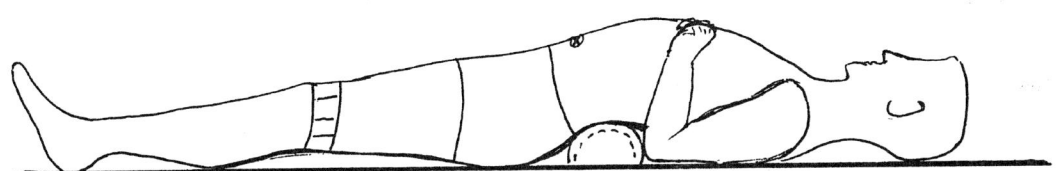

<실시 방법>
1) 바로 누운 자세로 무릎 위에 띠를 이용하여 두발이 밀착되도록 각대(脚帶)를 맨다.
2) 다리를 구부려 당겨서 발바닥이 엉덩이 가까이 오도록 한다.
3) 다리와 복부(腹部)에 힘을 주어서 엉덩이가 들어 올려지게 한 후, 미리 준비된 요침(腰枕)을 배꼽이 있는 반대측(요추 2-3번)허리 부분에 받쳐 댄다.
4) 요침을 받치고 있는 상태에서 조용히 다리를 펴주어 허리가 신전(伸展)되도록 한다.
5) 그 상태에서 심호흡(深呼吸)을 하면서 2-3분 가량 있는 다음, 역순(逆順)으로 요침(腰枕)을 제거(除去)하고, 그대로 잠시 쉰다.

*<요침의 효과를 배가 시키는 방법>
상기와 같이 요침을 작용하는 동안 광명 손지압법의 <중수골 지압법>을 행해 준다.
이때 좌우의 압통(壓痛) 상태의 차이를 비교하여, 오장육부(五臟六腑)의 기능상태를 진단해 보고, 압통부분을 잘 다스려 치료해 준다.(제2장 5절 증상즉 요법 편을 참고 할것)
이와같은 방법으로 자신이 혼자서도 치료 할 수 있지만, 타인을 위하여 시술해 주거나 시술자의 도움을 받아 요침법을 행하면 더욱 효과적인 치료가 된다.

<요침의 효과>
1) 신체의 만곡도(彎曲度)를 재정비(再整備)하고, 생리적(生理的)이고도 이상적(理想的)인 만곡도를 유지해 준다.
2) 요추를 신전시키게 되어 체중(體重)의 압박(壓迫)을 많이 받고 있는 요추와 요추 사이의 추간판(椎間板:디스크)을 쉽게 해준다.
(디스크나 좌골신경통 환자의 대부분은 5요추 협착을 지적하게 되는데, 가장 무리없이 치료 하는 방법 중의 하나가 바로 여기서 설명하는 요침법이다.)

*인체의 만곡도(彎曲度) 조정점(調整點)

실제로 인체의 전후만(前後彎)을 조절하는 부분은 3곳이 있다. 즉 경추의 전만 부분과 요추의 전만 부분, 그리고 선추나 미추의 후만 부분이다.

1)경추의 만곡조정은 반달모양의 나무배개(경침硬枕)나,척추 지압운동기를 이용해주면 좋다.
2)요추의 조정은 요침(腰枕)을 이용하거나,척추 지압운동기를 사용하면 좋다.
3)선추와 미추의 만곡조정은 두개골-선골 호흡법과 함께 교정법을 응용하면 좋다.

2.두개골(頭蓋骨)-선골(仙骨) 호흡법

인체에서 가장 중요한 곳으로는 뇌(腦)를 들 수 있을 것이다.

뇌(腦)를 보호 하고 있는 두개골(頭蓋骨)이 단순히 외부(外部)의 충격(衝擊)으로부터 뇌(腦)를 보호하는 목적만을 갖고 있다면 철모(鐵帽)나 안전모(安全帽) 처럼 통바가지 형상을 하고 있을 것이다.

그런데 우리의 두개골(頭蓋骨)은 쪽바가지 갈라진 것을 바늘과 실로 꿰매어 두는 형상으로 되어 있다.이러한 두개골의 형상은 뇌의 성장과 관련한 배려이기도 하며, 뇌의 어떤부분에 대한 외부적인 충격을 뇌 전체에 파급하기 보다는 완충시켜주는 역할을 하고 있으며,또 호흡과 함께 뇌의 신진대사(新陳代謝)를 촉진하는 뇌 척수액(腦 脊髓液)의 순환(循環)과도 관련된 일면이 있다고 추정(推定)되어 진다.

인간의 두개골은 여러개의 봉합선(縫合線)으로 봉합된 쪽바가지이다.
머리의 두정골 좌우가 시상봉합(矢狀縫合)으로,후두골과는 인자(人字)봉합으로,두정골과 전두골 측두골은 관상봉합(冠狀縫合)으로 이어져 있는데, 이들 봉합선을 잘 관찰해 보면 시상봉합이나 인자봉합의 중간은 깊숙이 봉합되어 있고,가장자리 부분은 보다 덜 깊숙이 봉합되어 있음을 발견할 수 있다.

다시말해서 두개골의 가운데는 꼭 붙어있지만 가장자리 부분은 너풀거릴 수 있다는 뜻이 되는데 바로 이러한 두개골의 형상에서 뇌가 호흡과 함께 약간의 가동성(可動性)이 주어질 수 있음을 시사 하고 있다고 할 수 있겠다.

즉 숨을 들이마시면(吸息) 후두골(後頭骨) 전두골(前頭骨) 측두골(側頭骨)이 커지고 숨을 내 쉬면(呼息) 다시 이완된다.

또 뇌와 상하(上下)로 대칭이 되어 있는 선골(仙骨)과 미골(尾骨)에서 흡식과 함께 뇌가 커질때 미골과 선골은 전방으로 당겨져서 뇌 척수액이 척수의 배면으로 부터 전면으로 순환됨을 상상해 볼 수 있다.

즉 흡식(吸息)때 후두골에서부터 뇌 척수액이 아래로 흐르고, 선골에서는 몸의 전면으로 척수액을 밀어올리는 작용이 있을 것이다.

반대로 호식(呼息)때 두개골이 닫히고, 선골이 이완되어 척수액은 그대로 머물러 있게 되고, 반복된 심호흡(深呼吸)에 의하여 뇌척수액은 척수관(脊髓管) 내의 후면에서 부터 전면으로의 순환이 된다고 생각한다.

그래서 단전호흡법(丹田呼吸法)을 비롯한 여러 호흡법에서 척수액의 흐름이 촉진되는 흡식(吸息)은 비교적 짧게 하지만 척수액의 흐름이 잠시 머무는 듯한 호식(呼息)은 천천히 하므로써 뇌 척추액의 안정된 순환을 유도 하여, 정심(淨心)의 효과를 얻을 수 있다고도 하겠다.

뇌척수액의 순환을 돕는 구조에는 요추(腰椎)의 전만(前彎)도 관련된 바가 있다. 즉 흡식(吸息)을 하면 요추의 전만이 긴장되면서 약간 등쪽으로 펴지면서 선골과 미골의 전방으로 당겨짐을 보다 원활하게 한다.호식(呼息)때에는 다시금 이완 된다.

이와같은 원리는 머리가 무겁다고 호소하는 자에게 뒤에 설명할 두개-선골 호흡법을 실시해보면 금방 머리가 맑아지게 되는 경우나,출산시(出産時) 산도(産導)를 넓혀주기 위하여 치골결합(恥骨結合)이 분리되면서, 선장관절(仙腸關節)의 매끄러운 면(面)이 분리(分離)될때 심호흡을 하게 되는 것도 선장관절과 호흡,그리고 호흡과 두개골의 관련성이 있음을 반증(反證)한다고 하겠다.

<두개골-선골호흡법의 실시 요령>
1)양다리를 자연스럽게 벌리고 업드린 자세로 누운다.(이때 양다리를 내측 복숭아뼈가 바닥에 대이도록 하면 더욱 편하다)
2)점차로 호흡을 깊고,크게 그러나 약간 느리게 쉬면서 복식호흡(腹式呼吸)을 유도 한다.
3)숨을 크게 들이 마시면서 미골과 선골이 전방(단전방향:배꼽과 성기의 중간정도)으로 당겨지게 하고,후두골은 위로 약간 벌어져 뇌로 부터 척수액의 흐름이 원활해짐을 느끼도록 한다.
4)천천히 숨을 내어 쉬고, 신체를 이완시킨다.
*이를 타인이 도와주면 더욱 효과적이다.
 흡식과 함께 선골부분에 손을 얹어(손의 수근부가 미골 쪽에 오도록) 하방으로 원을 그리듯이 미끌려 주고,호식과 함께 후두골에 손을 얹어 안압해 준다.

<두개골-선골 호흡법의 효과>
1)척추뼈가 전후(前後)로 왜곡된 경우에는 이와같은 호흡법을 병행하면서 치료 하여야 효과가 빠르고, 안전한 교정치료가 된다.
2)뇌 척수액의 흐름이 좋아져 머리를 맑게 하고, 스트레스에 대한 수용능력(受容能力)을 배가(倍加)시킨다.
3)척추신경의 소통을 촉진하여 전신의 피로회복(疲勞回復)에 도움을 준다.
4)선골부분에 대한 지압은 선골신경의 자극으로 이어져 방광(膀胱)의 기능을 증대시키고, 성기능(性機能)을 촉진시키며,부인병(婦人病)에도 도움을 준다.

*두개골-선골호흡법은 스트레스를 많이 받고 살아가는 현대인에게는 아주 좋은 치료및 예방 건강법이된다고 말할 수 있다.

3. 각대요법(脚帶療法)

사람이 자는 모습을 보고 그 사람을 평가 한다는 말이 있는데,자는 모습에서 그의 건강상태(健康狀態)와 무의식적(無意識的)인 욕망(欲望)을 알 수 있어서가 아닌가 싶다.

허리가 아프다고 하는 사람에게 다리에 힘을 빼고,반듯이 누워보라고 하면, 대부분이 양다리가 쫙 벌어진 형상을 하고 있다.

이런 경우는 양다리를 모아서 무릎 위에 묶을 띠를 하나 주면서 <저녁에 잘때 다리를 묶고서 자시오>라고 하면 며칠도 안되서 효과를 본 경우가 많다.

이는 고관절(股關節)의 연결 상태가 외방(外方)으로 변위되어서 골반(骨盤)에도 무리를 준 경우라고 하겠는데,무릎위를 각대(脚帶)로 묶어 줌으로써 다음과 같은 치료 효과를 얻을 수 있다.

<각대요법의 의의>

1) 각대로 무릎을 붙여 밀착 시킴으로써 대퇴(大腿)의 상단(上端)에 관골과 대퇴골두가 연결된 고관절을 밀착시켜 고관절(股關節)의 변위(變位)를 교정(矯正)해 주고, 또 변위를 예방(豫防)해 주는 효과가 있다.

2) 각대를 착용하고 취침하는 중에 가끔씩 좌우로 무의식적으로 몸이 움직이게 되는 동작이 무릎의 묶여진 부분을 마찰점(摩擦點)으로 하여 선장관절(仙腸關節)의 상하변위(上下變位)를 교정하는 작용이 있다.

3) 쭉펴진 다리는 하지의 혈액순환이 마치 고속도로(高速道路)를 달리는 자동차 처럼 유통속도를 빠르게 한다.

4. 하지(下肢)의 굴신운동법(屈伸運動法)

앞에서도 설명하였듯이 골반(骨盤)과 고관절(股關節)의 연결은 약 십여개의 근육이 직접 혹은 간접으로 감싸여져 있어서 관골구에 대퇴골 상부의 대퇴골두가 잘 결합하고 있다.

대부분의 탈구(脫臼)는 관절을 이루고 있는 인대(靭帶)와 근(筋)의 무력증(無力症)이나, 무리한 외력(外力)이 취약한 각도(角度)에서 작용되어 *탈구(脫臼)나 아탈구(兒脫臼)를 나타내게 된다.

*탈구(脫臼)나 아탈구(兒脫臼):관절 특히 고관절(股關節)에서 관골구와 대퇴골두가 변위되어 빠져 있거나 약간 빠진 상태를 탈구,혹은 아탈구(반탈구)라고 한다.

그런데 굴신운동(屈伸運動)은 상체(上體)를 똑바로 펴고, 앉았다가 일어서는 동작을 반복하므로써 하지의 근육과 인대를 단련시키고,적절한 각도로 고관절에 밀착시켜 관절의 연결 상태를 양호하게 해주어 고관절의 변위를 교정하며,나아가서는 골반을 튼튼하게 해준다.

그런데 굴신운동(屈伸運動)을 하는 다리의 각도(角度)에 따라서 좌우측 다리중 어느 한쪽을 보다 더 큰힘으로 운동시킬 수 있으며,고관절의 연결 방향에 대해서도 의도적으로 한 방향으로 집중적인 힘을 가할 수 있다.

예컨대 상체를 똑바로 한 상태에서 한발을 뒤로 하고 굴신운동을 한다면 뒷다리에 보다 많은 체중이 걸리게 될 것이고, 또 발모양을 안으로 틀어 굴신운동을 한다면 굴신운동에 의하여 자연 스럽게 고관절을 내선(內旋)시키는 교정효과가 있게 된다는 뜻이 된다.

이와같이 발의 각도에 따라서 굴신운동의 처방이 다음과 같이 정해 진다.

가. 굴신운동(屈伸運動)의 유형(類型)

(1) 정상형(正常型)의 굴신운동 발모양

양발을 나란히 하여 엄지발가락 끝이 서로 맞닿은 상태에서 굴신운동을 실시 한다.

정상형의 발 모양은 기본형 이라고도 할 수 있는 발 모양으로 정상인의 예방건강을 위한 굴신운동 자세이며, 골반의 변위가 있는 사람도 교정 동작의 전후에 기본 단련으로 해줄 수 있는 기본 동작이다.

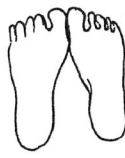

<정상형>

(2) 우측 고관절 탈구형의 굴신운동 발모양

우측발을 좌측발의 발끝에서부터 반족장정도 뒤에 갖다대고 굴신운동을 실시 한다.

우측 고관절의 탈구로부터 골반이 변형된 사람에게 적용되는 운동법이다.

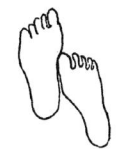

<우측 탈구형>

(다) 좌측 고관절 탈구형의 굴신운동 발모양

좌측발을 우측발의 발끝에서부터 반족장정도 뒤에 갖다대고 굴신운동을 실시한다.

좌측 고관절의 탈구로부터 골반이 변형된 사람에게 적용되는 운동법이다.

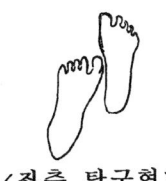

<좌측 탈구형>

*고관절 탈구(脫臼)측 다리와 외선(外旋)측 다리는 대체적으로 일치하는 경우가 많다.

즉 탈구(대부분은 아탈구를 의미함)가 일어난 고관절 측의 다리가 길고, 그쪽 골반이 올라가 있는 유형1에 해당되는 변위자가 여기에 속한다. 이런 경우 다리가 긴쪽과 같은 방향의 다리가 외선 되는 경우가 대부분이다.

그러나 때로는 다리 길이는 어느쪽이 길게 나타나는데, 발의 외선도는 다른 쪽에서 더 많이 외선 된 경우도 있다.

이런 경우는 그때의 상황을 비추어서 골반의 고위와 다리의 외선의 우선순위를 정하여 굴신운동을 할 수 있으나, 일단은 굴신운동은 기본형으로 하고, 곧이어 설명하는 특수한 고관절의 교정 운동법과 장골(腸骨) 조절법(調節法)을 실시 하면서 기본형(基本形) 굴신운동법(屈伸運動法)을 적용해 주는 것이 보다 효율적이다.

나. 발모양의 유형 결정 요령

(1) 어깨의 기울기로 골반(骨盤)의 고저(高低)를 알 수 있다.

한쪽의 골반이 올라가 있다면 척추의 측만은 홀수의 원칙이 적용되어 올라간 쪽 골반의 어깨는 반드시 내려가 있게 된다. 그러므로 어깨가 아래로 기운쪽의 다리를 뒤로 하는 발모양의 굴신운동을 하여야 한다.

그런데 한쪽 다리를 뒤로 하여 굴신운동을 하면 뒷다리에 체중이 많이 실려 오히려 뒷다리쪽의 골반이 더욱 올라가지 않을까 하는 의문이 생길 것이다.
이는 굴신운동의 이중성(二重性)을 이해하면 의문이 풀리게 될것이다.

***굴신운동의 이중성이란(?)**
완전히 굴신했을 때에는 앞다리측 골반이 올라가 있게 되고, 점차 일어서는 동작에서 뒷다리에 힘이 걸리게 되고, 완전히 일어 섰을 때에는 뒷다리에 보다 많이 체중이 걸리게 된다.
좀더 깊은 내용을 설명하자면 다음과 같다.
완전히 앉아 굴신이 되었을때는 앞다리측 골반이 올라가서 골반의 고저차가 주로 영향을 받아 교정되고, 서서히 일어섬으로써 고관절이 밀착 되면서 체중이 뒷발에 걸려 뒷다리측의 고관절 아탈구 상태를 개선하게 된다.
그러므로 유형1에서처럼 긴다리측 골반이 올라간 경우, 긴다리를 뒤로 하고 굴신운동을 하는 것이 고관절과 골반의 변위를 조정하는 운동법이 되는 것이다.
이를 확실히 알아보기 위해서는 큰거울 앞에서 허리띠의 경사가 어느쪽으로 기우는지 주시하면서 완전히 앉은 상태에서 서서히 일어서 보는 굴신운동을 해보기 바란다.

(2) 다리의 외선(外旋)은 바로 누운자세에서 식별한다.
두다리를 편히 뻗고 바로 누운 자세에서 다리의 각도를 살펴본다.
또 족관절(발목)의 변위(變位)에 따른 오차(誤差)를 줄이기 위해서는 무릎에서 슬개골과 대퇴 하부의 면에서 외선도를 살펴보는 경우도 있다.
좌우 다리의 외선도를 비교하여 보다 많이 외선된 부분의 외선을 의심해보지만 실제로 발을 좌우로 흔들어 보아 외선된 다리가 근력(筋力)과 복원성(復原性)이 좋고, 외선되지 않는 쪽의 다리의 근력이 경직(硬直)되어 나타나거나 부자유스럽다면 그쪽이 내선(內旋)변형인 경우도 있다.

이러한 내선과 외선변형은 장골의 전후방 변위와도 관련이 깊다.
예컨대 다리의 외선변형은 장골의 전방변형을 의미하는 경우가 많음을 앞에서 언급하였고, 다리의 내선변형은 장골의 후방변형을 의미한다고 말할수 있다.
그러므로 이와같은 내외선(內外旋) 변형이 있을 때에는 굴신운동시 발모양을 반대(외선된 발을 안쪽으로)로 하여 굴신동작을 실시 하여야 하겠지만 다음에 설명하는것과 같은 방법으로 장골의 전후방 교정을 먼저 실시 해주면서 굴신운동을 해야 함을 말해 둔다.

5. 고관절 운동법과 장골(腸骨)의 전후방(前後方) 교정시술법(矯正施術法)

고관절 운동법은 고관절을 감싸고 있는 십여개의 근을 효과적으로 운동시켜 고관절이 관골구에 잘 밀착 되도록하고, 관골구에 고관절이 정상적인 각도로 유지 될 수 있도록 하기위하여 실시 하는 운동법이다.

또 본 운동법은 고관절의 변위 상태로 부터 유발되는 장골의 전후방 변형이나 상하의 변형을 고관절 운동과 함께 동시에 교정하는 종합적인 교정운동법이다.

가. 스스로 하는 고관절 운동법

바로 누운 자세에서 한쪽다리를 반대쪽 젖가슴 방향으로 끌어 당기는 운동을 실시 한다.

무릎을 구부리고, 양손을 깍지끼어, 무릎 바로 아래에 대고 양팔을 당겨 무릎이 반대쪽 젖가슴 방향으로 접근되도록 힘을 주어 운동해 주면 된다.

반대측 다리도 같은 요령으로 운동시켜 준다.

이때 다리가 접근 되면서 반대쪽 젖가슴쪽이 아닌 외측으로 벗어나게 되면 고관절이 외선되어 탈구될 위험이 있으니 주의 하여야 한다.

나. 고관절 운동및 장골 조정법

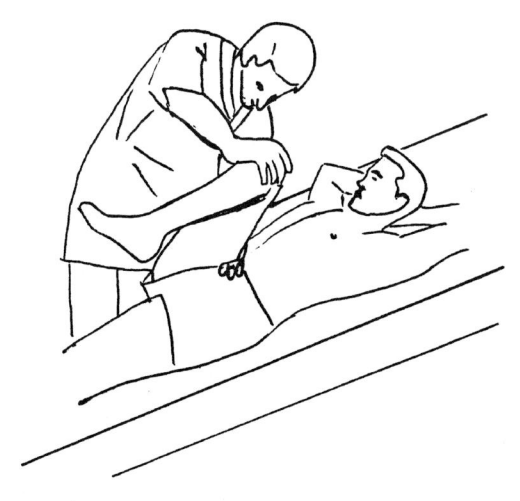

<준비 동작>

바로 누운 환자의 옆에 서서 환자의 다리를 구부려 무릎부분을 한손으로 감싸서 잡고, 또 한손은 같은 방향의 전상 장골극에 시술가의 수근부를 밀착 시킨다.

이때 환자의 발목이 건들거리지 않도록 시술가의 대퇴부 내측에 고정 시킨다.

<운동시키는 동작>

무릎에 올려 놓은 손을 안쪽으로 원을 그리듯이 힘을 주어 돌려 주면서 전상장골극에 대고 있는 반대측 손은 대항적으로 힘을 가하여 환자의 자세가 비틀어 지지않고 효과적으로 운동되면서 움직여지게 한다.

<교정요령>

고관절 외선변위의 교정

고관절운동시 양측 다리 모두를 운동시켜 주게 되는데 고관절이 외선변위된측을 운동시킬때 무릎위에 대고 있는 손에 보다더 강하게 힘을 주어 고관절이 안쪽으로 강하게 운동 되도록 하고, 전상장골극에 대고있는 손도 힘있게 눌러주어 장골이 후방으로 밀려나가 교정될 수 있도록 해준다.

<장골의 전후교정>
위에서 말한 고관절 외선변형 교정법과 같이 운동하면서 장골이 후방된 측의 장골아래(엉덩이 허리띠 밑)에 삼각대를 받쳐대고 교정운동을 해주면 자연스럽게 후방변위된 장골이 교정된다.

또 전방 변위된 장골 측은 전상장골극에 강한 힘을 주어 위에서 아래로 내리치듯이 눌러서 교정하는 방법도 있으나 이는 전문가들이 실시 하는 교정법이므로 전문적인 교육을 받은 후에 실시 하는 것이 좋겠고 여기서는 그 원리만을 이해 하기 바란다.

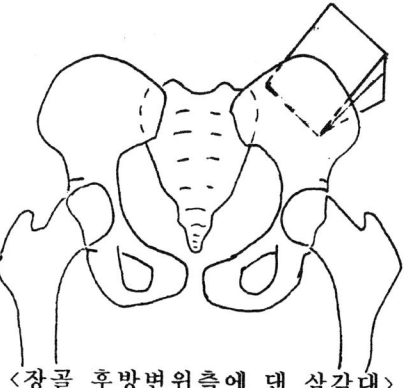
<장골 후방변위측에 댄 삼각대>

6. 척추(脊椎) 측만(側彎)의 교정법

골반의 경사(傾斜)가 척추 측만의 원인임을 경사진 기초위에 지어진 건축물의 비유로 앞에서 자세히 설명하였다. 또 측만 홀수의 원리를 설명하면서 골반이 올라가 있으면 올라간 골반 측의 어깨가 내려가 있게 됨을 설명하였다.
그러므로 척추의 측만자는 필연적으로 골반을 바로 잡아야 함을 알 수 있을 것이다.

척추의 측만은 많은 사람에게서 발견하게 된다. 보통인 경우는 아주 미미하게 측만된 경우도 있으나 어떤 경우는 측만이 너무 심해서 완전히 왜곡된 자세로 곧 쓰러질 것만 같은 위태한 경우도 있다. 이런 측만을 바로 잡기 위해서는 고관절 운동이 먼저 필요 하겠고, 그밖에도 직접 골반의 상하(上下) 변위(變位)를 교정하는 교정법이 병행되면 치료효과는 현저히 개선될 것이다.
여기서는 측만의 진단법과 측만을 가장 손쉽게 교정하는 방법을 소개 하겠다.

가. 측만의 진단법
상의를 탈의한 환자를 똑바로 뒤돌아서서 상체를 서서히 구부려 보게 하여, 척추를 중심으로 좌우측 등이나 허리 선(線)의 높낮이를 비교한다.
좌우측 한쪽이 보다 높고 또 다른쪽이 조금 낮다면 바로 높은 쪽이 측만 된 부분이다.

이렇게 하여 측만된 부분을 대략 파악하고 실제로 엎드려 눕게 한후 척추 주위를 위에서 부터 차례로 눌러 보면서 측만이 심화된 곳을 정확히 찾아 볼 수 있다.

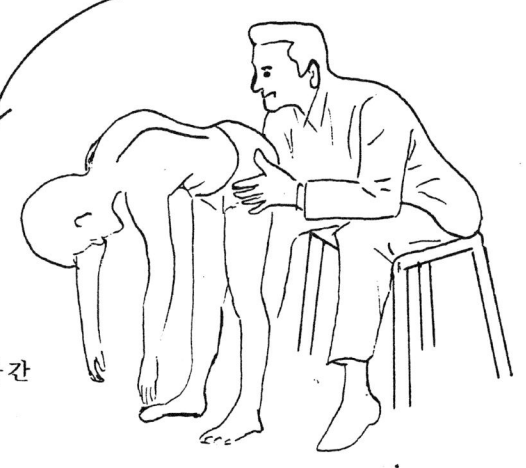

이와같은 측만은 어깨의 기울기로도 판단하여 골반이 올라간 측이 어느쪽인가를 명확히 할 수 있다

나. 척추 측만의 교정운동법(골반이 올라간 측 = 어깨가 내려간 측을 바로 잡는 방법)

<준비 동작>

엎드려 누운 자세에서 골반이 올라간측(어깨는 내려간측)의 다리의 발목을 한손(작동수)으로 붙들어 구부려 직각이 되게 한 후, 또 한손(보조수)은 후상장골극(後上腸骨棘:선장관절의 후면 상단)에 수근부(手根部)를 댄다.

<교정운동법>

골반이 올라간 측 다리를 잡고 있는 작동수에 힘을 가하여 환자의 발뒷꿈치가 엉덩이에 닿도록 내리 쳐 주면서, 동시에 보조수는 후상장골극에서 하방(下方)으로 눌러 준다.

이와같은 동작을 호흡과 함께 실시하면 더욱 부드럽게 적용될 수 있다.

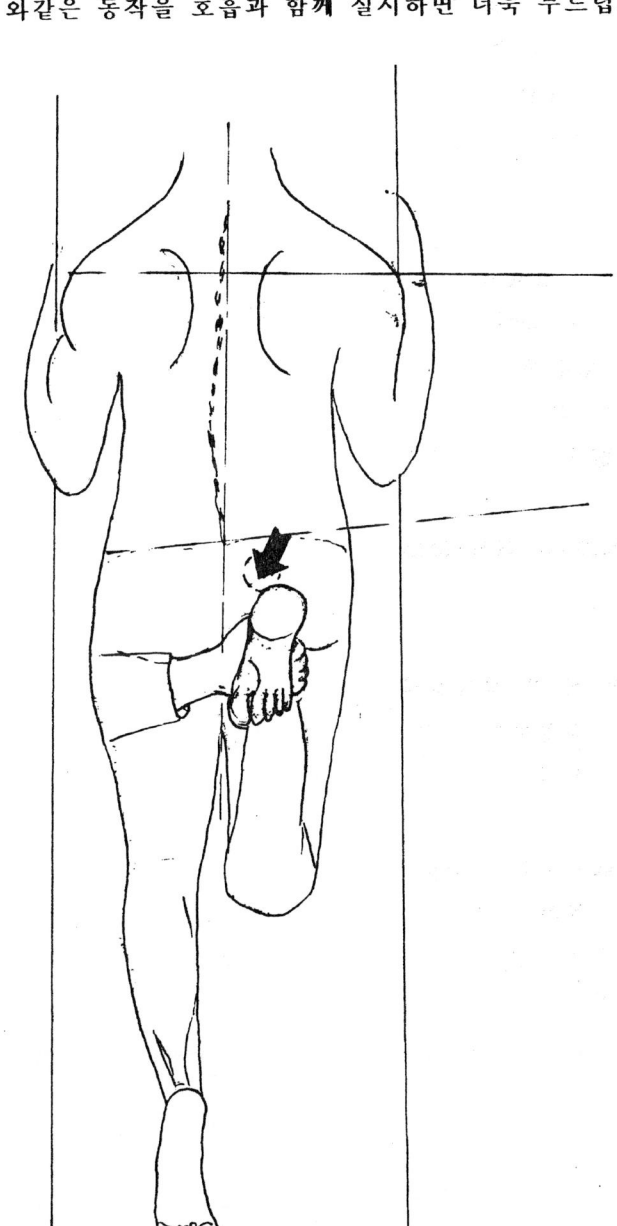

작동수:골반이 올라간측다리의 발목을 잡고 무릎을 구부려 엉덩이 방향으로 내리 쳐 준다.

보조수:같은 방향의 후상장골극에 수근부를 대고, 작동수의 동작과 함께 골반을 하방으로 밀어 내린다.

제 3 절
추골변위 측정장치(standing-Wave-tester)와 척추 지압운동기(Back-Master-Ⅲ)의 소개

어떤 사람이 몹시 허리가 아파서 병원을 찾아가서 아픈 증상을 이야기하면 진단을 정확히 할 목적으로 X-Ray를 촬영(撮影)하게 된다.
그런데 X-Ray 소견에서 뼈의 이상(異常)이나 염증성(炎症性) 증후(症候)가 없는 경우에는 치료 방법을 제시 할 수가 없어서 단순한 근육통으로 간주하여 물리치료(物理治療)를 반복하게 되며, 물리 치료에 의해서도 치료효과가 없을 때에는 신경성(神經性) 질환(疾患)이기 때문에 안정하면서 쉬어 보라는 자신없는 처방이 나오는 예를 많이 보게 된다.
요즘에는 단층촬영법(斷層撮影法)이 개발되어서 좀더 세부적인 상태까지 확인 할 수 있지만 인체에 대한 진단에 단편적이고도 분석적인 방법을 적용하자니 검사를 받는 환자에게 조영제(照影劑) 투여 등의 부작용(副作用)은 감수 되어야 하는 실정이다.

우리 인체는 가로 세로 높이가 있는 3차원(次元) 안에서 존재하고 있는데, 3차원 안에서 발생한 문제를 2차원 인 X-Y좌표상의 평면투사(平面投射) 방식인 X-Ray에 의하여 살피고자 하기때문에 치료에 유용한 많은 정보(情報)가 포착되지 못하고 만다.
그래서 저자는 사람을 입체로 진단하는 방법이 없을까 연구 하던중 사람이 반듯이 섰을때 <전후, 좌우로 흔들리는 것과 허리의 통증>에 착안하여 몸이 전후(前後)로 많이 흔들리는 경우와, 좌우(左右)로 흔들리는 경우의 차이점을 진단상(診斷上)의 중요한 차이점으로 3차원적인 진단법이라 생각하여 적극적으로 연구하기에 이르렀다.
이는 보다높은 차원(次元)은 보다 많은 문제(問題)를 해결(解決)하기 때문이다.

1. S-W-T의 고안
본 기계는 선장관절의 이상유무와 추골(椎骨)의 좌.우 경사상태및 전.후 만곡도 등을 동(動)적이고도 3차원적인 방법으로 측정하여 이에 알맞는 교정법이나 적당한 치료 방법등을 제시 할 수 있도록한 추골변위(椎骨變位) 측정장치(測定裝置) 이다.

종래에는 요통(腰痛)이나 좌골신경통(坐骨神經痛) 등의 원인을 X-Ray촬영에 의해 진단하게 되었는데 X-Ray상에는 아무 이상이 없게 나타났으나 환자가 통증을 호소하는 경우가 허다 하였다.
이와 같은 것은 X-Ray를 여러 각도(角度)에서 찍는다 하여도 각 부위가 평면투사(平面投射) 방법으로 필름에 나타나게 되어 X선(線)의 음영(陰影)과 중복(重複)등 간섭현상(干涉現象)으로 입체적(立體的)인 판독(判讀)에는 제한점이 많을 뿐 아니라 관절부위의 미세(微細)한 변위는 필름 판독에 의한 것으로는 진단하기가 불가능한 경우가 많았다.

또한 이러한 X-Ray상에 이상이 없이 나타난 환자는 변위(變位)된 부위(部位)와 정도(程度)를 알지 못하므로 적절한 치료 방법을 제시 할 수가 없어서 어려움이 많았다.

본 기계는 이러한 점을 감안하여 X-Ray와같은 평면적인 진단방법을 탈피하여 X-Ray 상에는 나타나지 않으며, 요통을 동반하게 되는 원인이 선골과 장골의 접합부위인 선장관절(仙腸關節)의 이상에 의한것이 대부분이라는 사실과 이와 같은 선장관절에 이상이 있는 환자는 직립상태(直立狀態)에서 체중이 부하(負荷) 되었을 때 이상이 있는 선장관절의 부위쪽으로 신체(身體)의 상부(上部)가 요동(搖動)된다는 사실에 착안 하여 이와같은 상체의 요동되는 정도를 측정하여 선장관절의 이상부위(異常部位)를 예측하여 이에 알맞는 치료 방법을 선택할 수 있도록 한 기구이다.

<S-W-T의 구조>
환자가 직립된 상태에서 지지대 하부 받침대에 유니버셜 조인트로 연결된 측정막대를 요대(腰帶)로 환자의 몸에 밀착시키고, 측정막대 상부에 연필을 설치 하고 그위에 기록지와 기록판(記錄板)을 설치하여 환자의 전후(前後) 좌우(左右) 요동상태가 기록 되게 하는 장치로 구성되었다.

그리고 환자의 척추 좌우에 뒤틀림을 척추 중심선(中心線)에서부터 좌우 만곡상태(左右彎曲狀態)를 표시할 수 있는 <측만도 표시기>와 좌우측 어깨와 엉덩이의 외측거리를 비교하여 중심으로부터 보다 더 많이 벗어나 있는 정도를 표시 하는 <외측 변형 표시기>를 설치 하였고, 신체의 전후(前後)의 만곡도를 알수 있도록 한 <전후 만곡 표시기>도 설치 하여 놓았다.

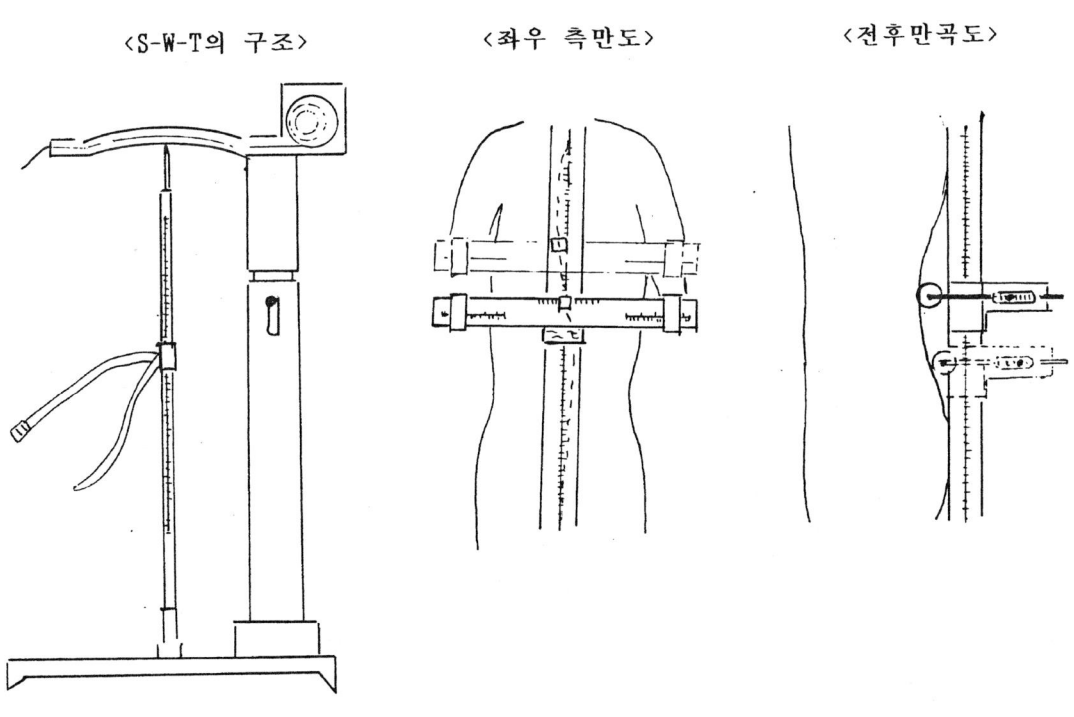

<S-W-T의 구조>   <좌우 측만도>   <전후만곡도>

2. S-W-T의 유형별 진단과 치료

신체의 요동은 전후요동(前後搖動) 성분인 A(advance)와 좌우요동(左右搖動) 성분인 T(trance)가 있다. 또 실제 진단상 많이 사용되는 전후와 좌우요동의 차이(差異)인 D(difference)와 신체의 정중선(正中線) C(center)가 있어서 변위의 상태를 예측할 수 있게 된다.

환자가 본기구 위에 서있게 되면 전후로 많이 요동하는 경우와 좌우로 주로 요동하는 부류가 있고, 또 전후 좌우로 모두 다 많이 요동하는 부류가 있다.

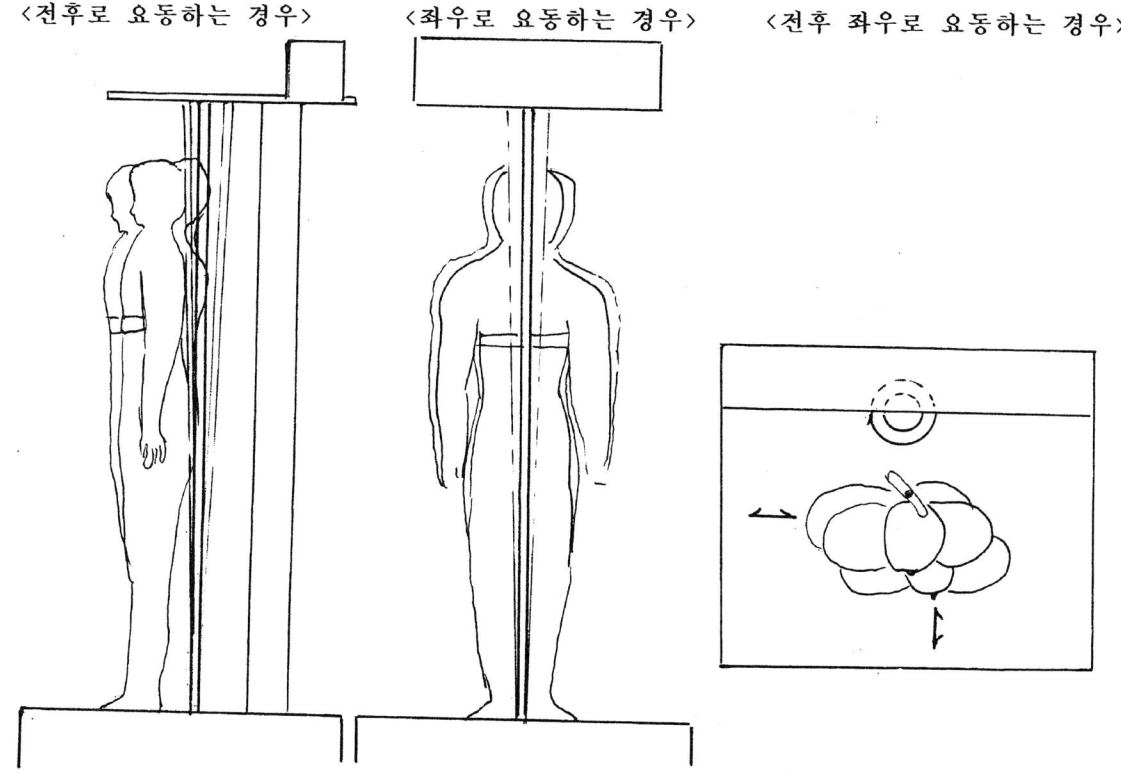

<전후로 요동하는 경우>   <좌우로 요동하는 경우>   <전후 좌우로 요동하는 경우>

가. 전후로 요동하는 경우

선장관절의 내측(內側) 장화모양의 관절면 장애로 판단한다.

선골은 장골과 두개의 면에서 관절을 이루고 있다. 즉 하나의 면은 장화모양을 하고 있으며, 매끄운 면으로 되어 있어서 출산시 치골 결합이 분리 되면서 선장관절이 벌어질 수 있는 면이다. 또 이 면은 후두골과 함께 호흡시 전후로의 가동성이 주어지며, 이와같은 작용으로 뇌 척수액도 순환되어 진다.

<전후의 요동기전>

그런데 이 장화모양의 관절에 이상이 있으면 매끄러운 면이 작동되지 않고, 대신에 그 상단에 형성된 요추와 흉추에서 전후로 부자유스럽게 요동하여 전후의 가동성을 보상하려는 경향이 있다.

<치료법의 선택>
(1)이러한 경우의 치료법으로 가장 바람직한 것이 두개골(頭蓋骨) 선골(仙骨) 호흡법이다.
(2)신체의 전후의 만곡도를 잘 유지시킬 수 있는 요침법(腰枕法)과 척추 전체의 맛사지인 새우등 운동법이 아주 좋은 치료법이 된다.
(3)좀더 전문적인 견지에서는 척추의 전방(前方)혹은 후방(後方)으로 변위된 추체(椎體)에 대한 국소적(局所的)인 교정시술이 가미되면 더욱 좋다.

나.좌우로 요동하는 경우
선장관절의 외측 거친면인 체중축수부(體重軸受部)의 장애로 판단 된다.
이 거친 면에는 각기 천장인대(薦腸靭帶)가 부착 되어 있어서 하지(下肢)를 제외한 전체의 체중을 골반(骨盤)으로 전하고, 골반에서는 체중을 다시 양다리로 전달하게 된다.

<좌우의 요동기전>
환자의 정중선(C)으로부터 좌측으로 요동이 심할 때에는 좌측 선장관절의 체중 축수부의 이상을 나타내게 되며, 우측으로 요동하는 경우는 선장 관절의 우측에 이상이 있는 것을 의미 한다.
선장관절의 체중축수부의 변위는 한쪽 엉덩이에 대한 충격(衝擊)이나 무거운 짐을 들다가 급성 변형(急性變形)된 경우이거나, 고관절 변위가 오래도록 계속되어 골반(骨盤)의 경사(傾斜)를 일으키는 경우에 해당 된다.

<치료법의 선택>
(1)척추의 측만을 바로 잡는 여러 교정법과 운동법을 적용할 수 있다.(제2절 측만 교정법 참조)
(2)다리를 각대로 묶고서 바로누워, 몸을 좌우로 움직여 마치 붕어나 장어가 전진할 때처럼 움직여 주는 운동법(일명:붕어운동)도 척추(脊椎)의 좌우(左右)의 변형(變形)을 교정(矯正)하는 좋은 운동법이 된다.
(3)선골 호흡법과 함께 선골 조정법(선골위에 손바닥을 펴서 대고, 호흡과 함께 선골이 틀어진 방향과 반대방향으로 작용함)도 유효하게 적용될 수 있다.
(4)장골변형이 나타나 있으면 장골의 전후방 변위의 조정법도 병행하여야 한다.

다.전후좌우로 요동하는 경우
선장관절의 체중축수부(體重軸受部)의 이상과 장화모양의 관절의 이상이 따로따로 나타나는 경우가 있지만, 어떤 경우는 이 두가지 변형이 복합되는 경우가 있다.
또 위와같은 두가지의 유형 중에 어느 하나의 유형이 장기화(長期化) 되면, 대부분 복합증상(複合症狀)을 나타내게 되면서 척추의 왜곡(歪曲)과 골반의 경사(傾斜)를 나타내게 된다.
이때 어떤 유형에 대한 치료를 먼저 해야 하는가에 대한 우선 순위를 정해볼 수도 있을 것이다.

<전후 좌우의 요동기전>
척추(특히 요추 3.4.5번)가 한쪽으로 뚜렷히 치우쳐져 있으면 경사측의 좌골신경통(坐骨神經痛)은 추간공(椎間空)에서의 압박요인(壓迫要因)에 의한 신경근의 압박에 의해 발생하는 것이 많고, 경사측의 반대방향의 좌골 신경통은 견인요인(牽引要因)에 의한 신경근이 당겨서 발생하는 통증인 경우가 많다.

<치료법의 선택>
(1) 통증을 느끼는 쪽과 골반의 경사도를 비교하여 견인과 압박에 대한 반대 작용을 유발 시킨다.
(2) 전후의 변형과 좌우의 변형의 우선순위는 다음과 같이 제도하여 선정한다.

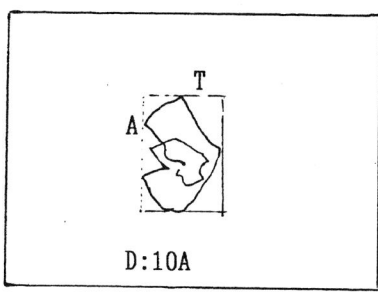

예) 전후의 요동:(A 35). 좌우의 요동:(T 25) 이라면
   전후좌우의 요동차이:D는 10A이 된다.
   그러므로 전후의 요동에 대한 치료를 먼저 하여 준다.

라. 척추의 전후(前後) 만곡도(彎曲度) 측정기와 좌우(左右) 측만도(側彎度) 측정기를 이용하여 치료의 지표(指標)로 삼고 치료 한다.

본 기구에 의한 전후의 만곡도가 본장의 제1절에서 설명한 이상적인 척추의 만곡 범위를 벗어난 경우에는 전후 만곡을 위한 교정법과 운동방법을 이용하여 치료한 후, 전후 만곡도가 점차로 변화되어 숫자상으로 얼마만큼 개선되고 있는가를 확인해볼 수 있다.

또 좌우 측만 측정기도 이와 비슷한 요령으로 성과(成果)를 측정(測定)하는데 사용하면 치료의 지표가 명확해져서 치료진도(治療進度) 평가(評價)에 도움을 준다.

3. 척추 지압운동기(B-M-Ⅲ)의 소개

척추의 지압은 다른사람의 도움을 받아야만 하는 것이 일반적인 생각이다.
또 다른 사람이 지압을 해줄때 좀 심하게 하여 속빠른 효과를 내고자 무리를 하다보면 가끔 부작용이 나타나 곤란해지는 예도 종종 보게 된다.
그래서 저자는 아예 혼자서 척추를 지압할 수 있는 방법을 개발하여 보급하고자 한다.

본 기구는 자신의 체중(體重)을 실어서 하게 되므로 체격(體格)이 단단하고 몸집이 큰 사람은 강(强)하게 지압이 되고, 약한 골격(骨格)을 가진자는 약(弱)하게 지압되므로 부작용을 거의 없이 할 수 있는 장점을 갖고 있다.

혹자는 저자가 이와같은 척추 지압운동기를 만든다고 하니까 <요즘 전기식 지압기며, 안마기, 침대 등이 수없이 많은데 누가 힘들게 그짓을 하겠느냐>며 심각한 얼굴로 충고 해주기도 하였으나,

저자의 생각은 힘이 드니까 오히려 운동도 되어서 좋지 않겠느냐고 웃어 주었다.
하여튼, 척추를 완전하게 끝내주는 3가지의 운동 기구라는 뜻을 함축하는 Back-Master-Ⅲ를 소개하게 되었다.

왜 Back-Master-Ⅲ인가(?)
가.Back의 중요성
모든 사물의 이면(裏面)에는 Back(뒷면)이 지탱해 주고 있다.인간의 신체에 있어서도 Back은 후두부, 경추,흉추와 요추,그리고 선골을 비롯한 엉덩이가 있고,아래로는 뒷다리가 있다.경락학설상(經絡學說上) 뒷면의 정중선에는 모든 경혈과 신체의 조절기능을 감독하는 독맥(督脈)이 있고, 바로 그 옆으로는 오장육부(五臟六腑)의 진단과 치료에 아주 중요한 경혈인 방광경(膀胱經) 유혈(兪穴)이 머리에서 부터 등과 뒷다리, 그리고 발끝까지 분포되어 있다.

또한 해부학(解剖學)적으로도 척추신경(脊椎神經) 31쌍이 몸의 후면(後面)으로부터 나와 몸의 전면(前面)으로 분포되어 신체의 생명현상과 조절기능을 담당하고 있다.
따라서 Back의 기능이 원활해야 오장육부와 사지 그리고 5관(五官)및 뇌(腦)의 기능이 정상화 된다.

나.Back-Master-Ⅲ의 구분
  Back-Master-Ⅰ:후두부를 포함한 경추
  Back-Master-Ⅱ:등 허리의 배부(背部)
  Back-Master-Ⅲ:뒷다리

(1)Back-Master-1 :베개로 이용
사람이 바른자세로 있을 때 목뼈인 경추는 한점을 중심으로 정원(正圓)의 원호(圓弧)상에 배열되게 되고,또 각 경추뼈의 연결선은 그 원의 중심점(中心點)에 이르게 된다.
만약 경추뼈 7개 중에서 한두개가 중심점으로부터 벗어나 있는 경우라면 바로 그 뼈가 변위된 뼈로 간주 된다.

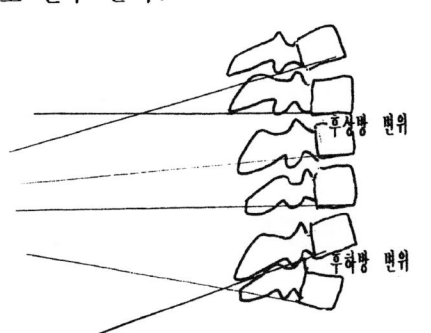
〈변위된 경추의 경사도〉

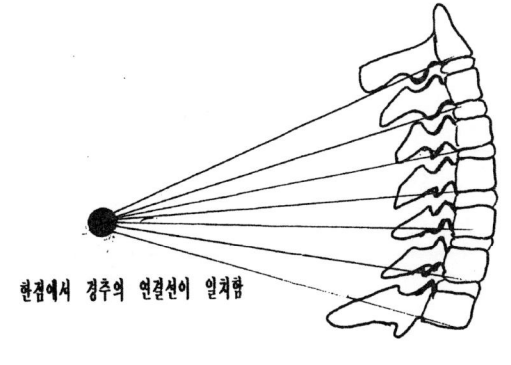
〈이상적인 경추의 배열〉

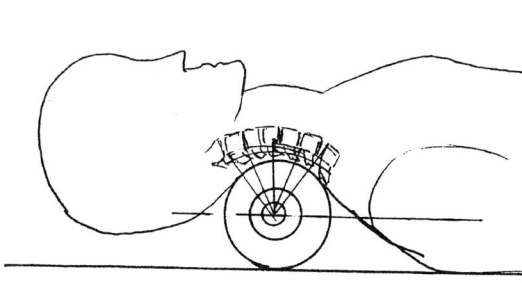

B-M-Ⅲ를 배개로 사용한 상태에서 고개를 전후로 굴리면 목뼈가 전후로 움직여 경추마디 간의 간격이 넓혀져 피로가 풀리며, 변위된 경추가 교정된다. 또 고개를 좌우로 돌려주면 좌우로 변위된 경추가 바로 잡히게 된다.

(2)Back-Master-2 : 등 허리 엉덩이 맛사지
〈실시 방법〉
-본 기구를 등이나 엉덩이에 똑바로 대고 바로 누워서 대퇴부의 근육과 복근(腹筋)을 이용하여 체중을 실어 상하로 굴리면서 운동해 준다.
-너무 지나치게 오랫동안 하지 말고 가끔씩 배꼽이 있는 정반대측에 본 기구가 오도록 하여 다리를 쭉 펴준 상태에서 잠시 쉬어주면 인체의 전후 만곡도를 새롭게 할 수 있다.

〈Back-Master-2 의 의의〉
-배부(背部) 전신에대한 지압효과로 근육의 피로회복및 혈액순환 촉진
-척추신경 자극에 의한 장기(臟器)의 기능향상(機能向上)
-요부 하단에 있는 요신경(腰神經)및 선골신경(仙骨神經)의 자극으로 성기능(性機能)이 향상되고, 부인병에도 도움이 된다.

(3)Back-Master-3 : 뒷 다리의 맛사지
아가씨들이 다리를 예쁘게 가꾸기 위하여 병(瓶)을 장단지에 놓고 굴리듯이, 다리 밑에 본기구를 놓고, 양손을 바닥에 대고 다리를 펴고 앉아, 팔에 힘을 주어 엉덩이를 들고 전후로 굴리면서 뒷다리를 맛사지 해주면 피로가 쉽게 풀리고, 다리도 덤으로 예뻐진다.

척추 지압운동기 〈Back-Master-Ⅲ〉의 구조

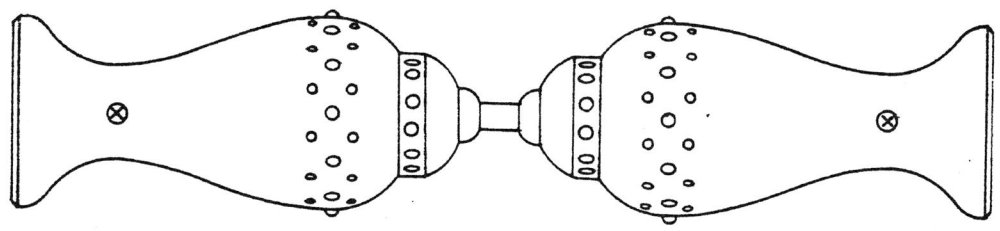

제 6 장

광명침 치료 이론
(治療)(理論)

제1절. 단자(短刺)의 원리(原理)

제2절. 유침(留鍼)의 원리(原理)

제3절. 반응점(反應點)의 원리(原理)

제4절. 원격치료(遠隔治療)의 원리

제5절. 침의 종류(種類)와 사용구분

제6절. 침술에 대한 연구및 발전사항

단자침(短刺鍼)의 원리

유침(留鍼)의 원리

반응점(反應點)의 원리

원격치료(遠隔治療)의 원리

제 6장 광명침 치료(治療)이론

세계의 많은 나라에서 동양(東洋)의 전통의술(傳統醫術)에 대한 관심이 고조되고 있어서 침술에 대한 과학적(科學的)인 증명이 더욱이 요구되고 있다고 할 수 있겠다.
저자는 오래전부터 침치료를 보다 과학적으로 실시하는 방법에 대하여 많은 관심을 갖고 있었다. 지금까지 여러 저명한 분들에 의하여 침의 효과에 대한 과학적인 연구가 진행되어 많은 부분에 대한 궁금증이 풀리고 있으나 그 내용들이 너무 전문적(專門的)인 입장에서 설명되어진 나머지 침술을 쉽게 이해하는데 상당히 애로가 있는 것으로 알고 있다.
그래서 여기에서 침술의 원리에 대하여 쉽게 설명한 내용과 원격치료(遠隔治療)의 원리들에 대한 내용을 주로 언급하였다.
또 단자법(短刺法)과 유침법(留針法)때 쓰이는 침의 구분에 대한 연구가 없어서 본인이 실험을 통하여 확신하는 침의 종류와 그 사용구분에 대하여 설명하기로 한다.

침술(鍼術)의 원리(原理)

자침(刺針)과 함께 즉각적인 효과가 나타나는 경우와 침을 자입후 얼마간 유침(留針)을 해서 효과를 나타내는 경우에 대하여 그 원리를 검토해 보고, 또 어떤 병들에 대한 신체의 전혀 다른 부위에서 치료가 잘 되는 반응점 즉 체표반응점(體表反應点)을 찾아 치료하는 원격치료(遠隔治療)의 원리와 상대성 침법에 대해서 살펴 보기로 하겠다.
이러한 침술의 원리에 대한 연구는 전기(電氣) 물리학(物理學)이나 생체(生體)의 발생학적(發生學的)인 관점에서 살펴본 내용이 침술의 원리를 쉽게 이해하는데 도움이 될 것이다.

주요 내용의 순서
-단자(短刺)의 원리 : 피뢰침(避雷針)과 단자(短刺)의 원리
-유침(留針)의 원리 : 베르누이 정리에 입각한 정혈(淨血)효과
-반응점(反應點)의 원리 : 발생학적(發生學的)인 확대(擴大)와 만입(彎入)관계
-원격치료(遠隔治療)의 원리 : 유사성(類似性)의 원리

제1절. 단자(短刺)의 원리 -피뢰침(避雷針)과 단자(短刺)의 효과

인체의 신경전도(神經傳導)는 전기적(電氣的)인 전도로 밝혀지고 있는데 운동기 질환의 신경전도(神經傳導) 장애(障碍)나 장부질환의 기능저하 또 뇌중추 질환의 기능이상 등은 국소적으로 볼 때는 혈액순환의 장애나 호르몬 분비의 이상, 그밖의 필요 물질의 결함(缺陷)이나 이상물질(異常物質)의 생성(生成)이라 하겠다.
또 이와같은 이상을 전체적인 관점으로 볼때는 생체 유기체적(生體 有機體)인 관점에서 하나의 기관계와 서로 유관(有關)한 기관계가 신경학적(神經學的)인 전달체계의 이상이나 혹은 내분비적

(內分泌的)인 전달체계(傳達體系)의 이상을 전제하게 된다.
그런데 전달체계(傳達體系)의 문제란 무엇인가(?)
전달체계는 우리 몸 각 부분에 필요한 물질을 공급하게하고 이 물질들이 잘 쓰이도록 돕는 조효소(助酵素)를 생성시키도록 하며, 또 여기서 발생되는 에너지를 효율적으로 이용하도록 하며 그에 따른 부산물(副産物)을 잘 배출(排出)되도록 하는 등의 말초 세포조직과 기관 및 기관계의 유기적(有機的)인 전달방식을 말한다.
이와같은 전달방식은 전기적인 방식으로 해명할 수 있다.
그런데 전기적(電氣的)인 정체현상(停滯現象)이 전도체 내에 있게되면 신체 각부의 전달체계의 문제를 일으키게 된다.
화학적(化學的)인 에너지나 영양물질(營養物質)의 전달도 전기적인 에너지로 환원(還元)될 수 있어서 전기적인 정체현상은 신경전도를 차단하게 되어 각종 문제를 일으키게 된다.

다음은 근(筋)의 수축(收縮)과 관련한 전기적인 변화를 도시해 보임으로써 전기적(電氣的)인 정체(停滯)로 야기될 수 있는 상황을 예측해 볼 수 있겠다.

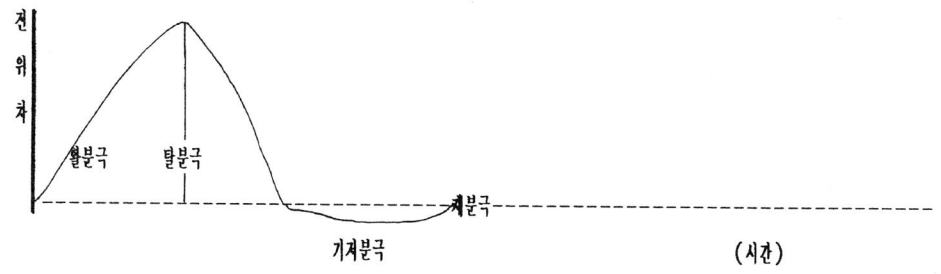

〈근의 활동 전압의 변화〉

이와같이 신경(神經)의 전달체계의 모형에서 조직내에 전기적(電氣的)인 정체현상(停滯現象)이 존재한다면 생체의 조절기능(調節機能)이나 생명현상(生命現象)이 저조해질 것이다.
그러므로 조직내의 전기적(電氣的)인 정체 현상을 직접적으로 방전(放電)을 시키는 방법이 침술의 단자법(短刺法)이라 할 수 있는데 다음은 단자법의 원리에 대하여 알아 보도록 하겠다.

우리 주변에서 쉽게 살펴볼 수 있는 구름의 전기적(電氣的)인 정체(停滯)와 이를 해결하는 낙뢰(落雷)현상을 피하기 위한 피뢰침(避雷針)의 원리를 살펴보면서 이를 인체와 대비하여 치료에 유용한 단자법(短刺法)의 원리에 대하여 살펴 보기로 한다.

가. 대기(大氣)의 정체(停滯)된 전기상황과 피뢰침(避雷針)
구름은 대기중의 먼지입자를 중심으로 수분이 모여 구름이 되는데 기상(氣象)의 변동에 따라서 구름은 상승하기도 하고 하강하기도 하여 그 입자들이 대기와 마찰을 반복하게 된다.

이때 마찰로인하여 발생한 정전기(靜電氣)적인 이온이 구름중에 많아져 전기적인 포화(飽和) 상태가 되어 대기중에 정체현상(停滯現象)을 나타내게 된다.

또 기상(氣象)의 변동에 따라 특히 상승기류(上昇氣流)가 갑자기 발생하여 대기중(大氣中)에 양이온이 증가한 저기압이 발생하면 대기는 불안정하여 정체현상이 나타나게 된다.

이와 같은 정체현상에서 구름들간에 방전이 나타나기도 하며, 또 구름이 보유할수 있는 최대 하전량(荷電量)을 넘었을 때 포화된 이온들은 전기적(電氣的)인 방전(放電)을 하게된다.

높은 지형지물(地形地物)이나 습지(濕地)에도 이를 방전(放電)하여 벼락(落雷)이라는 자연현상을 보이게 된다.

사람들은 높은 구조물이나 건물을 보호할 목적으로 땅에 어스를 시킨 구리선을 지상 높이 설치하고 그 끝이 하늘을 향하여 뾰쪽하게 하여 구름의 방전(放電)을 일정한 곳으로 유도하는 이른바 피뢰침(避雷針)을 설치 하였다.

피뢰침(避雷針)이란(?) 첨단 유도 전기적(電氣的)인 원리로써 어떤 도체에서 가장 날카로운 부분에 전기적인 극성(極性)이 가장 많이 나타나는 원리를 이용한 것인데, 대지와 연결된 구리선 끝부분에는 전기적인 극성방출(極性放出)이 가장 많아 전기적으로 정체된 구름의 방전을 안전하게 유도한 첨단전기유도(尖端電氣誘導) 장치인 것이다.

이와같은 전기의 첨단유도(尖端誘導)의 원리는 모든 물질의 끝 부분에서 잘 나타나는데, 이를 알아보기 위해서 털가죽에 에보나이트 막대를 비벼보면 에보나이트 막대에는 음극(陰極)이 하전(荷電)되게 되는데 그 하전량을 조사해보면 에보나이트 막대의 끝 부분에서 가장 많은 전자가 하전되어있음을 알 수 있다.

다음 그림은 첨단유도(尖端誘導)전류적인 원리를 보인 그림이다.
단자법(短刺法)에 사용되는 침도 이와같은 원리로 이해될 수 있다.

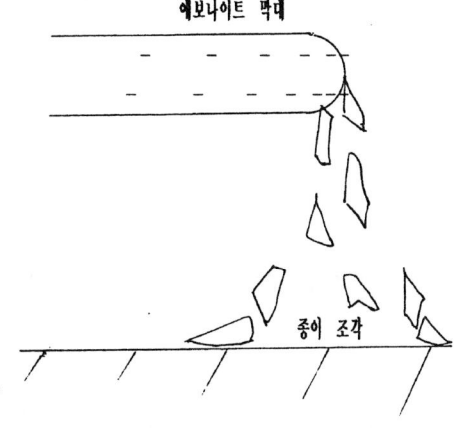

털가죽에 에보나이트 막대를 문질러
정전기를 발생시켜서 종이 조각을 가까이
해보면 에보나이트 끝 부분에 보다 많이
종이 조각이 붙게 된다.

< 尖端유도전기의 원리 >

나. 인체의 방전(放電)

인체에 느껴지는 동통(疼痛)이나 기능저하 현상을 전달체계의 문제로 보고 이를 전기적(電氣的)인 전도(傳導)체계의 이상으로 간주할 수 있다.

인체 각부에 쌓인 정체현상을 해결하고자 할때 사람들은 긁거나 비벼주고 좀더 진보하여 막대기나 골편(骨片)으로 문질렀으며 철기시대(鐵器時代) 이후에 뾰족한 쇠로 인체를 찔러 이같은 정체현상을 해결한 것이 침술(鍼術)의 기원(起源)으로 보고 있다.

즉 침이 자입되는 순간 침끝의 날카로운 부분이 첨단(尖端) 유도전기적(誘導電氣的)인 전기 방전으로 인체의 전기적(電氣的)인 정체 현상을 해결한 것으로 보는 것이 바로 침을 놓자마자 즉각적으로 통증이 없어지거나, 눈이 밝아지거나, 기분이 상쾌해지는 현상을 설명하는 *<단자법(短刺法)의 원리>이다.

*단자법(短刺法): 침끝이 침체에서부터 점점 가늘어져 뾰족하게 형성된 침으로 신체의 자침부위를 선정하여 자침후 오랫동안 유침(留鍼)하지 않고 곧바로 발침(拔鍼)하는 방법.
본 내용에서는 유침법(留針法)과 대비되는 개념으로 단자법이라는 용어가 사용되고 있음.

그러면 이와같은 단자의 원리에 입각하여 보다 효율적인 단자방법(短刺方法)을 생각해 보기로 하겠다.

다. 단자(短刺)원리의 응용

(1) 단자법(短刺法)의 자침 순서

몸의 체간(體幹)에서부터 말초부위(末梢部位)로 자침해주는 방법과 말초부위(末梢部位)에서부터 체간(體幹)으로 자침해 올라오는 방법이 있다.

병소(病所)가 말초에 있는 경우는 체간에서부터 자침해 내려가 전기적인 정체를 해결해 나가는 방법으로 하고, 반면에 병소(病所)가 오장육부(五臟六腑)나 동체(胴體)나 머리일 경우는 말초에서부터 거슬러 올라오면서 자침하여 전기적(電氣的)인 방전을 유도하여 치료(治療)해 준다.

이때에도 같은 경맥(經脈)의 줄기를 염두에 두고 경맥이나 경맥과 나란히 분포된 운동근(運動筋)인 경근(經筋)과 신경학적(神經學的)인 줄기 등을 중시하면서 자침에 임한다.

(2) 극혈(隙穴)에 자침함이 효과적이다.

특히 단자(短刺)에 효력이 있는 부분은 근(筋)과 근사이 즉 근막(筋膜)이 겹쳐지는 부분으로 경혈을 취혈하기 위해서 지그시 눌러보면 함하(陷下)된 부분이다.

12경락(十二經絡) 중에는 극혈(隙穴)이 하나씩 있는데 바로 이 간극(間隙)을 의미하는 극혈이 단자법에 매우 유용한 경혈점이 된다.

예컨데 하나의 근(筋)다발 내(內)의 근복(筋腹)에다 자침하면 전기적인 방전현상은 그 근 다발 안에만 미칠 것이나 근과 근의 경계면(境界面)인 근막(筋膜)에 자침하면 그 자침의 효과는 근막의 통로(通路)를 따라 신체의 종(縱)으로 길게 효과를 낼수 있다는 말이 되는 것이다.

또 근 하나에만 국한된 문제라 하더라도 근다발의 중앙인 근복(筋腹)에 자침하기 보다는 근의 양단(兩端) 즉 기시부(起始部:근이 몸쪽에 부착되어 있는 근의 시작부분)와 정시부(停始部:기시의 대측에 부착된 근의 끝 부분)부분의 근건(筋腱)과 가까운 부분에 자침함이 보다 효율적이다.

(3)전기적인 양전도체(良傳導體)의 여건이 자침에 효과적이다.
전기적인 양전도(良傳導)의 관계를 따져보면 인체에 무독(無毒)하고 양전도체(良傳導體)인 금침(金鍼)이 보다 단자법(短刺法)에 적합한 침이라 할 수 있으며, 계절적(季節的)으로도 건조(乾燥)한 겨울보다는 습윤(濕潤)한 여름철에 침이 잘 든다.
또 시술전에 자침부위(刺針部位)를 소독면으로 소독을 하거나 시술자의 손도 소독수(消毒水)에 의하여 젖어있게 되면 치료효과가 증대될 수 있다.
또 시술자(施術者)가 시술(施術)하는 손에 정신(精神)을 집중(集中)하여 시술을 행하면 손가락 말초(末梢)의 혈액순환이 촉진(促進)되어 손이 양전도체(良傳導體)로 변화됨을 알 수 있다.

(4)건강(健康)한 시술자의 시술이 효과적이다.
양전도(良傳導)의 관계는 기(氣)의 전달도 의미하고 있다고 하겠는데, 건강한 시술가에 의하여 어려운 환자들이 잘 낫고, 반면에 어려운 병이 든 자를 계속해서 치료하다 보면 시술가의 건강이 나빠지는 원인도 여기에서 언급해볼 수 있겠다.

(5)음양(陰陽)이 화합되어 치료하면 효과적이다.
흔히 말하기를 여자(女子)는 남자가 치료하면 더욱 효가가 잘 나타나고, 남자(男子)는 여자가 치료함이 좋다고 하는데 이는 음양(陰陽)이 화합되어 기(氣)가 잘 통하는 여건이 된다는 뜻으로 이해된다.
또 어린애들이 배탈이 났을때 할머니 손이 약(藥)손이라며 배를 쓸어 주었고, 할머니의 어깨가 쑤실때나 다리가 저릴때 손자(孫子)녀석더러 안마(按摩)를 하라고 했던 것은 어린이들에게는 양기(陽氣)가 많고 노인은 양기가 적어 노소간(老少間)에 서로 보완적(補完的)인 관계의 화합이라 할 수 있겠다.

제2절. 유침(留針)의 원리 : 베르누이 정리(整理)에 입각한 정혈효과(淨血效果)

산이나 들길을 가다보면 징검다리나 개울물이 흐르고 있는 곳에 말뚝이 몇개 박혀있는 것을 종종 보게 되는데 이를 좀더 가까이 다가가서 자세히 살펴보면, 말뚝이 박혀있거나, 물 흐름을 방해하는 장애물(障碍物)이 있는 바로 옆에는 깊이 패여 있음을 알게된다.
흔히 생각하기를 그곳이 다른 곳보다 물이 흐르는 폭이 좁아 물살이 세니까 그곳이 물살에 의하여 패여 있다고들 생각한다.
이같은 생각도 틀린 생각은 아니나 물리학자(物理學者) 베르누이는 다음과 같이 연구 하였다.
즉,〈유속(流速)이 빨라지면 유체(流體)의 압력(壓力)이 낮아진다〉.

우리 주변에서 이 원리를 이용한 기구를 살펴보자.

파리약을 뿜는 분무기(噴霧器)나 자동차의 기화기(氣化器)는 공기(空氣)가 갑자기 좁은 통로를 빠져나가기 위하여 유속(流速)이 증가하게되고 유속이 빨라지자 음압(陰壓)이 생겨서 이 음압과 연결된 액체(液體)가 빨려 올라와 분무(噴霧)되는 것이다.

또 비행기가 날개를 수평(水平)으로 펴고 공중을 날지만 양력(揚力)이 유지되는 것은 비행기 날개의 윗면은 둥그렇고 아랫면은 평평하여 비행기가 공기를 가르고 창공을 날을때 날개의 윗면이 아랫면 보다 길이가 길어 공기의 흐름이 빠르므로 압력(壓力)이 낮아져 비행기를 떠 받치는 양력(揚力)이 생기는 것이다.

인체에 있어서도 정체된 부분(어혈진 환처나 병증이 있는 경혈)에 침을 꽂아 유침(留針) 해 두게 되면 침채 주위가 붉어지거나 검푸른 어혈(瘀血)이 해소 되는 것을 보게된다.

이것은 마치 시냇물에 말뚝이 박혀져 그 주위가 패인 것처럼 침 주위에 흐르고 있는 혈액, 림프, 호르몬등의 흐름이 좋아져서 정혈효과(淨血效果)가 나타나는 것으로 사료 된다.

여기에서 유침(留針)의 시간이 검토되어야 하겠고 사용하는 침의 굵기도 고려(考慮)되어야 한다. 즉 침의 굵기나 유침시간(留針時間)에 따라 자침된 곳을 흐르는 혈액, 림프, 호르몬의 흐름이 달라질 것이며 그 주위의 영향도 상당히 달라질 것으로 사료된다.

(*사용하는 침의 굵기에 대해서는 곧 이어서 다음 항에서 설명 되어진다.)

제3절. 반응점(反應點)의 원리 : 체표 반사점(體表 反射点)에 대한 발생학적(發生學的)인 관점

생물의 생장(生長)과 분화(分化)라는 측면에서 같은 세포(細胞)이거나 비슷한 기능을 하였던 세포가 성장을 위한 분화를 계속하여 생체 각부의 지체(肢體)나 장부(臟腑)가 되었을때 각부의 변화되는 양상을 그 지체를 싸고 있는 체표상(體表上)즉 피부에서도 찾을 수 있을 것으로 보인다. 이같은 연관성을 유추해 볼때 발생초기(發生初期)의 세포 분화와 성장을 살펴보기로 하고 이와같이 된 원리를 이해하기 위하여 일화 하나를 소개 하고자 한다.

<서울의 어느 가난한집 부인이 출산을 하였는데 불운하게도 등이 서로 달라붙은 쌍둥이를 낳게 되었다. 그들이 하도 가난하여 병원측과 사회복지기관의 도움으로 아기의 등을 분리하는 수술을 받을 수가 있었다.

운이 좋게도 두 아이의 생명을 모두 건지게 되었는데 너무나 가난한 까닭에 한 아이는 미국의 부유한 가정으로 입양이민(入養移民)을 가게 되었다.

미국과 한국에서 두 아이는 모두 잘 자라고 있었는데 고등학교때부터 문제가 생기기 시작했다. 서울에 있는 학생이 어느날 밤 갑자기 심한 두통과 눈주위가 아프며 옆구리가 결리기도 했다. 후에 알고보니 자신과 태생때 등이 붙었던 그 학생이 미국에서 권투 선수이며 시합때 링에서 심히 얻어맞게 되는 날에는 서울에 있는 학생에게도 그 고통이 전달 되는 것이었다>고 한다.

이는 전부 믿을 바도 또한 과학적으로 입증된 바도 아닌 단지 하나의 일화이지만 여기서는 발생초기(發生初期)에 함께 했던 세포가 성장분화(成長分化)를 계속하면서 완전히 성숙(成熟)한 후에 전혀다른 기관(器官)이나 다른 위치(位置)에 있게된 경우에도 특별한 경우에는 신체의 신경 전도 (神經傳導)를 포함한 어떠한 관련이 계속됨을 유추해 보는데 도움이 된다고 하겠다.

그러면 지금부터 발생 초기에 있어서의 세포분화와 성장을 인간의 경우에 한정하여 살펴 보기로 한다.

가. 인체(人體)의 발생(發生)과 발육(發育)
우리 인체의 발생(發生)은 하나의 난자(卵子)와 정자(精子)가 수정(受精)하여 생긴 수정란(受精卵)으로 부터 시작된다.
수정란은 분열을 계속하면서 세포무리를 만드는 시기 즉 상실기(桑實期)를 지나 내부에 내강(內腔)이 생기는 포배(胞胚)가 된다.
수정 2주 후에는 포배의 일부가 함몰하여 2중구조(內胚葉과 外胚葉)인 원장배(原腸胚)가 된다. 이 원장배는 더욱 발달하여 내배엽과 외배엽 사이에 중배엽(中胚葉)이 생기며 각배엽은 분화와 성장을 거듭하여 여러 조직(組織)및 기관계(器官係)를 형성한다.

즉 내배엽(內胚葉)-소화관 상피와 부속선, 호흡기의 점막상피
　　중배엽(中胚葉)-골격, 근육, 결합조직, 혈액, 순환기, 비뇨 생식기
　　외배엽(外胚葉)-표피와 그의 부속선, 신경및 감각기
이때 각 배엽들은 상호 배타적으로 성장 분화하는 것이 아니고 서로 유기체적(有機體的)인 연관 관계(聯關關係)를 갖고서 성숙하게 되는 것이다.
예로써 중배엽(中胚葉)에서 유래되는 *평활근(平滑筋)과 결합조직(結合組織)은 인체내에 도처에 퍼져 있어서 외배엽(外胚葉)성 조직 또는 내배엽(內胚葉)성 조직과 결합하게 되는 것이다.
그러므로 성숙된 각 지체는 서로 별개(別個)의 것이 아니고 상호 유기체적인 연관이 체표상(體表上)에서도 찾을 수 있게 된다.
이는 단지 신경적(神經的)인 연관만이라고는 단정할 수 없고, 유기체(有機體)를 구성하고 있는 또 이에 영향을 주는 많은 부분에 대한 연관이라고 할 수 있겠다.

이와같은 원리를 준용하여 피부에서만도 장부(臟腑) 깊숙한 병변에 영향을 주는 반응점(反應點)을 찾아 피부에 극히 얕게(皮膚內 眞皮까지만 刺入됨) 자침하는 피내침(皮內針)의 효과를 이해할 수 있으며, 경락의 흐름에 대해서도 분화(分化)와 확산(擴散)이라는 측면에서 세로로 이어지는 경맥(經脈)의 구성(構成)을 어설프게나마 이해를 가능케 하리라 본다.

*평활근(平滑筋): 주로 내장에 분포된 근으로 횡문이 없고, 불수의적(不隨意的)으로 움직이는 근이다. 그 운동은 매우 완만(緩慢)하나 쉬 피로(疲勞)하지 않는 특징이 있다.

<인체의 발생 모형도>

(1) (2)

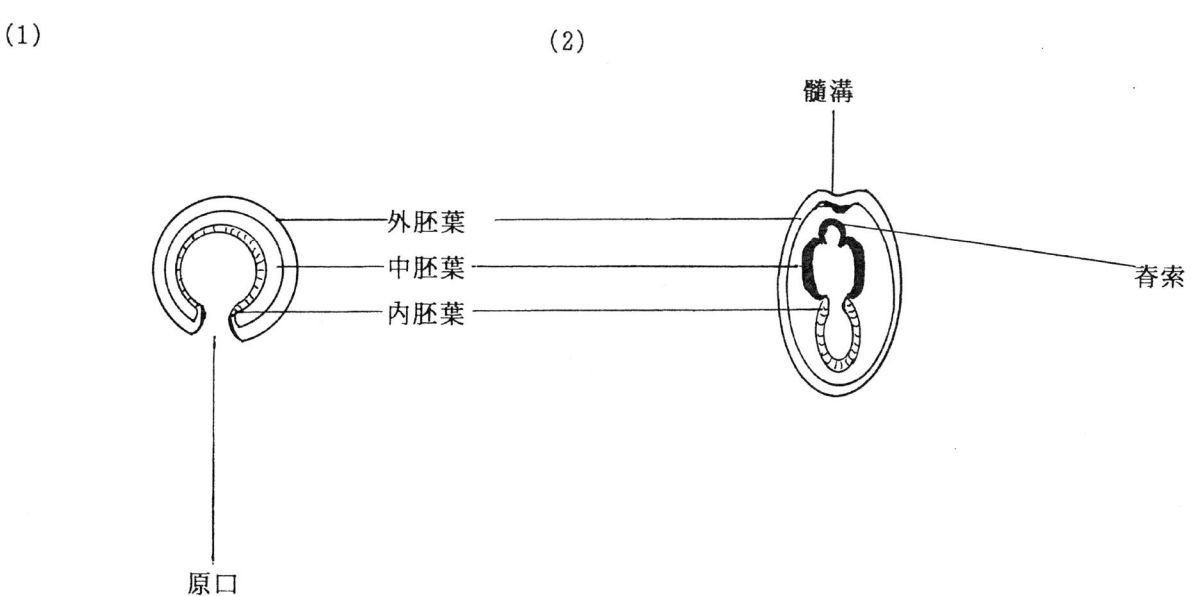

(3) (4)

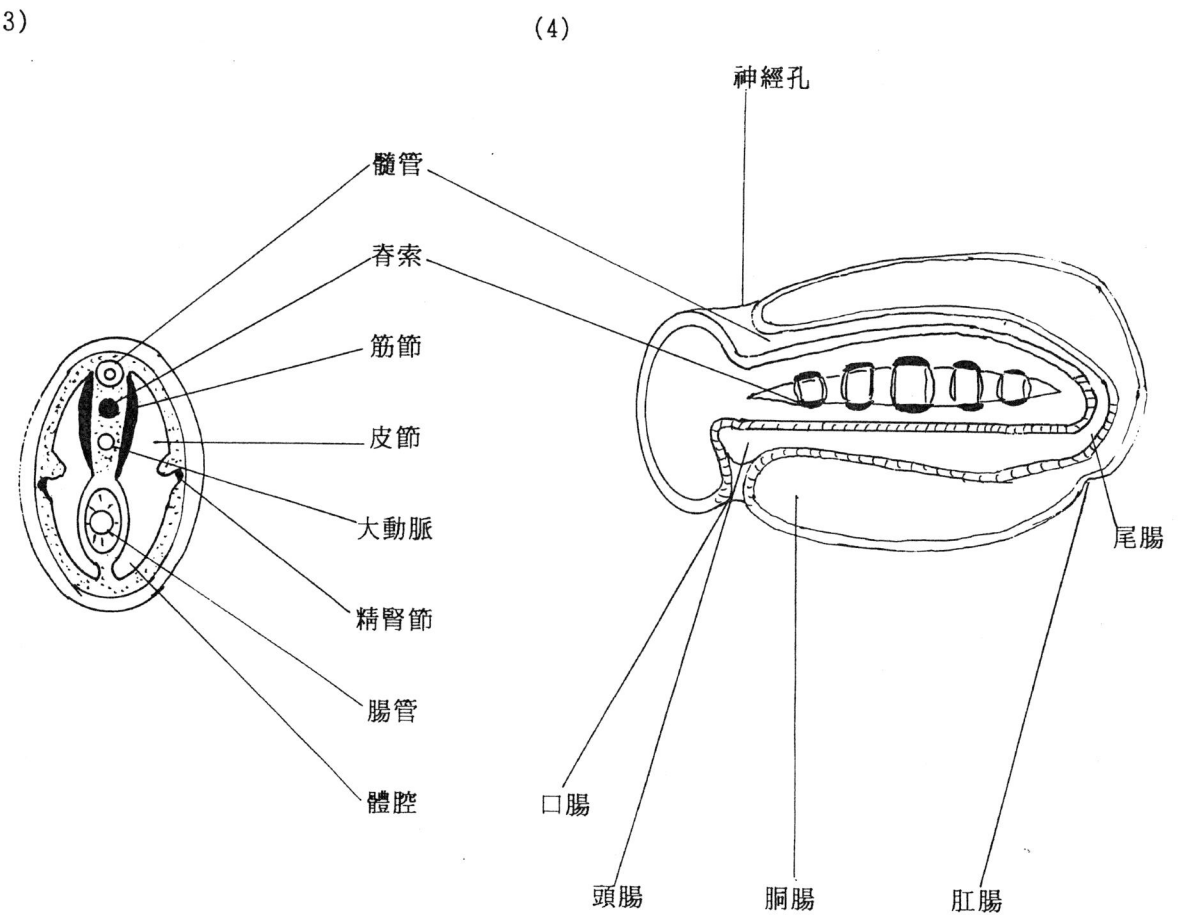

나.압진반응점(壓診反應點) 소개
압진반응점이란(?)
헤드씨대의 척추신경(脊椎神經)의 고도(高度)에 따른 지각과민(知覺過敏)의 이론이 아닌, 전혀 엉뚱한 위치에서 어떤 부분에 대한 진단(診斷)이 되는 곳으로서 상기 <가>와같은 이론적인 근거로 이해되는 진찰점(診察點)이다.

다음은 몇가지의 잘 알려진 압진점을 소개 한다.
(1)보아스의 위유창점:흉추 제10-12번 높이의 좌측에 나타난 압통점.
(2)란스,렌스만,막구바의 충수점:우측 전상장골극(前上腸骨棘:허리띠가 걸쳐지는 뼈의 전측면상단 하복부 좌우측에 툭 튀어나온 뼈)에서 배꼽을 향하여 1/3되는 지점.
  이 점은 장염(腸炎)이나 난소(卵巢)의 이상 등과 구별되는 점이기도 함.
(3)소야시의 배부 담도(膽道) 압진점:담도염(炎)이나 담석통(膽石痛) 발작시나 담낭염(膽囊炎)이 있을시 흉추 우측 제8-10번의 극돌기와 횡돌기 끝단에 압통이 출현하고,복부에서는 우측 제6늑간(肋間) 이하에 압통이 발견된다.
(4)소야시의 소화기질환의 둔부 압진점:식도,위, 소장, 상행결장(上行結腸)등 소화관의 점막(粘膜) 이상시는 전상장골극(前上腸骨棘:하복부 좌우측에 툭 튀어나온 뼈)과 후상장골극(後上腸骨棘:양 다리를 쫙 벌리고서 엎드려 누운뒤 한쪽무릎을 당겨 구부리면 같은 방향의 엉덩이 뒤에 튀어나온 선골과 인접한 장골뼈)의 중간지점에 압통이 나타난다.
장티푸스의 경우는 90%이상이 양성반응(陽性反應)을 한다.
(5)소야시의 생식기계의 압진점:후상장골극과 선골(仙骨)의 결합부의 압통이 있을 경우는 남자는 전립선(前立腺)이상, 여자는 임신(妊娠)이나 월경(月經) 혹은 자궁(子宮)의 이상상태 일 경우가 많다.

다.헤드씨대(帶)의소개
헤드씨대는 척추신경(脊椎神經)의 내장반사(內臟反射)에 의한 것으로 내장의 자극에 응한 지각반사(知覺反射)이며,자극에 대한 영향이 특정의 척추고도(脊椎高度)에 이르러 이에 속하는 내장(內臟)을 지배하고 있는 특정구역에 지각과민(知覺過敏) 또는 동통을 나타내는 경우가 된다.
이같은 반사는 헤드씨 뿐만이 아니라 전 동양권에서 응용하는 경락학설(經絡學說)의 방광경(膀胱經) 유혈(兪穴)과도 연관성이 높으며 <맛젠지의 지각 과민대>와도 비슷한 면이 많이 있다.
이밖에도 <내장 영양반사>나 <내장 운동반사>등도 있는데 여기서는 헤드씨대의 임상응용 몇가지를 소개 한다.

(1)심장(心臟)질환:경추3.4번및 흉추2.8번
(2)폐(肺)질환:경추3.4번및 흉추3.9번
(3)위(胃)질환:흉추7.8.9번
(4)간(肝)질환:경추3.4번및 흉추7.8번

(5) 담낭(膽囊)질환 : 흉추8.9번

(6) 장(腸)질환 : 흉추9.12번

(7) 직장(直腸)질환 : 선추2.3.4.번

(8) 신장(腎臟) 뇨관(尿管) 난소(卵巢) 부속기질환 : 흉12번및 요추1번

(9) 부고환(副睾丸) 질환 : 흉추10.12번

(10) 자궁(子宮)질환 : 흉추10번및 요추1번

(11) 난소 고환질환 : 흉추10번

(12) 전립선(前立腺) 질환 : 흉추 10.11.12번및 선추 1.2.3번

(13) 유선(乳腺)질환 : 흉추 4.5번

(14) 방광점막(膀胱粘膜)질환 : 선추 3.4번

(15) 방광 수축력(收縮力) 질환 : 흉추11.12.번및 요추1.2번

제4절. 원격치료(遠隔治療)의 원리

학창시절 물리학(物理學)시간에 선생님께서 가장 작은 입자(粒子)를 설명할때 모든 물질은 원자(原子)와 전자(電子)로 이뤄져 있어서 원자핵(原子核)을 중심으로 전자(水素원자의 1/1840의 질량에 해당됨)가 궤도운동(軌道運動)을 한다고 하였다.
그래서 그때 당시 생각하기를 무생물도 본질적으로 살아 있는 것이다라고 믿게 되었다.
또,천체과학(天體科學)을 배울때 태양(太陽)을 중심으로 지구와 행성(行星)들이 궤도운동을 하고 있고,우리가 살고 있는 지구(地球)를 달이 또한 궤도운동을 한다고 하였다.
그렇다면 거대한 천체와 미세한 물질계(物質界;원자와 이를 중심으로 궤도운동을 하는)는 서로 비슷한 면이 많다라고 생각하였다.

조물주(造物主)께서는 조물주의 법칙을 적용하여 만물을 내셨기에 모든 만상(萬象)에 유사(類似)한 조물주의 법칙성(法則性)이 있을 것이다.
그래서 동서양을 막론하고 서로 통하는 상식(common sense)이나 상동(上同:고차원에서 서로 일치를 느끼는 현상)이나 공감대(共感帶)가 있다고 생각된다.
우리의 신체에서도 이와같은 조물주(造物主)의 창조(創造) 원리인 중첩(重疊)과 반복(反復) 확대(擴大)와 축소(縮小)등 유사성이 있는데 이를 우리가 연구해온 의식 체계에 잘 이해되도록 분류해 보고 검토해 본다면 원격(遠隔)치료의 원리를 이해하는데 도움이 되리라 본다.

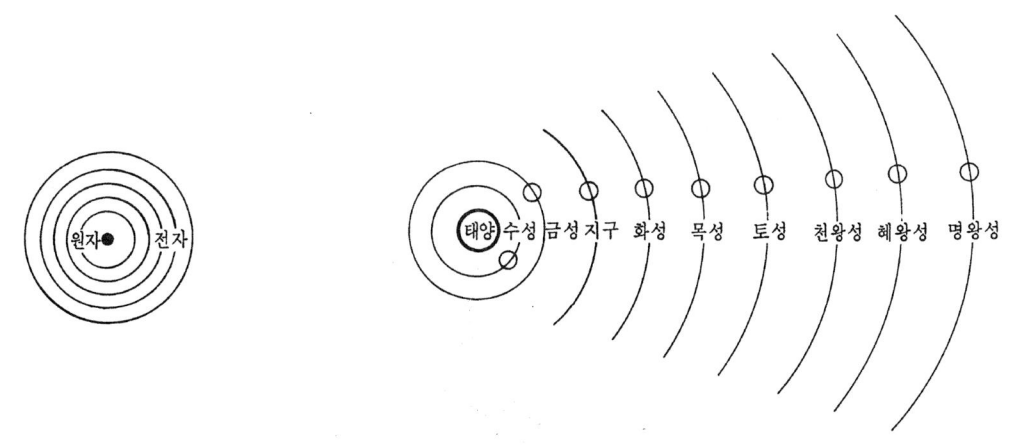

<미세한 물질계의 원자와 전자>　　　　　　　<태 양 계>

가. 신체 유사성의 원리
동양 철학에서는 모든 만물은 음(陰)과 양(陽)으로 나눌 수 있으며,만물(萬物)의 변천(變遷)은 5행(五行) 즉,탄생 성장 쇠퇴의 속성(屬性)을 5성(木 火 土 金 水)으로 나누어 행하여 진다고 말하고 있다.
또한 5행은 우리 생활 주변과 우리 신체에서도 찾아볼 수 있다.

<신체의 유사성>

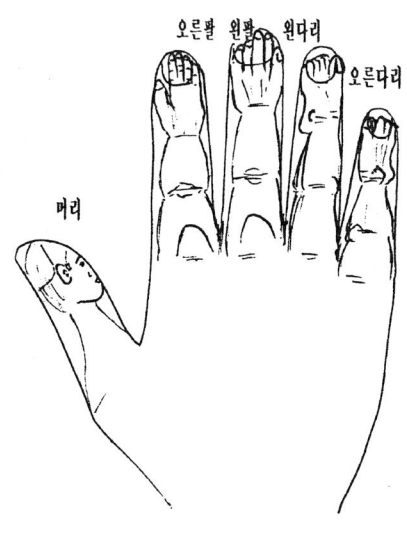

(손의 5지와 신체의 5돌출부)

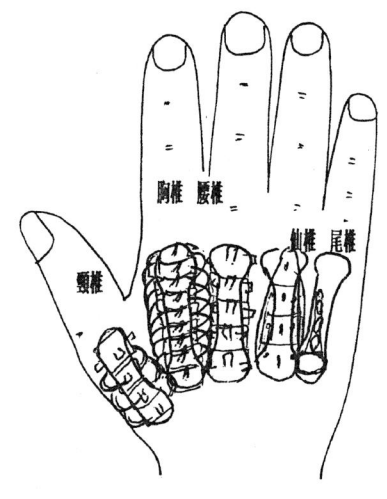

(5개의 중수골과 5종류의 척추)

예를들면 5관(五官),5규(五竅),5장(五臟),4지(四肢)+머리=5개의 돌출부,다섯 손가락(五指) 등이 있다. 그런데 여기서 신체의 5돌출부(머리+팔다리)와 손가락 다섯개의 유사성을 비교하여 서로 상응하는 여러 관계를 추론해 볼 수 있다.
즉,고려 수지침에서는 신체의 좌우대칭성(左右對稱性)을 강조하는 후천성(後天性) 대응에 착안하여 가운데 손가락을 머리로 보고 머리를 중심으로 좌우 손가락(검지와 약지)을 두팔로 보았으며 그 외측의 소지와 엄지를 두다리로 보아 두 팔과 다리를 쳐든 자세로 5지(五指) 설명하고 있다.

한편 수족침법에서는 인간의 동물적기원(動物的起源)을 중시한 동물때의 인간구조를 손에 비교하여 엄지는 머리로보고,엄지를 머리처럼 쳐들고 네 손가락을 땅 바닥에 대고 네발 달린 동물처럼 진행하여 보면 검지와 소지가 인간의 손 즉 동물과 비교하면 동물의 앞발에 해당되고, 중지와 약지가 인간의 발 즉 동물과 비교하면 동물의 뒷발에 해당된다.

그런데 어떤 하나의 원리와 또다른 원리를 적용하여 실제로 치료해보면 서로 다른 원리에서 부터 시작된 치료점들이 각자 나름대로 잘 치료가 되기도 하고 어떤 경우는 다소 덜 치료되기도 한다. 또 서로 그 뿌리가 다른 원리에 의해서 서로 상반(相反)되거나 치료에 저해(沮害)가 될 것같은 경우에도 각 원리들의 주장하는 결과대로 곧잘 치료가 되는 것을 본다.

이와같은 경우에대한 이해는 전항에서 언급했듯이 인체(人體)와 지체(肢體)가 서로 닮은 구조인 조물주의 법칙성(法則性)이 하나의 이론에만 전적(全的)으로 적용(適用)된다기 보다는 여러 각도(角度)에서 혹은 여러 차원(次元)에서 적용되기 때문이라 하겠다.

나.상징성의 원리
신체의 각처(各處)에서 나타나는 반응점들에 대한 이해가 상징적(象徵的)인 연계로서도 이해될 수 있다.
상징(象徵)이란 어떠한 대상에 대한 함축적(含蓄的)인 의미라 할 수 있는데, 본광명침에서도 우두머리는 엄지를 펴 보임으로써 상징될 수 있어서 상징적의미(象徵的意味)의 뇌(腦)가 엄지 손가락이 된 예가 바로 상징성의 원리가 된다.
그런데 원격치료의 원리를 따져 보거나 원격치료의 효과의 이면(裏面)을 살펴보면 상징적인 연관성이 있는 경우가 대단히 많다.

(1)손의 상징적 관계
상징에 있어서도 어느 시점(時點)의 상징인지 또는 어느 상태(狀態)의 상징인지에 따라서 원격치료(遠隔治療) 치료점(治療點)의 선택(選擇)이 좌우 될 수 있다.
예컨대 뇌졸중(腦卒中)으로 쓰러진 경우는 엄지 손가락을 따주는 작용이 가장 우수한 효과를 내는 것은 뇌졸중의 상태에서는 무의식적(無意識的)인 의미의 뇌(腦)는 엄지 손가락이 가장 유력하게 상징(象徵)하기 때문이다.

그러나 의식상태에서 불편하게 느끼는 치통(齒痛)이나 눈의 병등은 일차적으로 본 광명침에서 말하는 *중초적의미의 뇌인 중지 손가락과 약지손가락의 입과 눈에 상응하는 치료점에서 통증이 잘 다스려 지기도 한다.

*중초적(中焦的) 의미의 뇌(腦)란(?)

광명침에서의 기본적인 상응관계의 뇌는 엄지를 지칭하였으나 삼지(三指)의 지압법(指壓法)이나 삼초(三焦)의 호흡법(呼吸法)에서 중지(中指)는 중초(中焦)를 의미한다고 하였다.

중초는 상초(上焦)와 하초(下焦)의 가교적(架橋的)인 역할을 하고 있어서 5지(五指)의 상응에서 검지는 상지(上肢), 소지는 하지(下肢), 그리고 중지와 약지는 제2의 팔과 제2의 다리에 상응시켰다.

5지(五指)의 가동(可動) 테스트에서 중지와 약지가 서로 연계가 높기때문에 같은 뿌리로 보아 상지(上肢)와 하지(下肢)를 통제하고 지시(指示)하는 의미를 부여할 수 있고, 후천성(後天性) 신체의 좌우(左右)관계를 중시하여 광명침 요법에서는 중지와 약지를 동시에 〈중초적의미의 뇌〉라고 말하기로 한다.

이때 중지와 약지가 동시에 뇌(腦)이기 때문에 안면부(顔面部)에 있는 눈이나 입등의 반응점이 중지 손가락에서는 약지가 있는 방향으로 치우쳐서 압통반응이 잘 나타나고, 약지 손가락에서도 입과 눈의 압통점이 중지 손가락 쪽에 치우쳐 압통반응이 나타나게 된 경우가 많다.

(중초성 의미의 뇌에대한 이해는 먼저 삼초의 광명호흡법과 삼지의 지압법편을 숙독하고, 다음으로 5지의 가동테스트를 숙독하고, 원격치료의 상징성의 원리를 순차적으로 이해하기 바란다.)

광명침요법에서 손등은 항상 눈에 잘 보이므로 손등의 중수골(中手骨) 부분은 후천성(後天性) 장기(臟器)를 상응하고, 손바닥은 일부러 손을 펴서 보게 되어 각 장기에 대해서도 선천성(先天性) 상응(相應)즉 태반(胎盤)때의 제대(臍帶)을 중심으로 삼초상응점(三焦相應點)으로 배당 하였다.

(2) 귀와 눈의 상징적 관계

상징성의 원리를 설명할때 빼놓을 수 없는 것이 항상 눈에 잘 보이는 손이나 발 등은 후천성(後天性) 상응이 보다 우세한 반면에 귀(*1이침)나 눈주위(*2안침)는 선천성(先天性) 상응이 우세하다. 귀는 스스로 볼 수 없고 거울에나 비춰 보아야만이 감지(感知)할 수 있기 때문에 인간의 태반(胎盤)때의 상태를 연계시킨다.

생각해보건대 손은 늘 사용하며 눈에 잘 보이는 것이므로 인체의 현재상태(後天性狀態)와 관련되었다. 한편 귀는 거울에 비춰볼 때나 보이는 것이므로 현재의 상태 보다는 감춰진 상태 즉 우리의 태고적(太古的) 형상을 관련시켜서 치료에 응용하여 효과를 내는 것이 바로 이침법(耳鍼法)이라 하겠다.

이침(耳鍼)에 있어서는 태아가 어머니 자궁내(子宮內)의 태포(胎胞)안에서 안정된 상태(머리를 하방으로 하고 팔다리를 웅크리고 있는 상태)를 귀와 비교시켜서 귀의 아래 부분(耳垂)은 머리와 이목구비(耳目口鼻)가 상응되고 귀수(耳垂:귓볼)부터 귀의 중앙부로 쭉 뻗어올라 가면서 두 갈래로 갈라지는 부분(삼각와)까지가 척추(脊椎)에 해당되어 경추.흉추.요추.선추 그리고 둔부와 하퇴및 다리가 순서적으로 이어진다.

또 어깨와 손은 척추를 외측(外側)으로 감싸고 있는 상태가 되므로 귀에서도 척추(脊椎) 외측에 배당 되었다.

각 장기(臟器)들은 당연히 척추 내측(內側)에 배당되어야 하므로 귓구멍과 이어지는 함요부에 있게되고 장기의 위치에 있어서 상하관계(上下關係)가 귀에서도 그대로 적용이 되어 배당된다.

안침요법(眼鍼療法)의 상응에서는 저자가 괄약근(括約筋)이 있는부분은 경혈(經穴)이 밀집(密集)되어 있고 기(氣)가 회전(回轉)한다고 하였는데, 눈 주위를 회전하여 오장육부(五臟六腑)가 오행(五行)의 순서대로 배당되어 그 장부(臟腑)의 기(氣)가 흐르고 있음을 생각하면 쉽게 이해할 수 있으리라 본다.

*1이침:프랑스 노지에 박사가 연구개발한 귀에 놓는 침법으로 귀에서 전신및 장기의 반응점을 태아때의 모습을 근간으로 발전시킨 것이다.
  짧은 호침을 자침하거나 T침을 부착하거나 침에 전기자극을 가하여 각종 병에 적용하고 있다.
  치료에 대한 처방은 해부학적 지식을 응용하여 몇개의 반응점을 조합하는 방식으로 치료한다.

*2안침:북경 중의학원 명예교수 팽정산 선생이 문화 혁명당시 옥고(獄苦)를 치르면서 개발한 침법으로 눈 주위를 살펴서 진단하고 눈 주위의 안와부위(眼窩部位)에 좌측은 시계방향으로 우측은 반시계방향으로 오행(五行)에 따른 장부의 상응점을 배당하여 치료하며,이와 동시에 삼초(三焦)의 상응을 중시 하여 상초 중초 하초구역에 따른 치료법을 병행(並行)한다.

다.전기(電氣)의 공진(共振) 구조와 인체(人體)의 상응요법(相應療法)

라디오나 TV가 우리 주변 도처에 많이 보급되어 있다.
그런데 어떻게 전기만 공급하면 방송국에서 방송하는 내용이 음성이나 화면에 나오는가(?)
바로 전기의 공진구조를 이용한 것이다.송신소(送信所)에서 발사(發射)하는 출력 주파수와 동일한 조건을 수신기(受信機)측에 마련해 주면 수신측에 송신측의 정보가 그대로 전기적인 공진(共振)으로 전달되는 것을 이용하는 것이 라디오나 TV등의 원리이다.
이때 수신측의 가변저항(可變抵抗)에 의하여 수신저항을 변화 시킬수 있다면 송신 출력 주파수에 따른 여러 방송을 선택적(選擇的)으로 공진시킬수 있는 게 바로 채널이나 주파수 다이얼이다.

이와 같은 공진구조를 우리 인체에 대비 시켜서 살펴보자면 우선 형상적인 유사성에 따른 공진과 대칭적인 관계에 따른 공진을 관련시켜볼 수 있다.
다음은 우리 인체(광명침 상응점)의 공진구조를 예를들어 보겠다.
(1).5지와 형상적으로 비슷한 5돌출부(머리1,팔2,다리2)는 서로 상응되어 공진될 수 있다.

(2). 손의 중수골의 5개는 척추의 5종류 즉 경추 흉추 요추 선추 미추와 공진되어 상응된다. 그러나 공진의 의미는 신경학적으로 설명이 잘 안되는 경락학적인 경혈의 치료 효과들도 포함하고 있을뿐만 아니라 차원을 높여서 이해하자면 기공요법(氣功療法)적인 효과들도 이에 따라 이해하여 볼수 있다. 즉 시술가의 기와 환자의 기가 공진되어 기가 전달되는 좋은 예가 된다.

(3). 또 상대성 침법의 상하대칭이나, 좌우대칭, 전후대칭, 대각선대칭, 대우대칭,등도 공진구조로 볼 수 있다.

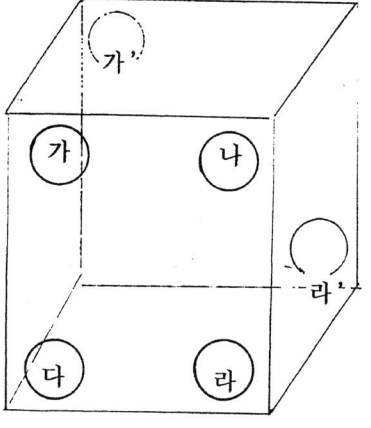

가 - 나 : 좌우대칭
가 - 가' : 전후대칭
가 - 다 : 상하대칭
가 - 라 : 대각선대칭
가 - 라' : 대우대칭

〈기하학적인 대칭의 종류〉

제5절. 침(鍼)의 종류와 사용구분

앞절에서 단자법과 유침법에 대하여 설명하였다. 그런데 <침(鍼)을 어떻게 구별해서 사용합니까?>하고 물어보면 각자 자신이 사용하는 방법에 따라 여러가지 대답을 하고 있으나, 공통된 원칙이 없어서 현대적인 의미의 어떤 원칙이 제시 되어야 할 필요를 느끼게 한다.

여기에서는 사용하는 침(鍼)의 종류(種類)와 그에 따른 실제 사용상의 특징과 유침시(留鍼時)의 침의 굵기에 대해서 그 원리를 정해 보기로 한다.

우선 본론을 전개하기 전에 앞에서 설명한 침술(鍼術)의 3대 유형(三大 類型)의 원리(原理)에 대해서 잠시 언급하고 본론으로 들어 가겠다.

*침술(鍼術)의 3대 원리:1.단자(短刺)의 원리/2.유침(留鍼)의 원리/3.반응점(反應点)의 원리

1.단자(短刺)의 원리-신체 조직의 전달체계(傳達體系)가 정체(停滯)되어 있는 것을 신경계나 전도조직의 전기적(電氣的)인 전도(傳導)의 정체(停滯)로도 환언해서 생각할 수 있으며, 이와같은 전기적인 정체는 신경전도(神經傳導), 전해질(電解質) 전도(傳導)및 유체(流體)의 순환(循環) 등을 지연(遲延)시켜서 병이 된다고 보고 있다.

이런 경우 국소(局所)에 침(鍼)으로 단자(短刺:刺鍼후 바로 拔鍼)하게 되면 침 끝의 첨단 유도 전류(尖端 誘導 電流)와 침 자체의 전도성(傳導性)으로 전기적(電氣的)인 정체(停滯)현상이 해결됨으로써 생체(生體)의 기능(機能)이 회복 된다.

2.유침(留鍼)의 원리-생체 내의 흐름 즉 혈액(血液), 림프, 호르몬, 그밖의 체액(體液)들의 흐름을 유체 역학적인(流體 力學的)인 구조에서 볼때 병이 있는 국소(局所)는 유체(流體)의 흐름이 정상적인 부위보다 느리다고 본다.

이때 병적인 국소(局所: 募穴, 兪穴處나 經絡上의 要穴, 患部 등등)에 자침(刺鍼)을 하고 일정시간 유침(留鍼)을 해주게 되면 그 부위의 혈류 순환이 대단히 좋아 지므로 꼽혀있는 침체(鍼體) 주위(周圍)가 붉어 지게 된다.

이 원리는 <베르누이 整理>에 입각한 생각으로서 자침(刺鍼)된 부위(部位)는 주위(周圍)보다 유로(流路)가 좁아지게 되므로 유속(流速)이 증대(增大)되고 유속(流速)이 빠르면 압력(壓力)이 낮아져 몸에서 이물질(異物質)들도 낮아진 유압(流壓)과 증대(增大)된 유속(流速)에 의하여 자연스럽게 씻겨 내려가게 된다는 이론이다.

3.반응점(反應点)의 원리-신체는 하나의 세포로부터 분열 성숙(分裂 成熟)을 계속하여 만입(彎入)되고 확장(擴張)되어 상피조직(上皮組織)과 내배엽(內胚葉)이 형성되고 더욱 분화(分化) 되어서 뇌(腦)와 사지(四肢), 그리고 5장6부가 생성 되었다. 따라서 내부 내장(內臟)은 체표(體表)의 피부(皮膚)와 밀접한 관련을 맺고 있을 뿐 아니라 내부의 상태를 표출(表出)하는 곳을 피부에 둠으로써 우리 자신에게 긁어 주거나 문질러 주기를 바란다고 하는 것이 체표 내장 반사(體表 內臟 反射)의 원리다.

그러면 본 장에서는 단자(短刺)와 유침(留鍼)의 선택과 이때 사용하는 침의 종류는 어떤 것이 좋은지 연구해 보고 원격(遠隔)치료와 국소(局所)치료와도 관련지은 원칙을 제시해 보기로 하겠다.

실제적으로 자침(刺鍼) 할때 사용되는 침의 종류는 여러가지가 있다.
예를 들면 유침시(留鍼時) 많이 사용되는호침(毫針)중에도 길이 별로 수지침(7mm),5푼(15mm),1치(30mm),치3푼(40mm),치6푼(50mm),2치(60mm)침과,그리고 훨씬 긴 장침(長針)이 있다.
굵기 별로는 직경이 0.20mm(보통2호에 해당)부터, 0.25mm(3호), 0.30mm(4호), 0.35mm(5호) 등이 있고 모양이나 용도에 따라서도 여러가지가 있다.

여기에서는 단자(短刺)와 유침(留鍼)의 효과에 따른 침의 선택과 유침시(留鍼時)에도 개별적인 요건 등을 고려한 굵기의 선택, 그리고 일반적인 침의 선택에 필요한 고려사항(考慮事項)들을 다뤄 보겠다.

1. 단자(短刺)와 유침(留鍼)에 따른 침(鍼)의 종류와 선택
단자(短刺)와 유침(留鍼)의 선택은 흔히 말하기를 <급성병(急性病)엔 침(鍼)이 좋고 만성병(慢性病)엔 뜸(灸)이 좋다>고 하는데, 본인은 <**급성병(急性病)엔 단자법(短刺法)을 사용하고 만성병(慢性病)엔 유침법(留鍼法)을 쓰라**>고 하겠다.
물론 만성병(慢性病)도 자침(刺鍼)순간 병이 나은 것처럼 느껴지는 것이 있겠으나 좀더 유침(留鍼)해 주고 반복해서 치료할 필요가 있다고 본다.

급성병(急性病)에 단자(短刺)를 적용하는 경우는 기혈(氣血)의 정체(停滯)가 조급(早急)하고 전도체적 정체(傳導體的 停滯)가 있으므로 단자법(短刺法)으로 정체(停滯)현상을 국소(局所)에서 혹은 경락(經絡)의 정혈(井穴)즉 손발의 끝 부분에서 해결함이 좋다.

한편 오래도록 지속(持續)된 병인(病因)이 만성화(慢性化)된 병(病)의 경우는 관련된 혈(穴)과 변증적(變症的)인 원리들이 두루 이용되는 원격(遠隔)치료와 국소(局所)치료를 겸용(兼用)하는 방법으로 유침(留鍼)의 시간도 충분히 잡아야 한다.

단자침(短刺鍼)은 침첨(鍼尖)을 날카롭게 다듬고 침체(鍼體)로부터 침끝까지를 일정한 경사도(傾斜度)로 깎아 만든 것이 좋고, 유침(留鍼)에 쓰이는 침(鍼)은 침체(鍼體)가 평편한 것을 쓴다.
그러면 여기서 단자용 침(短刺用 鍼)과 유침용 침(留鍼用 鍼)의 특성에 대해서 본인이 생각하는 원칙을 실험을 통해서 제시해 보기로 하겠다.

단자(短刺)에 적합한 침(鍼):*옥천침(사공침),한침(구두한침.굵은 겸용침),겸용침,삼릉침등
유침(留鍼)에 적합한 침(鍼):황두침,백두침,일반호침,중국침,꽃침,피내침등

*옥천침(沃川鍼 혹은 四孔鍼):옥천에 사시는 스님 한분이 단자법으로 많은 사람을 치료해 주었는데,그때 사용하는 침으로 침병(鍼柄)에 네개의구멍이 있어서 이 구멍을 통하여 동서남북의 액운(厄運)을 그냥 흘려보내서 시술가가 자침하는 의도대로 효과가 나타나게 한다는 침.

이상에서 보는 단자용 침은 침체가 텝이진(점점 가늘어진 형태)것이 특징이고 유침용침은 침체가 평편한 것이 특징적인 점인데,그 이유는 평편한 침체(鍼體)가 염전(捻轉)에 대한 자극량(刺戟量)이 강(强)하고(스폰지에 황두침 1개를 꽂아서 비틀어 빼면 스폰지가 鍼體에 딸려나옴) 자침 심도(刺鍼 深度)에 따른 자극량이 일정하게 유지되는 것은 침체(鍼體)가 일정한 굵기이기 때문이다.

한편 텝이진 침(鍼)은 아래 그림처럼 스폰지에 침(鍼)을 꽂아 염전(捻轉)후 발침(拔鍼)을 하여도 스폰지가 딸려 나오지 않은 것은 염전(捻轉)에 대한 자극량이 적다는 것을 의미한다.뿐만 아니라 단자용 침(短刺用 鍼)은 자침(刺鍼)과 발침(拔鍼)이 용이하고 침 끝이 뾰쪽하여 단자(短刺)의 원리처럼 첨단 유도 전류적(尖端 誘導 電流的)인 방전(放電)을 돕는 구조가 된다.

아래 그림은 유침(留鍼)시 간혹 침을 비틀어주는 염전수기(捻轉手技)를 할때의 자극량을 실험해 본 것이다.

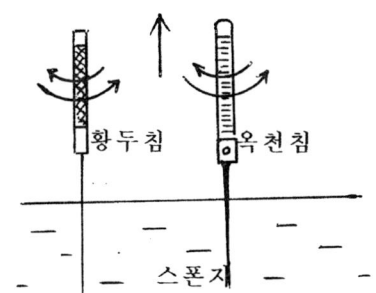 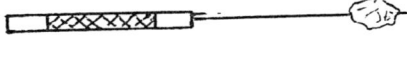

스폰지에 꽂아둔 두종류의 침(鍼)을   스폰지가 빨려나온 황두침과
염전(捻轉)하다 발침(拔鍼)하면   그냥 나온 옥천침

결과:염전(捻轉)시 자극량은 황두침이 옥천침보다 큼이 증명됨

〈 短刺鍼과 留鍼用鍼의 염전시 자극량 비교〉

* 短刺鍼과 留鍼用鍼의 비교

구분 / 종류	短刺用鍼	留鍼用鍼
鍼體 특징	鍼體가 점점 가늘어 진다.	평편한 鍼體에 끝만 침첨으로 형성
提挿 手技	쾌속 刺入이 좋다	자침 심도에 따른 완만한 刺入과 拔鍼
刺鍼 深度	1. 鍼尖이 환처까지 다다르는 短刺의 원리 준용 2. 穿皮만으로도 그 효과가 대단한 深部병의 反應處 表出의 원리 준용	鍼尖이 환처를 통과 하고 留鍼시간동안 치료 효과를 증대 시킨다. 留鍼의 원리 준용
효과적인 補寫法	間歇補瀉.雀啄補瀉	捻轉補瀉
적응증	急性病	慢性病
대표적인 鍼	옥천침, 겸용침	황두침, 호침

*間歇補瀉 : 刺鍼후 잠깐 멈춘뒤 다시 刺入하는 방법으로 刺鍼을 愼重히 하고 병의 深度에 따라 刺入深度를 증가 시키는 경우에 사용.

*雀啄法 : 목적한 깊이까지 刺入된 鍼을 새가 모이를 쪼듯이 찌르거나 손톱으로 鍼柄을 긁어 침향을 유발시킴.

*捻轉補瀉 : 유침된 鍼을 (반)시계 방향으로 돌려 자극량을 증대시킴.

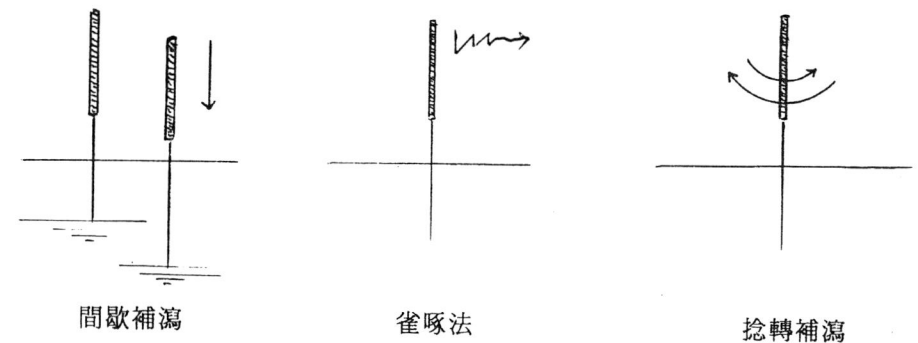

間歇補瀉　　　　　雀啄法　　　　　捻轉補瀉

2. 침(鍼)의 굵기 선택

침(鍼)의 굵기는 병(病)의 특성(特性)에 따라서 강자극(强刺戟)과 약자극(弱刺戟)을 구별하고, 환자(患者)의 체격(體格)과 허실(虛實)상태에 따라서 침의 굵기를 정할 수 있는데, 그 원칙들을 알아 보기로 한다.

가. 거자법(距刺法)등 원격치료(遠隔治療)의 자극량은 충분히 강하게 한다.

환처(患處)와 거리가 먼 곳의 경혈처(經穴處)나 특정부위에 강자극을 가하게 되면 순간적으로 환처의 통증을 잊게 된다는 자침선혈(刺鍼選穴 : 침자리의 선택)의 이론에 따라 거자법(距刺法)이 이용되고 있는데, 이 경우는 충분한 자극이 주어져야 그 효력이 발생되므로 충분한 굵기의 침을 사용하거나 자침수기를 통하여 자극량을 충분히 증대시켜 나아가야 한다.

그런데 수지침(手指鍼)이나 이침(耳鍼)등은 거자법적(距刺法的)인 면도 상당히 있는데, 왜 비교적 약자극으로도 그 효과가 나타나는가(?)
그것은 귀와 손이 감각에 대하여 대단히 예민하기 때문에 작은 침의 약자극으로도 충분한 자침(刺鍼)의 자극(刺戟)효과를 내기 때문이다.

즉 자극량은=자침충격(刺鍼衝擊)의 크기 ✕ 신체 각부의 자극량에 대한 감각(感覺) 예민도(銳敏度) ✕ 자침(刺鍼)시간 등이다.
여기서 자침시간의 길이나 감각의 예민도 등은 반드시 비례 하지는 않고 신체적 정신적인 여건의 변동과 반복된 자침(刺鍼)에 대한 마취감(痲醉感)등이 가변적(可變的)이므로 수학적(數學的)인 표현은 할수 없음을 밝혀 두고, 단지 원격(遠隔)치료는 감각(感覺)의 예민도(銳敏度)와 자극량(刺戟量)과 자침시간(刺針時間)등과 상관(相關)하여 강자극(强刺戟)이 요구됨을 강조한다.

나. 유침(留鍼)치료시의 침(鍼)의 굵기
만성병(慢性病)인 경우에 있어서 거자법적(距刺法的)인 원격(遠隔) 치료법은 초진시(初診時)나 조회(照會) 치료시 잠깐 쓰이고, 본격적인 치료는 환처국소(患處局所)의 유침(留鍼)치료와 환처와 상관된 경혈(經穴)의 변증적(變症的)인 원격(遠隔)치료가 요구되는데 이때 사용하는 침의 굵기가 어떤 원칙이 있을것이다.
(1). 유침(留鍼)의 원리에서 처럼 피부에 자침된 침체(鍼體) 주위가 붉어지는 현상은 침체(鍼體) 주위의 유체(流體) 흐름의 증가라 볼수 있는데, 그 흐름의 폭이 크고 흐름이 거칠다면 침체(鍼體)도 좀더 크게 하고, 섬세(纖細)한 조직이라면 사용하는 침도 가늘어야 할 것이다.
(2). 운동기계는 좀 굵게 정하고 모혈처(募穴處)와 같이 장기(臟器)가 바로 밑에 있고 또한 예민한 부위는 좀 가늘게 정한다.
  등부분의 유혈처(兪穴處)는 모혈처(募穴處) 보다는 좀더 굵게 사용함이 좋겠다.
(3). 오행(五行)적인 변증치료(變症治療)는 상당한 자극이 요구된다. 또 오행침의 자침(刺鍼) 부위가 사지(四肢)의 운동기계에 속하므로 다소 굵은 침(鍼)으로 사용하고 충분한 시간을 유침(留針)해야 한다.
(4). 신체의 여러곳을 자침(刺鍼)하고자 할때에도 상호 자극량(刺戟量)의 대비가 조화를 이루도록 하는 배려가 필요로 한다.
  예컨대 보조혈(補助穴)에 강(强)자침이 되고 주용혈(主用穴)에 약(弱)자침이 된다면 침법(鍼法)이 틀리게 되어 효과를 기대하기가 힘들어 진다.

다음은 자침(刺鍼) 부위에 따라서 그리고 유침(留鍼)시간에 따라서,또 환자의 상태에 따라서 자침의 굵기를 다음과 같이 제시 한다.

(1). 자침(刺鍼) 부위의 유연도(柔軟度)에 따른 침의 굵기

피부,피하조직의 민감도(敏感度)를 예측하고 자침시 침의 굵기를 적절히 선택한다.

감각이 예민한 부위는 가는 호침(毫鍼)으로도 상당한 자침효과(刺鍼效果)를 낼수 있으나 손발 사지부분의 오유혈(五兪穴)이나 배부(背部)의 유혈(兪穴),둔부(臀部)등 거칠고 단단한 피부,피하조직은 굵은 침(鍼)으로 자침(刺鍼) 해야만 원하는 치료 효과를 얻을 수 있는 것이다.

(2). 유침(留鍼) 시간과 침(鍼)의 굵기

비교적 장시간 유침(留鍼)이 요구 되는 부위에서는 가는 호침(毫鍼)으로도 효과를 기대 할수 있으나 급성병(急性病:염좌,곽란,뇌졸증 등)의 급한 치료에는 굵은 침(鍼)으로 단자(短刺) 하거나 단시간 유침(留鍼)함이 좋다

(3). 환자의 상태와 침(鍼)의 굵기

위의 (1).(2)의 경우에도 마찬가지로 환자의 건강 상태와 병(病)의 경중(輕重)을 잘 고려하여 침(鍼)의 굵기와 유침(留鍼)시간,자극량(刺鍼量)을 가감(加減)해야 한다.또 과로후(過勞後)나 공복시(空腹時) 또 심리적 불안상태(不安狀態)나 수면부족(睡眠不足)등의 상황일 때에는 더욱 신중(愼重)히 해야 할것이다.

3. 주의(注意)및 연구사항(硏究事項)

일반적으로 자침(刺鍼)후 시간이 지남에 따라 침체(鍼體) 주위가 붉게 변한다.그런데 침(鍼)의 굵기에 따라 붉게 변하는 속도가 다르다는 것을 알수 있다.즉 굵은 침은 가는 침보다 빨리 붉어진다.

이와같은 원리는 유침(留鍼)의 원리에서 언급 했듯이 유체(流體)가 흐를때 갑자기 유로(流路)가 좁아지면 유속(流速)이 빨라짐과 동시에 음압(陰壓)이 생기게 된다.이러한 음압(陰壓)은 주위의 흐름을 증대 시키고 노폐물도 함께 흘려 보내게 된다.

굵은 침을 사용하면 이와같은 현상은 더욱 강하게 나타나게 된다.그러나 너무 굵은 침(鍼)은 주위의 조직을 파괴 하기 때문에 오히려 역작용(逆作用)을 일으킬 수 있다.

여기에서 본인이 신체 부위별(部位別),증상별(症狀別)등으로 분류하여 적합한 침(鍼)의 굵기를 제시(提示)할 수 있었으면 좋겠으나 사람마다 체격(體格)과 과민도(敏感度)가 다르고 증상(症狀)에 따른 병증(病症)의 변화가 다양하여 세부적인 기준(基準)을 계수화(係數化) 하지 못하고 원리만을 제시 했음을 밝혀 둔다.

추후(追後) 보다 충분한 임상(臨床)을 통하여 이에 근접한 결과도 발표 될 날을 기대해 본다. 이들을 좀더 연구하자면 일정한 자침(刺鍼)에 대한 감각 특성이 데이타 베이스(Data Base)로 많은 연구가 되어져야 하겠고 침의 재질(材質)에 대한 특성도 금속 공학(金屬 工學)과 의공학(醫工學) 측면에서 연구 되어야 하겠으며 신체의 내외부적(內,外部的)인 환경에 따른 침을 받아 들이는 특성에 대해서도 연구가 요구 된다.

오늘날 침은 경험적으로 연구 되고, 귀납적(歸納的)으로 이론이 세워진 경향이며, 또 민간요법으로 간단히 간주되는 경향이 많았기 때문에 많은 경험들이 미처 이론으로 정립(定立)되지 못하고 당대(當代)에만 쓰이고 마는 경우가 많아, 후대(後代)에 물려줄 자료가 적음이 자못 아쉽다.

제6절. 침술에대한 연구및 발전 사항

동양의술의 바탕은 천지(天地)와 그 안의 만상(萬象)에 대한 환경적 요인과 존재론(存在論)적 사상에 입각한 내용이라 할 수 있다.
인체에 있는 오장육부(五臟六腑)의 개념은 지구의 오대양(五大洋) 육대주(六大洲)의 개념과 관련이 있음을 중국의서(中國醫書) 황제내경(皇帝 內經)에서도 찾아볼 수 있으며, 그밖에도 1년을 12개월로 보는 12경락(十二經絡)과 365일의 365혈론(三百六十五穴論), 또 하늘과 땅, 밤과 낮, 자웅(雌雄)을 음양(陰陽)으로 보는 것도 같은 같은 원리라 할 수 있겠다.
이와 같은 환경론적 초과학성(超科學性)은 동양의학(東洋醫學)의 특징이며, 우수한 일면이라 말할 수 있을 것이다.

한편 서양의학은 분석적(分析的)인 방법에 의하여 연구(硏究)되고, 검증(檢證)되기 때문에 진단 및 치료에 대한 숫자적인 표현이 가능하여 계수화(計數化)된 척도(尺度)에 따라 치료와 진단이 가능한 장점이 있는 반면에, 전체적(全體的)이고도 총체적(總體的)인 시각(視角)이 결핍(缺乏)되는 일면(面)이 있음을 인정하지 않을 수 없다.

앞으로 동양사상의 초과학성과 서양의 방법론이 합동하여 보다 진보(進步)한 과학적(科學的)인 연구가 계속 된다면 경락(經絡)체계에 대한 생물(生物)의 목적지향적(目的指向的)인 진화(進化)와 또 발생(發生)과 분화(分化)라는 차원의 새로운 경락(經絡)체계의 정립(定立)이 가능하겠고, 혹은 기존(旣存) 경락의 고증(考證)이 가능하리라 본다.

모든 학문이 인간을 돕기 위해서는 동양과 서양을 상호 배타적으로 학문분야를 구별할 것이 아니라 서로 협조하는 관계, 보완하는 관계로 진척되어야 하리라 본다.
동양(東洋)과 서양(西洋)이 서로 협조관계로 진단(診斷)하고 치료(治療) 한다고 했을때 저자(著者)는 < 診斷은 西洋의학으로 治療는 東洋의학으로 !>하라고 말해오곤 했었다.
즉 병의 발병(發病)이 명확(明確)하게 계량화(計量化)하여 나타내주는 서양(西洋)의학의 합리성은 치료(治療)에 대한 목적(目的) 설정(設定)과 치료과정(治療過程)의 진도(進度) 파악이 쉬운 장점(長點)이 있다.
예컨대 간염(肝炎) 보균자(保菌者)가 있다고 하자.
동양의학(東洋醫學)적인 방법으로는 비활동성(非活動性) 간염(肝炎) 환자인 경우는 양도락(良導絡) 진찰법(診察法)이나 맥진(脈診) 혹은 광명침법의 진단법(診斷法)등에 의하여도 감지(感知)가 되지 않지만, 양방(洋方)에서는 *혈액검사(血液檢査)로 쉽게 간염(肝炎)보균상태를 알 수 있으며 또 수치(數値)로 표시(表示)된 치료의 진도(進度)를 살펴볼 수 있는 것이다.

한편, 서양(西洋)의학은 치료(治療)의 방법(方法)이 신체(身體)에 무리를 초래하는 경우가 많다. 우리 주변에서 각종(各種) 약물복용(藥物服用)의 무리현상이나 수술(手術)의 부작용(副作用)을 종종 보게 된다.

물론 수술(手術)이 아니고서는 어쩔 수 없는 경우(境遇)가 대부분 이지만, 그 후유증(後遺症)이 한방(韓方)보다는 양방(洋方)이 더 많은 것이 현실(現實)임을 인정(認定)할 수 있을 것이다.

또 양방(洋方)에서 신경성(神經性) 두통(頭痛)이라고 하거나, 신경성 요통(腰痛), 혹은 신경성 위장장애(胃腸障碍)등 〈신경성〉이라는 용어(用語)가 들어가는 대부분의 병에대한 진단(診斷)과 치료(治療)는 동양의학(東洋醫學)적인 방법으로 접근(接近)하여 진단하게 되면, 장부(臟腑)의 허실(虛實)관계로 진단(診斷)이 가능(可能)하며, 이에 대한 치료(治療)에도 좋은 효과(效果)를 나타내고 있다.

* 肝炎血液검사:HBS-Ag⁺(간염균의 표면 항원반응이 양성, 보균상태를 의미한다), 또 GOT GPT의 수치가 정상범위(正常範圍)를 얼마나 벗어나고 있는가를 파악하고, 좀더 나아가서 혈액속의 단백질을 검사하여 단백질(蛋白質)의 역전(逆轉) 여부를 살펴보아서 위험상태를 예측(豫測)해볼 수 있는 등 여러가지 병리실험적(病理實驗的)인 검사가 가능하다.

지금까지 제6장에서 저자가 설명한 내용은 이러한 관점에 충실해 보고자 노력한 것으로써 현대식(現代式) 교육(敎育)을 받은 일반 주부나, 회사원, 또는 간호사, 의사들도 〈아! 그렇군 침술이 왜 효과가 있는지 알것같구나!〉라고 말할 수 있도록 나름대로 설명한 내용이다.

즉, 동양의술의 침술에 있어서 왜 침은 놓자마자 그 효과가 바로 나타나는가(?)

또 이와는 달리 한참동안 유침(留鍼)해 두어야만 효과가 나타나는 가에 대한 연구이며, 또 체표에 나타나는 과민대(過敏帶) 즉, 헤드씨 과민대, 보아스의 배부 압진점(위유창 관련), 쇼미트 압진점(初期 結核 관련)등등이 경락(經絡) 진찰과 경혈점 혹은 피내침(皮內鍼)점으로 나타나는 가에 대하여 살펴 보았다.

앞으로 침술이 인술적(仁術的)인 측면으로 보다 진보한 학술적인 관심이 배가(倍加) 되어 침술의 과학적인 이해와 연구가 진척(進陟)된다면 동양의 자오 침법(子午針法)과 오운육기(五運六氣)등을 서양의 생체리듬(바이오 리듬)과의 관련성이 검토될 수 있겠으며, 동양적인 맥진(脈診)과 서양적인 청진(聽診)이 상호 보완점(補完点)을 찾아 보다 진일보(進一步)한 의술(醫術)이 될수 있으리라 본다.

그리고 정신의학(精神醫學) 측면에서도 서양의 임상심리학(臨床心理學)이 동양의학적 견해를 받아 들여 인간을 통합적으로 관찰하고, 인체의 마음안에 존재하고 각 장기에서 영향을 받는 5신(五神; 魂 神 意 魄 志)을 받아들여 연구한다면 훨씬 인간미(人間味) 넘치는 치료 방법이 탄생될 것이며, 우리 사회도 보다 아름다운 사회(社會)가 되리라 확신하는 바이다.

저자 후기 (광명건강 38년)

38년 전 군 전역 후 사회로 복귀하며 이곳저곳을 기웃거렸다.
당시 남대문지역은 교통과 정치 경제 문화적인 비중이 높았고 재야침구 학원 등이 근거리에 있어서 광명건강을 펼치기 좋은 곳이었다.

남대문 광명사로 알려진 광명건강(kmhealth)은 남대문로 지하상가 한 켠에 1985년 11월 5일 '광명한의서(光明韓醫書)'라는 상호로 개점하였다.

그때부터 나는 책들과 더불어 자연의학 연구에 몰두하기 시작하면서 찾아오시는 손님들과 재야 민중의학자들과 학술적 교류를 중시하였다.

부친인 민속의학자 호산 박진옥선생(호산피내침 저자)의 뒤를 이어 가업과도 같은 전통의학을 동서의 의학들과 접목시키면서 새로운 자연의학적 치료원리를 개척하게 되었고, 관련기구들을 개발하게 되었다.

1992년말에 이르러 그간의 연구를 체계화하여 광명의학을 요약한 『광명침 비법』 본 책자를 발간하게 되었다. 그 후 침술의 3대원리(단자의 원리, 유침의 원리, 반응점의 원리)를 재야 학술단체에서 발표하면서 관심과 지지를 얻게 되었고, 국제무역센터(코엑스) 한의학박람회를 비롯한 여러 행사에 출연하여 강연하면서 더욱 고무되었다.

'숨이 깊어야 오래 산다(광명호흡법)' '척추가 바라야 건강해진다(광명정체요법)'라는 타이틀로 강연하였고, 본사의 특허개발품 무통사혈침(KM-1), 척추지압운동기(Back Master-3), 딱따구리 두뇌기구(KM-5), KM-OST(후두골 선골 테크닉), 밴드 테라피(각대 흉곽대) 등을 제작 공급하면서 지금까지 꾸준히 광명의학을 펼치고 있다.

이러한 학술적 연구와 관련책자 발간(정체요법 수지침 사혈요법 등 10여권)의 이면에는 하늘의 도우심과 재야 민속의학자들의 도움이 컸던 것으로 감사하는 마음이다.

1993년 3월 28일(토), 1박 일정으로 광명의학 부산 특강을 준비하는 나의 마음은 첫 발간서 『광명침 비법』 책자를 들고 대단히 고무되었고 발걸음도 가벼웠다.

출강을 위해 먼저 부산가는 기차표를 예매해야 했다.

평소 무궁화호를 주로 이용하였기에 직원에게 "서울역에 가서 부산역에 저녁식사 때쯤 도착하는 무궁화호를 예매해오라"고 하였다.

그런데 심부름 간 직원은 도착시간은 같지만 조금 뒤에 출발하는 새마을호를 예매해 왔다. "왜? 그랬냐"고 묻자! 처음으로 광명의학을 강의하러 가시는데 새마을호를 타고 도착해야 좋겠다싶어 그리했다"고 하며 나의 눈치를 살폈다.

덕분에 나는 당시 최고급 열차편인 새마을호를 타고 출발하게 되었다.

그런데 가는 도중 오후 다섯시 반경 구포에서 앞서가던 무궁화호가 많은 사상자를 낸 탈선사고가 있었고, 내가 탄 새마을호는 경주로 우회하여 부산역에 도착하게 되었다.

다음 날 오전 강의를 시작한 나는 감격스럽고 고마운 마음으로 부산자연건강학회(회장 박호조)에 모인 부산을 비롯한 영남지방 분들께 『광명침 비법』을 들고서 광명의학을 유감없이 소개하였던 기억이 30여년이 지난 지금도 감회가 새롭다.

광명의학은 자연건강요법의 근거를 자연 속 인간의 삶과 건강함을 육체적인 관계 뿐 아니라 육체를 지배하는 정신적 영적인 관련성까지 반영하여 통찰하려 했다.

육체의 지지체인 뼈와 전신을 통제하는 뇌를 중시하고, 그 안에 스며든 정신의 중심성이 바로 그것이다.

광명수지침에서는 가운데손뼈(중수골 5개는 오행과도 같음)와 척추 다섯 종류를 상응시키고, 정체요법에서는 건축물과 그 기초를 연상케 하는 고관절의 아탈구 변위로부터 척추골반의 문제를 풀어간다.

두개골-선골호흡요법에서는 뇌 기능과 이를 외부에서 보호하는 두개골의 상태와 뇌를 감싸 떠받치고 있는 뇌 척수액의 순환을 중시한다.

이처럼 뼈와 뇌를 기준으로 삼고 있는 광명의학은 그만큼 확고한 바탕에 기초를 두고 있어서 쉽게 흔들리지 않을뿐더러 급속도로 발전하고 있는 현대의학들이 간과하기 쉬운 자연생명력의 버팀목이 되기도 할 것이라 기대한다.

30여년 전 처음 출간한 『광명침 비법』은 지금까지 발간된 10여권 책자들의 원류이며, 광명의학 시작 당시의 정신과 포부가 잘 담겨져 있기에 증쇄를 해야겠다고 마음먹고, 시대의 흐름에 따라 원래의 모습 그대로를 pdf e북으로 출간하게 되었다.

필자는 현재 남대문의료기 광명사와 광명건강을 개척하는 빛과세상 광명사, 그리고 유튜브광명건강 등에서 활동하고 있으며, 앞으로도 월보 발간과 학술세미나를 지속할 것이고, 틈틈이 자료를 정리하여 후학들의 연구를 독려하려 한다.

광명의학이 작지만 쉬지 않고 꾸준히 학문적 체계를 갖추어 나아가게 된 것은 여러 우인들의 협조덕분이라 생각하며 항상 감사드린다.

광명건강 빛과세상 연구실에서 박선식

2023. 8. 25

광명침 비법

1993년 1월 7일 인쇄
1993년 1월 17일 발행
2023년 9월 7일 증쇄

저 자 : 박선식
발행자 : 박선식

발행소 : 빛과세상 광명사
서울시 중구 남대문로 지하14 제1호

등록 1992년 12월 1일
등록번호 제 2-1460호

TEL:02-754-0533
FAX:02-754-0534

IBSN : 978-89-901210-20-5   정가 : 25,000원

※ 저작권 및 판권은 <빛과세상 광명사>의 소유입니다.
  무단 복사 및 복제를 금합니다.

유튜브 광명건강 링크~ qr

광명수지침법 / 광명침 사혈요법
『수지요법 해설』『손의 웰빙』『증보 피를 빼야 기가 돈다』

 2.광명스타일손뼉치기
 16.응급사혈
 22.비롱코사혈
 19 오지와 오장
 10.부교감신경사혈법

 삼초 손호흡
 43.구급법-2
 심장폐질환의 광명건강
 광명수지뜸
 갑상샘 광명의학

광명정체요법 / 바른자세 인체공학 『광명정체요법2』

 광명정체1강
 53.무릎띠 각대원리
 52.턱관절장애
 13.삼각대요법
 7.광명발반사실기

 64.다리길이와 정기
 65.심장과 폐 정체
 24.귀해기요법
 5.두개골요법
 32. 발끝정형

호산 피내침 외 민중의학 『호산피내침』

 1 호산선생직강
 47 피내침전통의학
 29 심장병피내침법
 30 항울흉추와피내침
 광명침 비법

광명의학(광명건강 대체의학) 전수 안내

1. 제 1단계 : 광명건강 도서(『광명침 비법』 외) 책자를 구입하여 입문한다.
2. 제 2단계 : 유튜브 광명건강 에서 해당된 영상자료 열람하면서 구체화한다.
3. 제 3단계 : 연수교육이나 그룹 또는 개별지도를 통해 실기능력을 갖추게 된다.

▣ 유료회원 가입시 기본 교재 증정
　☎ 문의 02) 754-0533

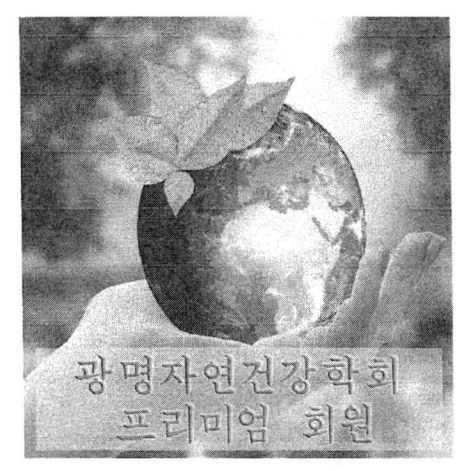

▣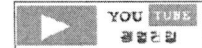

광명건강은 2000년부터 광명의학 자료를 영상화하여 유튜브에 탑재하고 있습니다.
무료로 공개하는 유튜브)광명건강에서 일련번호로 정리된 컨텐츠를 즐감하세요!

광명건강 32. 발끝정혈요법

▣ 광명건강 연수교육 매월 1회이상 실시중
1박 2일 연수를 통해 실기 능력을 배양
개별 또는 그룹지도 요청시 연수에 반영

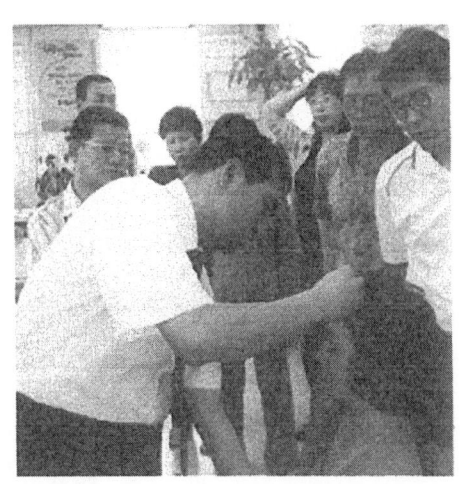

광명의학 도서

전통민속의학은 실효성이 높으나 이론적 기반이 취약하여 기존의학계에서 배척하는 경향이 있다. [광명건강 도서]는 전통요법을 과학적 사고와 실증적 방법으로 구체화하여 광명수지침, 인체공학 광명정체요법, 피내침법 침술의 3대원리 등을 새롭게 재구성하였다.

책 명	규 격	표 지	내 용
피를 빼야~ 氣가 돈다	고급양장 276p 보급특가 15,000원 정가25,000		점자출혈 사혈요법 발포부항 코사혈법 부교감신경 사혈요법 등 처방 70여종 ※ 춘하추동 정신요법 추가!
광명정체요법2	고급양장 370p 30,000원		인체공학 및 광명정체요법 지침서 - 골반 및 척추교정, 자가 골반운동법 측만이론, 중족골요법, 두개골요법 등.
광명침을 이용한 광명수지침법	국판 192p '10,000원		중풍 뇌중에서부터 감기까지~ 광명침 따주기 처방 50여 편 ※ 유튜브 광명건강 Link
발목펌프 건강법	국판 282p 12,000원 *2012.1.15 일 발간		발목펌프 운동 지침서 인체공학적 3가지 펌프(무릎펌프, 근육펌프, 다리 비복근 정맥펌프 등)와 실제
손을 알면~ 건강이 보인다	국판 320p 12,000원		손의 웰빙 한글판! 광명수지침요법의 상응요법, 경맥요법, 오행요법 각 질환별 처방 포함
증보 호산 피내침법	국판 219쪽 10,000원 *2011.7.15 일 발간		호산 선생의 가전비방 인터뷰 포함. 통증을 찾는 과정에서 민초들의 아픔을 어루만져주며, 몸이 호소하는 병소를 환자와 함께 찾아 다스려주는 방법.

대체의학 대한의 광명건강 since1985

◈ 치료기구론 : 단자침 자석 피내침 쑥뜸 부항

◈ 광명침 상응요법 : 중수골 상응 압통즉요법

◈ 광명수지침의 경맥과 오행처방

◈ 광명호흡법 : 손 호흡과 오장육부 호흡법

◈ SWT(Standing Wave Test)와 인체공학 광명정체요법

◈ 침술의 3대 원리 : 단자 유침 반응점의 원리